全領域の実習に活用できる

地域包括ケアの実践がみえる

よくわかる 退院支援

編著 戸村ひかり
首都大学東京大学院 人間健康科学研究科
看護科学域 在宅看護学領域・客員研究員

Gakken

はじめに

私はこれまで研究者として退院支援の研究に取り組み，看護師養成機関の教員として退院支援の学生教育に携わってきました．その中で，時折，病棟看護師の方から「退院支援において病棟看護師の役割が重要であることは認識しているが，具体的にどのように行動すればよいか分からない」という声を伺います．また，看護教員の方から「退院支援の基礎教育を充実させたいが，ほかの学校では退院支援の実習をどのように行っているのか」というご質問をいただくこともあります．

こうしたことより，本書では，病院で退院支援に関する看護師の現任教育や看護学生の実習指導を行っている退院支援看護師の方々や，看護師養成機関の教員と共同して，退院支援の現任教育や基礎教育に関する具体的な取り組みをご紹介することといたしました．

本書の中で，看護学生の退院支援実習の事例と，新人病棟看護師が日々の実践を通して担当する患者さんの退院支援に取り組む事例をあげ，首都大学東京の在宅看護学における退院支援実習の内容をベースとして，退院支援をふまえた看護過程を展開しました．事例では，患者さんや家族など登場する人物の状況を詳細に描いて，読者のみなさんが退院支援の過程を追体験でき，大事なポイントをおさえられるように留意しました．実際に本学の学生たちも，実習病院の退院支援看護師の方々などにご指導をいただきながら，担当する患者さんの退院支援を一生懸命考え，事例に登場する学生と同じく，もしくはそれ以上に実習を通して大きく成長していきます．

なお，本書の事例において退院支援を進めていく際に，本書にお名前を掲載させていただいた方以外にもたくさんの多職種の方々が協力してくださいました．登場する患者さんや家族は架空の人物ですが，実在するかのように真剣に支援内容について話し合いました．多くの方々の協力によりできた書籍であり，この場を借りて，心よりお礼申し上げます．そして，本書を出版する機会をくださり，企画から完成までこめ細かくサポートしてくださった編集部の方々に感謝申し上げます．

戸村ひかり

本書の特徴と目的

現在の医療・看護においては，患者さんが入院してきたそのときから，もしくは外来で入院が決まったときから，退院後の生活を見据えて行う「退院支援」が不可欠となっています．退院支援の視点は，看護学生への基礎教育においても，成人看護学，老年看護学，小児看護学，在宅看護論などあらゆる領域での実習で必要であり，臨床現場においても，退院支援部門の看護師にかぎらず，一般病棟や救急部門においても必要となっています．

本書は，看護学生や新人病棟看護師などを対象とした教育ツールとして，初学者に退院支援の視点について知ってもらい，より深く学んでいくためのきっかけを提供します．

● **看護学生のみなさんに向けて：**

受け入れ先の都合などで退院支援部門での実習ができない場合にも，具体的に学んでもらえるよう，事例を示し，看護過程を展開していきます．

● **新人看護師のみなさんに向けて：**

一般病棟に配属された場合にも，退院支援の視点をもち，必要時に退院支援部門につなぐなど，退院支援におけるチームの一員として病棟看護師に求められる役割を果たせるよう，退院支援の一連の流れを，事例などを通して具体的に示していきます．

● **病院の実習指導者，教育担当，教員のみなさんに向けて：**

本書は，指導を受ける看護学生や新人看護師のみなさんとともに，看護学生の実習指導や新人看護師の教育にあたるみなさんにも目を通してもらうことで，教える側・教えられる側に共通した教育ツールとなることを目指しています．

教える側に向けて，学校が作成する実習プログラムの例や，病院の受け入れ体制，また，臨床における教育体制についても記載しています．

このような内容をとおして，臨床において，学生・新人から指導者まで，共通した退院支援の視点をもってもらうことを目的とします．

よくわかる退院支援　目次

第1章　退院支援とは　　5

1 退院支援の定義と歴史　　6
2 退院支援における多職種連携　　7
3 退院支援部門と退院支援看護師　　8
4 退院支援のプロセス　　14
5 退院支援に関する診療報酬　　16

第2章　退院支援をふまえた看護過程の展開　　21

1 退院支援をふまえた看護過程の展開のポイント　　22
2 退院支援をふまえた看護過程の展開の事例　　25
　事例①誤嚥性肺炎で入院した高齢者の事例　　26
　事例②独居高齢者の暮らしに合わせた退院支援の事例　　44
　事例③癌終末期で自宅に退院する事例　　77
　事例④医療・ケアニーズの高い難病患者に対する退院支援の事例　　117

第3章　退院支援教育の実践例　　151

1 看護学生への退院支援教育の実践例　　152
　①首都大学東京健康福祉学部看護学科　　152
　②東京女子医科大学看護学部　　159
2 看護学生の退院支援実習を受け入れている病院の実践例　　163
　①東京都立大塚病院　　163
　②医療法人財団健和会柳原病院　　167
3 臨床における退院支援に関するしくみと看護師の教育の実践例　　172
　九州大学病院　　172

参考・引用文献　　178
索引　　180

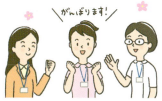

編集・執筆

戸村ひかり（首都大学東京大学院 人間健康科学研究科 看護科学域 在宅看護学領域 客員研究員）

執筆

坂井志麻（杏林大学 保健学部看護学科 高齢者看護学 教授，前・東京女子医科大学 看護学部）

共同執筆

島田 恵（首都大学東京大学院 人間健康科学研究科 看護科学域 在宅看護学領域 准教授）
清水準一（東京医療保健大学 千葉看護学部 看護学科 教授，前・首都大学東京大学院 人間健康科学研究科 看護科学域 在宅看護学領域 准教授）
片桐嘉奈子（訪問看護師，介護福祉士専任教員，前・社会医療法人財団石心会川崎幸病院 看護部 看護科長）
守田直子（医療法人財団健和会北千住訪問看護ステーション 訪問看護師，前・柳原病院 看護部 退院支援看護師）
今井明子（社会医療法人財団石心会川崎幸病院 看護部 入退院支援科 看護科長）
森下とも子（社会医療法人財団石心会川崎幸病院 看護部 入退院支援科 看護主任）
根本久美子（社会医療法人財団石心会川崎幸病院 看護部 入退院支援科）
高橋房子（社会医療法人財団石心会川崎幸病院 看護部 入退院支援科）
玉川美貴（前・東京都立大塚病院 看護部 患者支援センター 看護師長）
酒井真由美（東京都立大塚病院 看護部 患者支援センター）
倉橋さゆり（東京都立大塚病院 看護部 患者支援センター）

執筆協力

行田菜穂美（聖マリアンナ医科大学病院 メディカルサポートセンター 主任）
川村未樹（前・社会医療法人財団石心会川崎幸病院 看護部 急性・重症患者看護専門看護師）
久米直子（社会医療法人財団石心会川崎幸病院 栄養科主任 管理栄養士）
小楠朋子（管理栄養士）
河野眞吾（前・株式会社ジャパウイン 介護サービス第五事業部 部長，介護支援専門員，株式会社さくらパートナーズ 海外人材受入事業課長）
佐藤久美子（社会医療法人財団石心会川崎幸病院 副院長・看護部長）
佐々木淳（医療法人社団悠翔会 理事長・診療部長）
太田恒子（下宿薬局居宅介護支援事業所 管理者・介護支援専門員）
内出一郎（医療法人社団内出医院 理事長・院長）
鳥居真由美（訪問看護ステーション夢 訪問看護師）
山田八重（一般社団法人越谷市医師会立訪問看護ステーション 訪問看護師・緩和ケア認定看護師）
宮原光興（悠翔会在宅クリニック川崎 院長）
野間絵梨子（悠翔会在宅クリニック川崎 診療部医師）
橋本友美（首都大学東京 健康福祉学部看護学科 在宅看護学領域 非常勤講師）
高安浩樹（医療法人社団東邦鎌谷病院 整形外科部長）
岩谷友子（国立大学法人九州大学病院 副看護部長，看護キャリアセンター 副センター長，前・医療連携センター 副センター長/看護師長）
村上弘子（国立大学法人九州大学病院 医療連携センター 副センター長/看護師長）

編集：高橋茉利江，増田和也
本文デザイン：エストール
DTP：センターメディア
イラスト：中村加代子，サトウコウタ

第1章

退院支援とは

1 退院支援の定義と歴史
2 退院支援における多職種連携
3 退院支援部門と退院支援看護師
4 退院支援のプロセス
5 退院支援に関する診療報酬

1 退院支援の定義と歴史

執筆：戸村ひかり

どうして退院支援が必要になったの？

　高齢化が急速に進む日本では，重度の要介護状態となっても「**住み慣れた地域で自分らしい暮らしを人生の最期まで続ける**」ことができるよう，地域ごとに住まいや医療・介護・介護予防・生活支援が，本人の意向と生活実態にあわせて切れ目なく継続的・一体的に提供される「**地域包括ケアシステム**」の構築が国の政策として進められています．

　要介護状態の人が地域で生活を続けられるようにするためには，入院治療が必要になった場合はすぐに入院でき，その必要がなくなればすみやかに地域に戻れるようにすることが大切です．

　しかし，高齢者のみの世帯の増加，家族内で介護の担い手であった女性の社会進出などもあり，家族だけで要介護状態の人を支えるのは難しくなってきています．さらにこうした人たちは糖尿病などの慢性疾患をかかえていたり脳梗塞の後遺症などがあったりすることも多く，退院後も継続した医療管理やケアが必要になります．

　また，介護保険などの医療・福祉制度を利用するにしても，しくみが複雑で，とくに医療ニーズが高い場合は，地域で対応できる医療・福祉サービス機関を患者さんや家族だけで探すのはとても大変です．さらに，増え続ける医療費を抑制するため入院期間の短縮化が進められており，病状が安定しない時期に適切な準備をせずに退院した場合，再入院のリスクが高くなります．

　こうしたことから，患者さんが適切な時期に病院を退院し，地域で療養生活を続けることができるよう，**入院早期から退院後の生活を見据えて退院支援を行う必要性**が高まっているのです．

■ 地域包括ケアシステム

病気になったら…
医療
・急性期病院
・亜急性期・回復期リハビリテーション病院

日常の医療
・かかりつけ医　・地域の連携病院

住まい
・自宅
・サービス付き高齢者向け住宅 等

介護が必要になったら…
介護

在宅系サービス
・訪問看護
・訪問介護・通所介護
・小規模多機能型居宅介護
・短期入所生活介護
・24時間対応の訪問サービス 等

施設・居住系サービス
・介護老人福祉施設
・介護老人保健施設
・認知症共同生活介護
・特定施設入所者生活介護 等

生活支援・介護予防
老人クラブ・自治会・ボランティア・NPO 等

ケアマネジャー　地域包括支援センター
・相談業務やサービスのコーディネートを行う

退院支援ってなに？ 〜定義と歴史

退院支援とは，「**患者・家族が主体**となって退院先や退院後の生活について適切な選択を行うことができ，かつ，患者・家族が退院後に安定した療養生活を送ることができたり，希望する場所で人生の最期を迎えることができるよう，**病院内外の多部門・多職種が協力・連携**して行う，意思決定支援，退院先の確保，地域の諸サービスのコーディネート，患者・家族への教育等の活動・プログラム」と定義されます．

なお，「**個々の患者さんへの退院支援**」を適切に実施するためには，病院の特徴に応じた退院支援の基準や手順を示したガイドラインをつくるなど「**病院の退院支援に関するしくみづくり**」を行うことも重要となります．

退院支援は，1980年代にアメリカで始まった「ディスチャージプランニング（Discharge Planning）」に由来しています．当時のアメリカでは，高騰する医療費を抑えるため入院日数を短くする政策がとられましたが，十分に治癒しないまま退院し，その後病状が悪化して再入院する患者さんが増えたことが問題となりました．そこで病院に医療の質を保証したうえで，患者さんが退院できるように支援することを義務づけられたのが，ディスチャージプランニングの始まりです．

日本にディスチャージプランニングの概念が入ったのは1990年代中頃で，本格的に普及したのは2000年以降です．ディスチャージプランニングは，以前は「退院計画」と直訳されていましたが，最近では「退院支援」「退院調整」といわれることが多くなっています（本書では「退院支援」を使います）．

2 退院支援における多職種連携

執　筆：戸村ひかり

退院支援では患者・家族を中心にして，病院内外の多職種でチームになり連携してかかわることが重要になります．チームは大きく①**病院の支援スタッフ**，②**地域の支援スタッフ**，③**病院の地域連携スタッフ**の3グループに分かれます．

■ 退院支援にかかわる多職種チーム

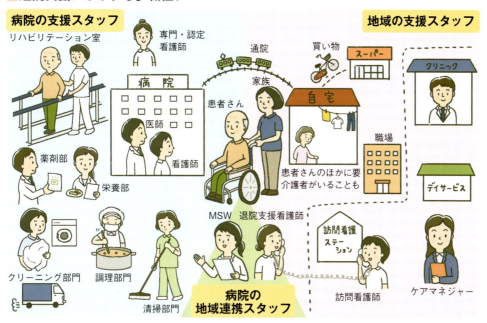

退院支援看護師は，退院支援においてマネジメントの役割を果たし，病院と地域の支援スタッフをつなぎます．さらに，病院の退院支援に関するしくみづくりも行います．

MSW：medical social worker，医療ソーシャルワーカー

3 退院支援部門と退院支援看護師

執　筆：戸村ひかり

　ここからは，看護学生の吉田さん（仮名）が病院の退院支援部門で実習を行っていく様子をみながら，退院後の生活をふまえた看護の視点について学んでいきます．

　吉田さんの学校では，3年次に在宅看護学の実習で，病院の退院支援部門と訪問看護ステーションにて1週間ずつ実習を行います．

　退院支援部門の実習では，患者さん1名を4日間受け持ち，退院後に起こりうる問題を特定して退院支援計画を立案します．また，実習全体を通して，退院支援看護師の役割を考察します．

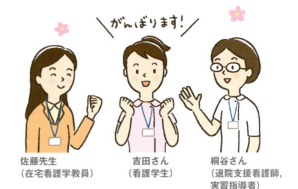

佐藤先生
（在宅看護学教員）

吉田さん
（看護学生）

桐谷さん
（退院支援看護師，実習指導者）

■退院支援部門での実習スケジュール

1日目 6/14（火）	病院実習1	・オリエンテーション，退院支援看護師のシャドーイング ・担当する患者さんへのあいさつ，情報収集
2日目 6/15（水）	学内日	・学内で教員と面談 ・担当患者さんのアセスメント，退院後に起こりうる問題を検討
3日目 6/16（木）	病院実習2	・担当患者さんのケアの見学等を行って情報を追加し，問題を抽出 ・抽出した問題を実習指導者に確認してもらったあと，退院支援計画を立案
4日目 6/17（金）	病院実習3	・担当患者さんの退院支援計画を実習指導者に発表し，助言を受けて修正 ・医療ソーシャルワーカー（MSW）からの説明，実習病院での最終カンファレンス，患者さんへのあいさつ

※本書籍において退院支援の実習は，首都大学東京の実習をモデルにしています．実習期間や内容は学校や実習施設などにより異なります．

■実習施設

　A総合病院．首都圏にある急性期の総合病院で，2次救急を担い，病床数は450床，一般病床の平均在院日数は約13日．急性期一般入院基本料1（看護職員配置7対1相当）．退院支援部門は，外来の一角にあります．

■吉田さんの退院支援実習の全体目標

　退院支援看護師がどのように，病院内外の多職種と連携して，患者に必要な退院支援の内容を特定し，退院に向けて支援を行っているのかを学ぶ．

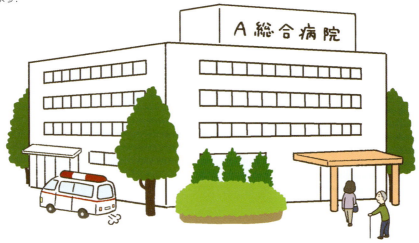

実習1日目 〈病院実習1日目〉
6月14日（火）

今日の吉田さんの実習目標
1. オリエンテーションや，退院支援看護師の方に同行して，退院支援部門の概要や，退院支援看護師の役割を理解する．
2. 退院後に家族による介護が必要な患者さんを受け持ち，退院後に起こりうる問題を抽出するために情報収集を行う．

いよいよ実習開始です．まずは退院支援部門に行って，病院内でどのような役割をしているのかを学びます．午後には，受け持ちの患者さんのところに行き，あいさつと，最初の情報収集を行います．

退院支援部門，退院支援看護師の役割

退院支援部門に行き，あいさつをする

退院支援部門のスタッフは，退院支援看護師，MSW，事務職員でした．吉田さんは退院支援看護師の方々の前で，実習目標と行動計画を発表しました．

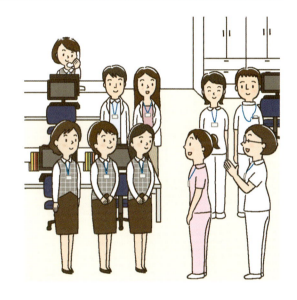

この病院の退院支援部門は，「地域連携センター」という名称で，退院支援に関する地域の支援スタッフと連携しています．退院に関する連携なので「後方連携」ともいいます．

それと，病-病連携や病-診連携，つまり，地域のほかの病院や，診療所などから紹介される患者さんを受け入れる窓口にもなります．これは入院に関する連携なので「前方連携」ともいいます．

入院に関しては事務職員が担当し，退院に関しては，退院支援看護師とMSWが連携・協力して行っています．

このように，入退院に関する業務を1つの部署で行うことで，情報が共有され，入退院の流れがスムーズになります．

POINT!

退院支援部門（地域連携センター）は，入退院に関して，地域との窓口になり，地域の支援スタッフと連絡をとりやすい体制をとっています．これにより，地域で暮らしている人に入院治療が必要になったときに，すみやかに対応できます．

退院支援部門のスタッフ（地域連携スタッフ）は，地域から患者さんが紹介された時点で，退院支援の必要性を判断することができます．また，患者さんが退院後に自宅近くの訪問看護や訪問介護などを利用する場合も，スムーズに準備を進めることができます．

オリエンテーション

　実習指導者の桐谷さんが，面談室でオリエンテーションをしてくれました．この面談室はふだん，患者さんや家族との面談に使用しているそうで，安心して話ができるよう，明るい雰囲気の個室になっていました．
　桐谷さんから，病院全体の概要と，退院支援部門などについて説明がありました．患者さんに退院支援が必要かをチェックする「スクリーニング票」と，退院に向けた準備に使用する「退院支援計画書」も見せてもらいました．

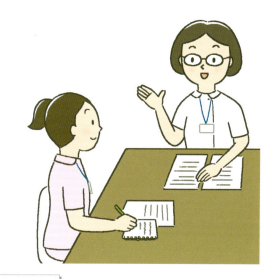

■ **A総合病院で使用しているスクリーニング票**

```
　　　　　　　入院時退院困難患者スクリーニング票

患者氏名　　　　　　　　　様

性別：　　　年齢：　　　歳　　生年月日：　　　年　　月　　日
記入者：　　　　　　　　　　記入日：平成　　　年　　月　　日

入院日　　　　年　　月　　日
病棟　　　　　　　　　　診療科
主治医　　　　　　　　　病名

入院後48時間

□ア．緊急入院であること
□イ．入退院を繰り返していること
□ウ．入院前より施設に入所していること
□エ．虐待を受けているまたはその疑いがあること
□オ．生活困窮者であること
□カ．悪性腫瘍，認知症または誤嚥性肺炎等の急性呼吸感染症のいずれかであること
□キ．退院後に医療処置（胃ろう等の経管栄養法を含む）が必要なこと
□ク．排泄に介護を要すること
□ケ．入院前に比べADLが低下し，退院後の生活様式の再編が必要であること（推測される）
□コ．同居者の有無にかかわらず，必要な介護を十分に提供できる状況にないこと
□サ．退院後の療養先について相談する必要がある
□シ．入院前より在宅医療サービスを受けているか，今回の退院後に必要である（推測される）
□ス．社会保障制度（介護保険，身体障害者手帳，生活保護等）の準備が必要である
□セ．要介護認定が未申請であること
□ソ．その他（　　　　　　　　　　　　　　　　　　　　　　　　　　　　　）

□タ．該当なし

以上のア〜ソが1項目でも認められた場合，地域連携センターへ連絡する
```

　スクリーニング票は，入院患者の中から早期に退院支援が必要な人を特定するため，病棟看護師が短時間でチェックできるよう項目を絞っています．A総合病院では入院後48時間以内にスクリーニングを行い，1項目でも該当した場合は地域連携センターに情報がいくようにしています．

※スクリーニング票は川崎幸病院で使用されているものをもとに作成

■ A総合病院で使用している退院支援計画書

退院支援計画書

患者氏名 ＿＿＿＿＿＿＿＿＿＿ 様

入　院　日：令和　　年　　月　　日
計画着手日：令和　　年　　月　　日
計画作成日：令和　　年　　月　　日

病棟（病室）	
病名	
患者以外の相談者	□家族親族（続柄：　　　　）　　□その他関係者（　　　　　）
退院支援計画を行う者の氏名（下記担当者を除く）	□主治医（　　　　　）　　□担当病棟看護師（　　　　　） □その他（　　　　　　　　　　　　　　　　　　　　　　）
退院困難な要因	□①悪性腫瘍，認知症または誤嚥性肺炎等の急性呼吸器感染症のいずれかである □②緊急入院である □③要介護状態であるとの疑いがあるが要介護認定が未申請である □④家族または同居者から虐待を受けているまたはその疑いがある □⑤生活困窮者である □⑥入院前に比べADLが低下し，退院後の生活様式の再編が必要である（推測される） □⑦排泄に介助を要する □⑧同居者の有無にかかわらず，必要な養育または介護を十分に提供できる状況にない □⑨退院後に医療処置（胃ろう等の経管栄養法を含む）が必要 □⑩入退院を繰り返している □⑪その他患者の状況から判断して①〜⑩に準ずると認められる場合
退院にかかわる問題点，課題等	□病状の不安　　□経済面での不安　　□退院先の検討 □介護力の不安　□医療処置の不安　　□その他（　　　　　）
退院に向けた目標設定，支援期間，支援概要	・退院に向けた目標： ・支援概要： □他医療機関連携　□生活調査・家族調査・身元調査　□社会保障制度説明 □在宅調査　□医療器具購入案内　□介護指導（担当：　　　　　） □カンファレンス開催（予定日：　　　年　　月　　日） □その他（　　　　　　　　　　　　　　　　　　　　　　） ・支援期間：
予測される退院先	□自宅　　□施設（老人保健施設，特別養護老人ホーム，有料老人ホーム） □他病院（□一般病院　□回復期リハビリ病棟　□地域包括ケア病棟 　　　　　□介護・医療療養型病棟　□緩和ケア病棟 □その他（　　　　　　　　　　　　　　　　　　　　　　）
退院後に利用が予想される福祉サービス等	□医療保険サービス（　　　　　　　　　　　　　　　　　　） □介護保険サービス（　　　　　　　　　　　　　　　　　　） □その他（　　　　　　　　　　　　　　　　　　　　　　）
退院後に利用が予測される福祉サービスの担当者	□居宅介護支援事業所（　　　　）　□地域包括支援センター（　　　　） □訪問看護（　　　　）　　□訪問診療機関（　　　　） □その他（　　　　　　　　　　　　　　　　　　　　　　）

注）上記内容は，現時点で考えられるものであり，今後の状態の変化等に応じて変わり得るものです。

説明・交付日：　　　　　　　年　　月　　日

病棟責任者＿＿＿＿＿＿＿＿＿＿＿＿＿＿＿＿
病棟の退院支援担当者：＿＿＿＿＿＿＿＿＿＿
入退院支援部門の担当者：＿＿＿＿＿＿＿＿＿
本人・家族：＿＿＿＿＿＿＿＿＿＿＿＿＿＿＿

　退院支援計画書は，患者さんや家族を主体にし，意向をふまえて多職種が関与して作成します．患者さんや家族は計画書の内容に同意をしたうえで署名をします．

※退院支援計画書は，診療報酬点数の入退院支援加算で示されているものと，川崎幸病院で使用されているものを参考にして作成

退院支援看護師の病棟ラウンドに同行

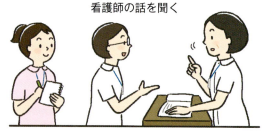
看護師の話を聞く

　桐谷さんは，病棟に行き，ナースステーションで病棟師長やリーダー看護師などに声をかけ，退院支援を行っている患者さんの様子を聞きました．同時に，退院に向けて地域の支援スタッフと準備している状況を伝えていました．

　また，その日に入院あるいは転棟してきた患者さんなど，新たに退院支援が必要な人がいないか確認していました．

　桐谷さんがいることに気づいた医師が，外来で診ている患者さんについても相談をしていました．

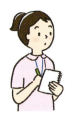 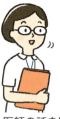 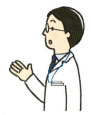
医師の話を聞く

　　私たち退院支援看護師が病棟に毎日足を運んで，直接病棟看護師や医師と顔を合わせ，患者さんの退院準備の状況を伝えたり，患者さん1人ひとりの支援を積み重ねることで，ほかのスタッフの退院支援への関心が高まっていくのよ．

　桐谷さんは次に，受け持ちの病棟看護師と一緒に病室に行き，患者さんの状態をみながら，あいさつをして話しかけました．患者さんの体調を聞いたあと，家族の状況や家の準備のことなどを尋ね，桐谷さんが準備を進めている内容を伝えていました．

　また，退院にあたって心配なことも聞き，対応策を患者さんや受け持ちの病棟看護師と一緒に相談して決めていました．

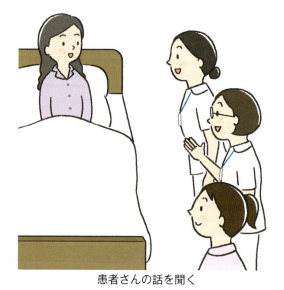
患者さんの話を聞く

 ## 定期多職種病棟カンファレンスへの参加

　A総合病院では，週に1度，病棟カンファレンスに退院支援看護師をはじめ多職種が参加しています．

　カンファレンスでは，まず医師が入院中の患者さん全員の治療状況等について一通り簡潔に説明し，ほかの職種も適宜説明を加えていました．桐谷さんは話を聞きながら，退院支援が必要な人が漏れていないか確認していました．

　次に，さらにくわしく話し合いをしたほうがよい患者さんをピックアップして，個々の患者さんの支援状況に応じた話し合いが行われました．治療状況や病状により退院支援を開始する時期を検討したり，病棟看護師が患者さんや家族に医療処置やケアの指導をしている場合は，退院支援看護師が在宅療養に合わせた指導方法のアドバイスを行いました．

　また，カンファレンスの最後に退院支援看護師は，訪問看護師から聞いた，退院した患者さんの自宅での様子をスタッフに伝え，その患者さんへの入院中の支援について，みんなで振り返っていました．

＜整形外科病棟＞

医師：昨日，左大腿頸部骨折で手術をした84歳女性のAさんだけど，順調にいくと10日〜2週間くらいで転院する予定です．転んで脱臼しないように注意してください．
病棟看護師A：早く元気になろうと無理して動いてしまいそうなので，注意します．
病棟看護師B：娘さんが家で父親の介護もしているので心配なようです．
MSW：転院先の回復期リハビリ病院には，すでに連絡を入れてあります．
理学療法士：リハビリの計画について，患者さんと話をしてきました．

＜内分泌代謝病棟＞

医師：血糖コントロールのために教育入院した54歳男性のBさんだけど，退院後は朝1回インスリン注射が必要になります．
病棟看護師C：看護師の見守りで，自分でインスリンを打てるようになりましたが，ひとり暮らしだし，退院後も続けられるか不安です．
病棟看護師D：今回も，内服を自己中断して血糖が上がってしまいましたし．
薬剤師：本人に生活のことをよく聞いて，薬について指導します．
管理栄養士：家だとコンビニのお弁当を買って食べているそうです．
退院支援看護師：退院後に通院するクリニックの看護師に連絡をして，Bさんの生活のことを聞いてもらえるように依頼します．
医師：僕も，クリニックの先生に伝えておくよ．

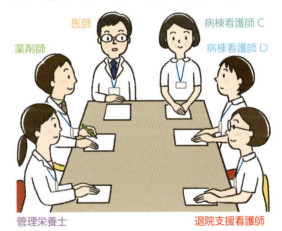

2つの病棟で，カンファレンスに参加しているスタッフの職種や話し合いの内容がちがう！

> **POINT!**
>
> 退院支援看護師にとって，病院全体の退院支援の質を維持・向上するよう，多職種と協力して，「**退院支援に関する病院のしくみづくり**」を行うことも大切な役割です．具体的には，スクリーニング票などの**情報ツールの開発**や，定期多職種病棟カンファレンスなど退院支援に関する**話し合いの場の設定**，病院スタッフを対象とした退院支援に関する勉強会の開催といった**教育体制の整備**などがあります．

4 退院支援のプロセス

執　筆：戸村ひかり

■ 退院支援のプロセス

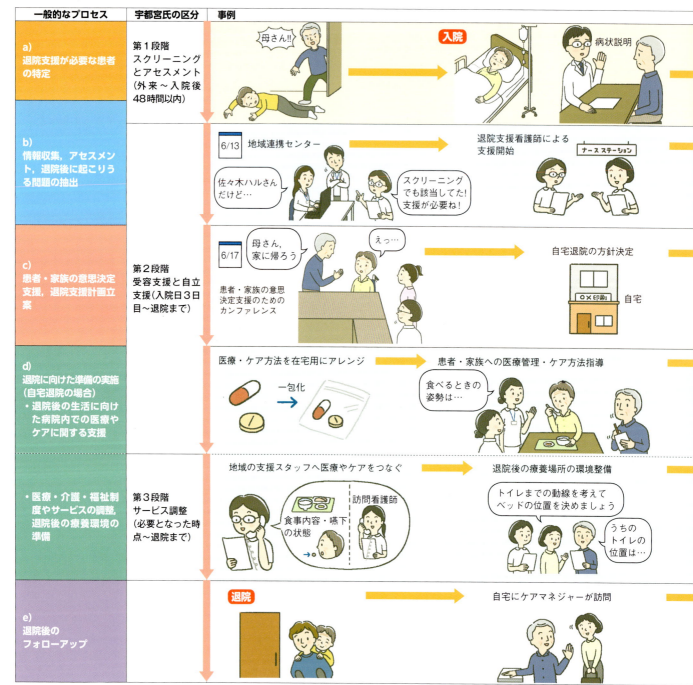

個々の患者さんへの退院支援の流れについて、「一般的なプロセス」とそのポイントを示します．なお、個々の患者さんへの退院支援の流れについては、ここで示した「一般的なプロセス」のほかに多くの病院で用いられている「宇都宮宏子氏による区分」があります．両者は区分方法が異なりますが、内容は同じです．

事例は，p.26からの実習（事例①）で受け持つ患者さんです．

		内容
退院支援看護師	佐々木ハルさん…急性期を脱したらたぶん退院支援が必要だな！	●まず、多くの入院患者の中から退院支援が必要な患者さんを、取りこぼしなくできるだけ早期に特定する必要があります． ●そのため、病棟看護師が短時間で簡単に該当者かチェックをできる「スクリーニング票(p.10参照)」が多くの病院で使われています． ●最近では、退院支援看護師が外来の入院予約時などに該当者をみつけ、入院前から退院支援を開始する病院や、外来通院中に在宅療養を継続できるように支援し、入院をしなくても済むようにしている病院もあります．
6/14　退院支援の方針検討カンファレンス ・早期離床 　リハビリテーション開始 ・家族に介護保険の 　区分変更の申請を依頼 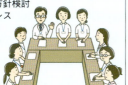		●退院支援が必要な患者さんが特定されたら、病院の支援スタッフと地域連携スタッフの多職種で連携・協力して情報を収集・統合し、患者さんや家族の退院後の生活をイメージします． ●入院中の状況から患者さんの退院後の病状経過や身体状況、必要となる医療管理やケアなどを予測し、入院前と退院後の生活でどのようなことが変わるのか、退院前の住居のままで療養生活が可能か、患者さんや家族だけで医療管理やケアが可能かなどを検討して、退院後に起こりうる問題を特定します． ●さらに、患者さんの居住地で実際に利用できる医療・福祉制度やサービスの情報も集め、退院先の検討や、今後の退院支援の進め方などをスタッフで打ち合わせます．
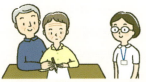退院支援計画書に署名		●患者さんや家族と退院後の生活のイメージを共有して意思決定を支援します． ●病院の支援スタッフと地域連携スタッフ、場合によっては地域の支援スタッフも加わり、患者さんや家族の希望をできるかぎり実現する方法や不安を軽減する方法を一緒に考えます． ●その際、患者さんや家族の気持ちに寄り添い、本当の気持ちを表出できるよう努めます． ●もし患者さんと家族間で意向が違う場合などは、当事者間で調整できるように支援します． ●退院先が決定したら、「退院支援計画書(p.11参照)」を作成し、患者さんや家族の同意を得て、退院に向けた準備を開始します．
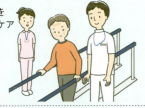退院後の生活を考慮した日常ケア		●退院先が決まったら、治療の場である病院の医療やケアを、生活の場である自宅にそのまま当てはめることはできないため、退院後も継続できるよう、入院中に病院内外のスタッフが連携して準備をする必要があります． ●退院に向けた準備は以下の大きく2つに分かれます． ＜①退院後の生活に向けた病院内での医療やケアに関する支援＞ 病院の支援スタッフを中心に行います．患者さんや家族が医療管理やケア方法を自宅でできるよう、できるかぎり簡略化したうえで、入院中に必要な手技を習得できるように指導を行います． また、リハビリテーションにより患者さんのADL低下を防いで家族の介護負担を軽減するなど、退院後の生活を考慮した日常ケアを行います．
退院前合同カンファレンス ・退院に向けた準備状況の 　確認、調整 ・緊急時の対応方法の確 　認・退院日の決定など		＜②医療・介護・福祉制度やサービスの調整、退院後の療養環境の準備＞ 病院の地域連携スタッフと地域の支援スタッフが連携して行います．まず、退院後に制度やサービスが利用できるよう、家族などに早めに申請手続きをしてもらいます． また、地域で患者さんの病状管理やケアができる訪問診療医や訪問看護ステーションを探してつないだり、家族やケアマネジャー等と連携して退院までに自宅の療養環境を整えます． 退院前には、患者さん・家族、病院内外のスタッフが一同に会して合同カンファレンスを開き、準備に漏れがないよう最終確認をしたり、緊急時の対応方法などを確認します．
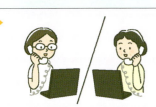退院支援看護師が訪問看護師やケアマネジャーに退院後の様子を確認		●退院後も患者さんや家族の状況を把握しやすいよう、退院支援部門が病院の窓口となり地域の支援スタッフと連絡を取りやすい体制を整えます． ●退院支援看護師は、外来患者さんの在宅療養支援から、退院支援を行った患者さんの退院後のフォローアップまで役割の幅が広がっており、それに応じて、療養支援ナースなど名称を変える病院も出てきています．

5 退院支援に関する診療報酬

執　筆：戸村ひかり

診療報酬とは

　診療報酬とは，国民健康保険や被用者保険といった公的医療保険制度が適用された医療サービス（保険診療という）を，病院や診療所などが患者さんに提供した際に得られる報酬です．

　どの医療サービスを診療報酬として認めるかや報酬額は国が設定しますが，社会情勢や国の政策などに応じて2年に1度見直されます．各医療サービスの報酬額は保険点数で定められており，1点＝10円で計算されます．

退院支援に関する診療報酬について

　近年，退院支援の必要性が高まり，退院支援のさらなる充実に向け，診療報酬が改定されるたびに退院支援に関する報酬の新設や見直しが行われています．

　退院支援に関する診療報酬には，患者さんが入院している病院が受けとれる報酬と，患者さんの退院後に関わる地域の医療機関等が受けとれる報酬がありますが，ここでは入院している病院が受けとれる報酬について主なものを紹介します．

きます．

　入院前の外来から支援を行うことで，患者さんにとっては入院生活や入院後にどのような治療過程を経るのかをイメージして，安心して入院医療を受けることができますし，病院スタッフにとっても，入院前の段階から退院支援が必要な患者さんを把握して，より早期から退院後の生活を見越して支援を行うことができるようになります．

入院前からの支援に関する報酬

入院時支援加算

　『入院時支援加算【200点】』は，2018年4月に新設された報酬で，外来における"入院前からの支援"が評価されるようになりました（**表1**）．

　予定入院患者に対し，入院前の外来において，入院予約時などに看護師が患者さんと話をして，患者さんの身体的・社会的・精神的背景を含めた情報の把握や，服薬中の薬の確認，退院困難な要因の有無の評価を行ったり，入院中に行われる治療や検査の説明や，入院生活に関するオリエンテーションをするなど，入院前から支援をすることで，その報酬として，「入退院支援加算」（p.17）を算定している患者さんであることを条件に，退院時に「入院時支援加算」を算定することがで

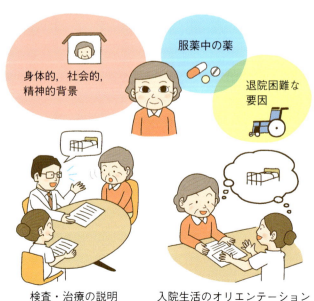

検査・治療の説明　　入院生活のオリエンテーション

表1　入院時支援加算の算定要件・施設基準

入院時支援加算200点（退院時1回）

[算定対象]
① 自宅等（他の保険医療機関から転院する患者以外）から入院する予定入院患者であること．
② 入退院支援加算を算定する患者であること．

[施設基準]
① 入院支援加算1，2または3の施設基準で求める人員に加え，十分な経験を有する
≪許可病床数200床以上≫
・専従の看護師が1名以上 または
・専任の看護師および専任の社会福祉士が1名以上
≪許可病床数200床未満≫
・専任の看護師が1名以上
が配置されていること．
② 地域連携を行うにつき十分な体制が整備されていること．

[算定要件]
　入院の予定が決まった患者に対し，入院中の治療や入院生活に係る計画に備え，①入院前に以下の1）から8）を行い，②入院中の看護や栄養管理等に係る療養支援の計画を立て，③患者および入院予定先の病棟職員と共有すること．患者の病態等により1）から8）についてすべて実施できない場合は，実施した内容の範囲で療養支援計画を立てても差し支えないが，この場合であっても，1），2）および8）は必ず実施しなければならない．

1) 身体的・社会的・精神的背景を含めた患者情報の把握
2) 入院前に利用していた介護サービス・福祉サービスの把握(※)
3) 褥瘡に関する危険因子の評価
4) 栄養状態の評価
5) 服薬中の薬剤の確認
6) 退院困難な要因の有無の評価
7) 入院中に行われる治療・検査の説明
8) 入院生活の説明
(※) 要介護・要支援状態の場合のみ実施

厚生労働省保険局医療課：平成30年度診療報酬改定の概要 医科Ⅰ（平成30年3月5日版），p.64.
https://www.mhlw.go.jp/file/06-Seisakujouhou-12400000-Hokenkyoku/0000198532.pdf
（2019年7月10日閲覧）

入院早期からの退院支援に関する報酬

入退院支援加算（旧：退院支援加算）

『入退院支援加算』は，病院が退院支援の体制を整備し，入院早期から退院直後までの切れ目のない支援を実施することを評価しているため，名称が内容と合致するよう，2018年4月に「退院支援加算」から変更されました．

　入退院支援加算は，"患者さんが安心・納得して退院し，早期に住み慣れた地域で療養や生活を継続できる"ように，病院が，施設間の連携を推進したうえで，「入院早期より退院困難な要因を有する患者さんを抽出し，そのうち在宅での療養を希望する患者さんに対して，入退院支援を行った場合」や，「連携する他の病院において入退院支援加算を算定した患者さんの転院を受け入れ，患者さんに対して入退院支援を行った場合」に，退院時1回にかぎり，所定の報酬を得ることができます．

　なお，入退院支援加算で規定されている"入退院支援"と，本書で解説している"退院支援"についてはほぼ同意です．ここでは，診療報酬の規定に合わせ，退院支援を"入退院支援"，退院支援部門を"入退院支援部門"といったように表記します．

【入退院支援加算の種類】

　入退院支援加算には，1～3があります（表2）．そのうち，入退院支援加算3は，NICUに入室していたことがあり，先天奇形や染色体異常などにより退院困難な要因を有する患者さんへの入退院支援が算定対象となります．

　入退院支援加算1と2は，入退院支援加算3の対象患者以外で，表3の退院困難な要因を有する患者さんが対象とな

表2　入退院支援加算の種類と保険点数

・入退院支援加算1【一般病棟等から退院した場合：600点，療養病棟等から退院した場合：1,200点】
・入退院支援加算2【一般病棟等から退院した場合：190点，療養病棟等から退院した場合：635点】
・入退院支援加算3【1,200点】
・小児加算【200点】
　…入退院支援加算1または2を算定する患者が15歳未満の場合，小児加算として200点を上記の所定点数にさらに加算できる．

医学通信社編：診療点数早見表2018年4月版［医科］2018年4月現在の診療報酬点数表．p.156～157, 医学通信社，2018を参考に作成

表3　退院困難な要因として規定されている項目

① 悪性腫瘍，認知症または誤嚥性肺炎等の急性呼吸器感染症のいずれか
② 緊急入院
③ 要介護状態であるとの疑いがあるが要介護認定が未申請
④ 家族または同居者から虐待を受けているまたはその疑いがある
⑤ 生活困窮者
⑥ 入院前に比べADLが低下し，退院後の生活様式の再編が必要
⑦ 排泄に介助を要する
⑧ 同居者の有無に関わらず，必要な養育または介護を十分に提供できる状況にない
⑨ 退院後に医療処置が必要
⑩ 入退院を繰り返している
⑪ その他患者の状況から判断して①～⑩に準ずると認められる場合

医学通信社編：診療点数早見表2018年4月版［医科］2018年4月現在の診療報酬点数表．p.157, 医学通信社，2018

■ **表4　入退院支援加算1と2の算定要件・施設基準（一般病棟の場合）**

	入退院支援加算1	入退院支援加算2
退院困難な患者の早期抽出	入院後**3日以内**に退院困難な患者を抽出	入院後7日以内に退院困難な患者を抽出
入院早期の患者・家族との面談	入院後**7日以内**に患者・家族と面談し，病状や退院後の生活も含めた話し合いを実施	できるだけ早期に患者・家族と面談
退院支援計画書の作成	入院後**7日以内**に退院支援計画の作成に着手	入退院支援加算1と同じ
多職種によるカンファレンスの実施	入院後**7日以内**に多職種によるカンファレンスを実施	できるだけ早期に多職種によるカンファレンスを実施
入退院支援部門の設置	入退院支援業務等に専従・専任する看護師および社会福祉士を配置（どちらか1名が専従であれば，他方は専任でよい）	入退院支援加算1と同じ
病棟への入退院支援職員の配置	入退院支援業務等に専従で従事する専任の入退院支援職員（看護師または社会福祉士）を病棟に配置（2病棟に1名以上）	
医療機関等と顔の見える連携体制の構築	連携する医療機関等（20か所以上）の職員と定期的な面会を実施（3回／年以上）	
介護保険サービスとの連携	介護支援専門員との連携実績	

医学通信社編：診療点数早見表2018年4月版［医科］2018年4月現在の診療報酬点数表，p.156～160, p.1058～1060, 医学通信社，2018を参考に作成

り，患者さんが15歳未満の場合は，所定の保険点数に「小児加算」として200点をさらに加算することができます．

患者さんへの退院支援の質を保証するため，入退院支援加算を算定するにあたり，さまざまな要件や施設基準が設けられています．入退院支援加算1のほうが2よりも，病院は退院支援の体制を手厚く整えることが求められ，そのぶん報酬額も高くなっています（**表4**）．

【入退院支援加算を算定するための要件や施設基準】

入退院支援加算1を例として，報酬を得るために必要な要件について具体的に説明します．

❶入退院支援の専門部門の設置と，専従・専任者の配置

入退院支援加算1を算定するための施設基準としては，病院に入退院支援部門を設置して，入退院支援および地域連携業務を専従・専任で行う看護師（以下，入退院支援看護師とします）と社会福祉士を配置する必要があります．入退院支援看護師か社会福祉士のどちらか1名が専従であれば，他方は専任でよいことになっています．

さらに，病棟にも，入退院支援業務等に専任する入退院支援職員として，入退院支援看護師か社会福祉士を，2病棟に1名以上の割合で配置することが規定されています．

❷地域の医療・ケア・福祉機関との連携体制の構築と実績

病院は，地域の20か所以上の医療・ケア・福祉機関と連携体制を構築し，あらかじめ転院または退院体制等について協議を行うことと，病院の入退院支援部門および病棟の入退院支援職員と各連携機関の職員が年3回以上面会して，情報の共有等を行っている必要があります．また，介護支援専門員と連携実績があることも求められます．

❸個々の患者さんへの具体的な退院支援内容を提示

入退院支援加算1の算定要件として，個々の患者さんへの支援内容も具体的に提示されています．一般病棟の場合は，入院後3日以内に患者さんの状況を把握して，退院困難な要因を有している患者さんを抽出します．

そして，該当する患者さんについて，入院後7日以内に，患者さんおよび家族と病状や退院後の生活も含めた話し合いを行うとともに，関係職種と連携して，退院支援計画の作成に着手します．退院支援計画に含む内容も規定されています（**表5**）．患者さんや家族に，退院支援計画を文書で説明し，内容について同意する場合は署名をしてもらった後に，退院支援計画書を手渡します．

退院支援計画を実施するにあたって，入院後7日以内に，病棟看護師と，病棟に専任の入退院支援職員，入退院支援部門の入退院支援看護師および社会福祉士等と，必要に応じてその他の関係職種が参加して，共同してカンファレンスを実

■ 表5　退院支援計画に含むことが規定されている内容

①患者氏名，入院日，退院支援計画着手日，退院支援計画作成日
②退院困難な要因
③退院に関する患者以外の相談者
④退院支援計画を行う者の氏名（病棟責任者，病棟専任の入退院支援職員および入退院支援部門の担当者名）
⑤退院に係る問題点，課題等
⑥退院へ向けた目標設定，支援期間，支援概要，予想される退院先，退院後の利用が予測される福祉サービスと担当者名

医学通信社編：診療点数早見表2018年4月版［医科］2018年4月現在の診療報酬点数表．p.157，医学通信社，2018

※退院支援計画書の見本を11ページに掲載しています．

施します．そして，退院支援計画に基づいて，患者さんや家族に退院後の療養生活で必要なことを説明したり，地域の医療・ケア・福祉機関等につないで連携して支援を行うことなども提示されています．

退院前後の支援に関する報酬

退院時共同指導料2

『退院時共同指導料2』は，退院前合同カンファレンスを開催した際などに，病院が得られる報酬です．入院中の患者さんについて，"病院の専門職（医師または看護職，薬剤師，管理栄養士，理学療法士，作業療法士，言語聴覚士，社会福祉士）"が，患者さんの同意を得て，"退院後に患者さんを担当する地域の専門職（かかりつけ医療機関の担当医，もしくは担当医の指示を受けたかかりつけ医療機関の看護職・薬剤師・管理栄養士・理学療法士・作業療法士・言語聴覚士・社会福祉士，または，担当医の指示を受けた訪問看護ステーションの看護職・理学療法士・作業療法士・言語聴覚士）"と，共同して退院後に在宅で患者さんが療養するうえで必要な説明と指導を行い，さらに文書により情報提供を行った場合に，入院中1回にかぎり，病院は所定の報酬を得ることができます．

退院時共同指導料2の報酬額は，共同する専門職の職種や人数により異なります（**表6**）．

なお，**表7**の疾病等の患者さんについては，"患者さんが入院している病院の医師または看護職"が，"地域のかかりつけ医療機関の担当医，もしくは担当医の指示を受けたかかりつけ医療機関の看護職または訪問看護ステーションの看護

■ 表6　退院時共同指導料2の保険点数

・加算なし【400点】
・入院機関の医師と地域の担当医が共同指導した場合
　【合計700点】
　…"患者が入院している病院の医師"と，"地域のかかりつけ医療機関の担当医"が共同して指導を行った場合は，300点を所定点数に加算できる．ただし，以下の多機関共同指導加算を算定する場合は，本加算は算定できない．
・多機関で共同指導した場合【合計2400点】
　…"患者が入院している病院の医師または看護職"が，"退院後に患者を担当する地域の専門職（かかりつけ医療機関の担当医もしくは看護職，担当歯科医もしくはその指示を受けた歯科衛生士，保険薬局の保険薬剤師，訪問看護ステーションの看護職・理学療法士・作業療法士・言語聴覚士，介護支援専門員又は相談支援専門員）"のうちいずれか3者以上と，共同して指導を行った場合は，多機関共同指導加算として2,000点を所定点数に加算できる．

医学通信社編：診療点数早見表2018年4月版［医科］2018年4月現在の診療報酬点数表．p.267～269，医学通信社，2018を参考に作成

※退院時共同指導料2においては，訪問看護ステーションの看護職は准看護師を除くことが規定されています．

■ 表7　退院時共同指導料2を2回算定できる疾病等の患者

①末期の悪性腫瘍の患者（在宅がん医療総合診療料を算定している患者を除く）
②a）であって，b）またはc）の状態である患者
　a）在宅自己腹膜灌流指導管理，在宅血液透析指導管理，在宅酸素療法指導管理，在宅中心静脈栄養法指導管理，在宅成分栄養経管栄養法指導管理，在宅人工呼吸指導管理，在宅悪性腫瘍等患者指導管理，在宅自己疼痛管理指導管理，在宅肺高血圧症患者指導管理または在宅気管切開患者指導管理を受けている状態にある者
　b）ドレーンチューブまたは留置カテーテルを使用している状態
　c）人工肛門または人工膀胱を設置している状態
③在宅での療養を行っている患者であって，高度な指導管理を必要とするもの

医学通信社編：診療点数早見表2018年4月版：［医科］2018年4月現在の診療報酬点数表．医学通信社，p.269，2018.

職"と，1回以上共同して指導を行う場合は，入院中2回まで病院は報酬を算定できます．

※患者さんが入院している病院と共同指導を行った"退院後に患者さんを担当する地域の医療機関等"については，「退院時共同指導料1」にて報酬を得ることができます．

介護支援等連携指導料

『介護支援等連携指導料【400点】』は，退院後に患者さんがより適切な介護等サービス（介護サービスまたは障害福祉サービス等）を受けられるよう，入院中から"介護支援専門員または相談支援専門員"と連携し，退院後のケアプランなどの作成につなげることを評価するものです．

入院中の患者さんに対して，"病院の医師または医師の指示を受けた看護師，社会福祉士等"が，患者さんの同意を得て，"介護支援専門員または相談支援専門員"と共同して，患者さんの心身の状態等を踏まえて導入が望ましい介護等サービス（介護サービスまたは障害福祉サービス等）や，退院後に当該地域で利用が可能な介護等サービスについて，説明および指導を行った場合に，入院中2回まで病院が算定することができます．共同して行った説明や指導の内容は患者さんや家族に文書で渡し，文書の写しを診療録に添付することなども規定されています．

なお，退院前合同カンファレンスに"介護支援専門員または相談支援専門員"が参加して「退院時共同指導料2の多機関共同指導加算」を算定した場合，同じ日に「介護支援等連携指導料」を算定することはできません．

退院前訪問指導料

『退院前訪問指導料【580点】』は，入院期間が1か月を超えると見込まれる患者さんの円滑な退院のため，入院中（外泊時を含む）または退院日に，医師の指示を受けて"病院の看護職・理学療法士・作業療法士等"が患者さんの家を訪問し，患者さんや家族等に対して，患者さんの病状や家屋の構造，介護力等を考慮しながら，退院後の在宅での療養上の指導を行った場合に，入院中1回（入院後早期に退院前訪問指導の必要があると認められる場合は2回）にかぎり，病院が算定することができます．なお，結果的に患者さんが1か月を超えずに退院しても本報酬の算定は可能です．

退院後訪問指導料

『退院後訪問指導料【580点】』は，医療ニーズが高い患者さんが安心・安全かつ円滑に在宅療養に移行し，在宅療養を継続できるようにするため，患者さんが入院していた病院が退院直後に行う訪問指導を評価するものです．

病院を退院した**表8**の状態の患者さんに対し，"病院の医師または，医師の指示を受けた看護職"が，患者さんの家等を訪問し，患者さんや家族等に対して，在宅での療養上の指導を行った場合に，患者さんが退院した日から1か月（退院日を除く）を限度として5回まで，病院は報酬を算定することができます．

なお，"病院の医師や看護職"が，"退院後に患者さんを担当する訪問看護ステーションまたは他の医療機関の看護職"と同行して患者さんの家等を訪問し，必要な指導を行った場合，病院は，退院後1回にかぎり，訪問看護同行加算として所定の保険点数に20点を加算できます【合計600点】．

■表8　退院後訪問指導料に規定する状態の患者

①在宅悪性腫瘍等患者指導管理もしくは在宅気管切開患者指導管理を受けている状態にある患者，または，気管カニューレもしくは膀胱留置カテーテルを使用している状態にある患者
②在宅自己腹膜灌流指導管理，在宅血液透析指導管理，在宅酸素療法指導管理，在宅中心静脈栄養法指導管理，在宅成分栄養経管栄養法指導管理，在宅自己導尿指導管理，在宅人工呼吸指導管理，在宅持続陽圧呼吸療法指導管理，在宅自己疼痛管理指導管理または在宅肺高血圧症患者指導管理を受けている状態にある患者
③人工肛門または人工膀胱を設置している状態にある患者
④真皮を超える褥瘡の状態にある患者
⑤在宅患者訪問点滴注射管理指導料を算定している患者
⑥認知症または認知症の症状を有し，日常生活を送るうえで介助が必要な状態の患者

医学通信社編：診療点数早見表2018年4月版［医科］2018年4月現在の診療報酬点数表．p.283．医学通信社，2018．

第2章

退院支援をふまえた看護過程の展開

1 退院支援をふまえた
　看護過程の展開のポイント

2 退院支援をふまえた
　看護過程の展開の事例

　事例①誤嚥性肺炎で入院した高齢者の事例

　事例②独居高齢者の暮らしに合わせた退院支援の事例

　事例③癌終末期で自宅に退院する事例

　事例④医療・ケアニーズの高い
　　　　難病患者に対する退院支援の事例

1 退院支援をふまえた看護過程の展開のポイント

執　　筆：**戸村ひかり**
共同執筆：**島田 恵**（首都大学東京大学院 人間健康科学研究科 看護科学域 在宅看護学領域 准教授）
　　　　　清水準一（東京医療保健大学 千葉看護学部 看護学科 教授，
　　　　　　　　　　前・首都大学東京大学院 人間健康科学研究科 看護科学域 在宅看護学領域 准教授）

　第1章で，退院支援のプロセスをご紹介しましたが，「一般的なプロセス」の項目が，看護過程に似ていると感じた方もいると思います．しかし，退院支援をふまえた看護過程では，「入院中の問題」ではなく，退院後の生活をイメージして「退院後に起こりうる問題」を抽出する必要があるため，情報収集やアセスメントを行うのにコツがあります．また，「退院後に起こりうる問題」のリスクを減らすために，病院内外のスタッフが関与して「退院に向けた準備」を実施することが必要です．

それでは，1つ例をあげて，退院支援をふまえた看護過程の展開方法を練習してみます．

ある患者さんの食事状況のアセスメント

右の患者さんの「食事状況」を皆さんはどうアセスメントしますか？　「自力摂取が可能」と評価しますか？

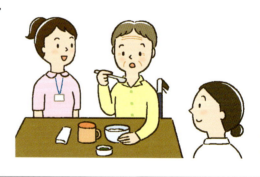

　実は，この患者さんは，5年前に脳梗塞を起こし，軽度の右半身麻痺があり，右手は箸を使うなど指先の細かい作業が困難でした．今回は，誤嚥性肺炎にて入院となりました．食事メニューをとろみ食にし，病棟看護師が食事やスプーンをセッティングして，さらに患者さんの体位を整えることによって，誤嚥なく「自力摂取が可能」でした．
　この患者さんが，食事は自力摂取可能で問題ないと判断され，何の支援もなく自宅に退院したら，**"退院後"** にどうなると思いますか？　「退院後，誤嚥性肺炎や，低栄養，脱水などを起こし，再入院するリスク」が高くなりますよね．このように退院後に起こりうる問題を抽出するためには，まずは病気や身体状況など『患者さんの状態』を的確にとらえる必要があります．
　さらに，入院中に病棟看護師がしていたポジショニングや

食事のセッティングなどを，退院後は誰がするのでしょうか？　介助をする人は，手技の指導を受けないで適切にできるでしょうか？　適切な体位をとれるような環境も整っているでしょうか？

また，患者さんのADLだけではなく，IADLについても，退院後は，買い物や調理は誰がするのでしょうか？　患者さんの状態に適した食事を作ることができるのでしょうか？　入院中は，食事箋を出せば患者さんの状態に合った食事が出てきますが，それは業者が食材を病院に搬入して，栄養部で調理をしてくれているからです。

こうした退院後の生活の準備をしたうえで，訪問看護師などにより定期的に患者さんの呼吸状態などをチェックしてもらうと，さらに安全性が高まると考えられます。

あと，もしこの患者さんの介護者が高齢であったり，自宅は木造一軒家で，家のいたる所に段差があり，寝室が和室で入院前は布団を使用しており，在宅サービスを入院前は利用していなかったとしたら，退院直後から問題が生じることが想像できると思います。

退院支援をふまえた看護過程の展開では，患者さんの状態とともに，『家族』，『家屋』，『患者が利用できる地域の医療・介護サービス』といったさまざまな情報を得て，それらの情報を統合してアセスメントし，退院後に起こりうる問題を抽出したり，支援方法を検討したりする必要があります。

退院支援をふまえた看護過程の展開の方法

このあとに，看護学生や新人病棟看護師による，退院支援をふまえた看護過程の展開の事例を4つ掲載しています。大事なポイントを押さえられるよう，看護学生や新人病棟看護師は，下記の記録用紙を用いて看護過程を展開しています。

■退院支援をふまえた看護過程の展開で使用する記録用紙

記録用紙の種類	記録の書き方と留意点
『担当患者に関する情報収集』の記録 ＊p.26〜の事例では『担当患者に関する情報収集』の記録については，看護学生や新人病棟看護師が収集した情報や，入院中の経過等と内容が重複することから掲載を省略しています。	●記録用紙の項目をもとに，患者の退院支援に必要な情報を収集する． 〈主な項目〉 ①患者に関する情報 ・基本情報(氏名(匿名化)，年齢(年代)，性別) ・疾患に関する状況(主病傷，現病歴・入院に至った経緯，既往歴，持参薬と現在の処方，入院後の病状・治療経過やリハビリの状況，入院前の治療や医療管理(自己管理)の状況，今後の治療方針，入院予定期間など) ・入院前と入院後の生活や障害に関する状況(日常生活自立度，ADL・IADL，認知機能，コミュニケーションの状況など) ・患者の生活歴と発達段階，社会生活・地域との交流，家庭・地域・社会での立場や役割，経済状況 ・入院前の生活リズムと，1週間のスケジュール ・患者への病気や治療に関する説明内容，患者の病気や治療に対する理解や受け止め，希望や不安など ②家族に関する情報 ・家族構成，主介護者，家族の状況(健康状態，介護の状況等)など ・家族の生活歴と発達段階，家庭・地域・社会での立場や役割 ・家族への病気や治療に関する説明内容，家族の病気や治療に対する理解や受け止め，介護意欲，希望や不安など ③療養環境(家屋の状況など)，居住地区の状況(交通機関，商業施設(スーパーなど)，医療機関や在宅サービス機関の種類や数など) ④入院前に利用していた医療・介護・福祉サービス(インフォーマルサービスを含む) ・介護保険の要介護認定の有無と要介護度，自己負担額の割合，利用していたサービスの種類・頻度・具体的な支援内容など ・医療保険の自己負担割合，かかりつけ医など利用していた医療機関，医療保険による訪問看護の利用など ・公費負担等の状況(障害認定，難病医療費助成制度，生活保護など) ・居住地区で利用できる行政サービス

ADL：activities of daily living，日常生活動作
IADL：instrumental activies of daily living，手段的日常生活動作

	● さまざまな情報を得るためには，多職種で協力して情報交換・共有する必要がある．
	● 看護学生の場合は，実習期間が短く，患者や家族と話をする時間も限られているため，カルテを見るだけではなく，患者のリハビリテーションを見学したり，退院支援看護師や病棟看護師，理学療法士，作業療法士，言語聴覚士などに質問をしたりするなど，さまざまな方法で情報を得るようにする．カンファレンスで話し合われている内容や，退院支援看護師と医師やケアマネジャーなどとの電話のやり取りなどに注意をはらうことも有意義である．
『情報関連図』の記録 ▶ 事例① (36ページ) ▶ 事例② (66ページ) ▶ 事例③ (108ページ) ▶ 事例④ (142ページ) ＊事例では紙面の都合上，「退院後に起こりうる問題」と「各問題に対する支援計画」を別に掲載しています	● 担当患者に関する情報をよく検討・整理しながら『情報関連図』を作成し，患者や家族の状態を把握して，退院後に起こりうる問題を抽出する．さらに，各問題に対する支援計画を立てる 〈情報関連図の典型的な記載例〉 ①まず患者の情報（年齢，性別，疾患や症状，困難な現象，希望や不安など）を中心に記載する．さらに，家族の情報（家族構成，介護者，介護者の健康状態や介護負担，希望や不安など）や家屋の情報などを追加する． ②次に，それらに起因して生じる，疾患の症状や障害による「生命に関する問題」や，ADLや社会生活に関する「生活上の問題」，「家族の介護上の問題」，「患者や家族の精神的な問題」などの，退院後に起こりうる問題を記述する．抽出された問題の優先順位を検討する． ③抽出された問題について，各問題を改善・予防するための支援方法，その支援の実施者（介護者や専門職など）や実施頻度などの情報を，情報関連図に記載する． ④情報関連図に退院後に起こりうる問題とともに，問題に対する支援内容も掲載することで，問題と支援の全体像を把握することが容易となる．たとえば，寝たきりの患者に対し，1人の介護者が，「呼吸器合併症」の問題に対し夜間も2時間おきに吸引をし，「低栄養」の問題で胃ろうからの栄養剤の注入を3回/日，「セルフケア不足」の問題でADL・IADL介助を1人で実施していた場合，介護負担が過多であることが明確になり，改善するための支援策を再検討することができる．
『退院に向けた問題点の整理』の記録 ▶ 事例① (39ページ) ▶ 事例② (70ページ) ▶ 事例③ (112ページ) ▶ 事例④ (146ページ)	● 『退院に向けた問題点の整理』の記録は，『情報関連図』と並行して行う．この記録用紙には，「退院支援の目標」と「退院後に起こりうる問題点と支援の方向性」の記載欄がある． 〈記載例〉 ①まず，『情報関連図』により退院後に起こりうる問題が抽出されたら，患者や家族の希望や価値観，これまでの人生や生活などもふまえ，退院後にどのように過ごしてほしいか考え，「退院支援の目標」を立てる． ②次に，「退院後に起こりうる問題と支援の方向性」欄に，抽出された問題について，退院支援看護師の立場で，問題に対するアセスメントと，支援の方向性をあわせて記載する． ③「退院支援の目標」と「退院後に起こりうる問題点と支援の方向性」の内容をふまえ，『情報関連図』の各問題に対する支援内容を記載する．

※記録用紙は，首都大学東京の退院支援に関する実習で使用しているものと，宇都宮宏子，三輪恭子編『これからの退院支援・退院調整』（日本看護協会出版会，2011）を参考に作成

2 退院支援をふまえた看護過程の展開の事例

　退院支援をふまえた看護過程の展開の事例として，退院支援実習における看護学生の事例2つと，退院支援の院内研修における新人病棟看護師の事例2つを紹介します．

事例①誤嚥性肺炎で入院した高齢者の事例 —看護学生による退院支援の看護過程の展開—(p.26)

　執　　筆：戸村ひかり
　共同執筆：片桐嘉奈子(訪問看護師，介護福祉士専任教員，前・社会医療法人財団石心会 川崎幸病院 看護部 看護科長)

事例②独居高齢者の暮らしに合わせた退院支援の事例 —看護学生による退院支援の看護過程の展開—(p.44)

　執　　筆：戸村ひかり
　共同執筆：守田直子(医療法人財団健和会北千住訪問看護ステーション 訪問看護師，前・柳原病院 看護部 退院支援看護師)

事例③癌終末期で自宅に退院する事例 —新人病棟看護師による退院支援の看護過程の展開—(p.77)

　執　　筆：戸村ひかり
　共同執筆：今井明子(社会医療法人財団石心会川崎幸病院 看護部 入退院支援科 看護科長)
　　　　　　森下とも子(社会医療法人財団石心会川崎幸病院 看護部 入退院支援科 看護主任)
　　　　　　根本久美子(社会医療法人財団石心会川崎幸病院 看護部 入退院支援科)
　　　　　　高橋房子(社会医療法人財団石心会川崎幸病院 看護部 入退院支援科)

事例④医療・ケアニーズの高い難病患者に対する退院支援の事例
—新人病棟看護師による退院支援の看護過程の展開—(p.117)

　執　　筆：戸村ひかり
　共同執筆：玉川美貴(前・東京都立大塚病院 看護部 患者支援センター 看護師長)
　　　　　　酒井真由美(東京都立大塚病院 看護部 患者支援センター)
　　　　　　倉橋さゆり(東京都立大塚病院 看護部 患者支援センター)

　なお，実際の学生実習の記録等には個人名や日付等を記載してはいけませんが，事例では，読者のみなさんが理解しやすいようにあえて載せています．事例で登場する人物は，すべて架空の人物です．

事例① 誤嚥性肺炎で入院した高齢者の事例
―看護学生による退院支援の看護過程の展開―

 担当患者さんへのあいさつ，コミュニケーション，情報収集

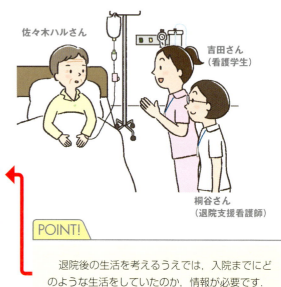

6月14日（火）：実習1日目の午後，看護学生の吉田さん（仮名）は，担当する患者さん（佐々木ハルさん［仮名］・92歳女性）にあいさつに行き，そのままベッドサイドで15分ほど話をしました．

そのあと，地域連携センターに戻って電子カルテで情報収集しました．学校教員の佐藤先生から，<u>入院までの経過や食事状況，本人や長男への病状の説明などもみるよう助言を受け</u>，吉田さんはカルテを見直して下記の情報をとりました．

なお，ハルさんのADL・IADLの状況については情報が取りきれなかったため，16日（木）に，ハルさんのケアやリハビリテーションを見学して直接確認することとしました．

POINT! 退院後の生活を考えるうえでは，入院までにどのような生活をしていたのか，情報が必要です．

■吉田さんが担当患者さんについて収集した情報

- **患者**：佐々木ハルさん（仮名） 92歳 女性
- **診断名**：誤嚥性肺炎，脱水，低栄養
- **主訴**：呼吸苦，発熱
- **既往歴**：高血圧（5年前～），脳梗塞（5年前）
- **家族**：独身の長男（主介護者）と2人暮らし．夫は10年前に他界．次男は結婚して隣県に在住（車で1時間半程度の距離）

- **住居**：一戸建て（持ち家）
- **経済状況**：年金　医療保険：後期高齢者（負担率10％）
- **現病歴**：5年前に脳梗塞で入院．軽度の右半身麻痺があるが，室内は壁や家具等につかまりながら歩行できていた．また，右手は細かいものはつかめないが，食事はスプーン等を使い自分で食べられていた．介護保険は要支援2の認定を受けたが，サービスは利用していなかった．
6月9日（木）頃より元気がなく食事量が減っていたが，長男は様子をみていた．11日（土）の午後に長男が外出から戻ったとき，部屋で倒れていたのを発見．救急車でA総合病院の救急外来に搬送され，胸部X線検査で肺炎像がみとめられ，呼吸器病棟に即日入院となった．

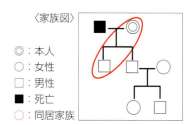

〈家族図〉
- ◎：本人
- ○：女性
- □：男性
- ■：死亡
- ○：同居家族

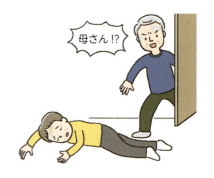

入院後の病状・治療経過

6月11日（土）〈入院時〉：体温 38.6℃，血圧 180/106mmHg，脈拍 92回/分，SpO₂ 88%，呼吸 30回/分，CRP 7.8mg/dL，WBC 12,800/μL，TP 6.6g/dL，Alb 3.0g/dL，Cr 1.1mg/dL，BUN 21mg/dL，尿中ケトン体（－）．意識は呼びかけに対し目を開けて返事をするが，呼吸苦のため会話はできず，ぐったりしていた．検査の結果，肺炎の原因は誤嚥によるものと診断され，ベッド上安静，膀胱留置カテーテル挿入，禁飲食，鼻腔カニューラで2L/分の酸素投与，電解質と水分の補液，抗菌薬の点滴を行い，徐々に状態は回復した．

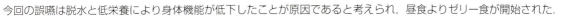

6月13日（月）〈病日3日目〉：午前中に酸素投与終了．ハルさんの摂食嚥下機能を評価した結果，嚥下機能は年齢相応に落ちているが経口摂取は可能と判断された．また，今回の誤嚥は脱水と低栄養により身体機能が低下したことが原因であると考えられ，昼食よりゼリー食が開始された．

6月14日（火）〈病日4日目，学生受け持ち開始日〉：朝，体温 36.9℃，血圧 156/88mmHg，脈拍 72回/分，SpO₂ 98%，呼吸 18回/分，CRP 1.0mg/dL，WBC 9,600/μL，Cr 0.8mg/dL，BUN 18mg/dL，尿中ケトン体（－）だったため，抗菌薬の点滴が終了となった．
食事は誤嚥なくほぼ全量食べられていたため，昼食より食事形態が軟菜とろみ食にアップされた．食事を開始すると便が出るようになった．

6月15日（水）：朝，電解質と水分の補液を終了，膀胱留置カテーテルを抜去し，安静度も車椅子での移動が許可され，リハビリテーションが開始される予定となった．
血圧がときどき180/100mmHg台になり，そのつど降圧薬（ニカルジピン塩酸塩）を点滴で使用していたが，15日から降圧薬（カンデサルタンシレキセチル）と抗凝固薬（アスピリン）の内服が朝1回，病棟看護師の管理下で開始予定となっていた．

主治医から長男への説明

6月11日（土）：呼吸器病棟入院時：主治医より「肺炎のため呼吸状態が悪くなっており，原因はこれから調べるが誤嚥の可能性が考えられる．ここ2日間くらいが大切な時期であり，抗菌薬を投与し集中的に治療を行うが，栄養状態が悪く脱水で体が弱っていることや，高齢であるため，最悪助からないかもしれない．その際は延命治療を望むかどうか」と説明．長男は，突然の出来事でかなり動揺していたが，延命治療はしないことで同意した．

6月13日（月）の夕方：主治医より「肺炎症状が落ち着いて急性期を過ぎた．本日午前中に酸素投与を終了し，抗菌薬も明日までの予定である．本日昼より食事を開始して，今後の飲み込みの状況をみながら食事の形態を上げていき，むせずに一定量食べられるようなら点滴も終わりにする．あと，10日〜2週間くらいで退院できる見込みである」と説明．長男は，「まだ退院後のことは考えられないが，長男なので親の面倒はみようと思っている」と医師に話した．

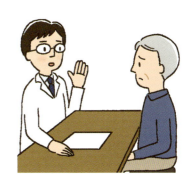

地域連携センターのスタッフによる支援状況

6月13日（月）の朝：地域連携センターの定例ミーティングで，週末に救急外来から入院した患者リストでハルさんの名前を確認した．入院時のスクリーニングでもピックアップされたため，同日の呼吸器病棟のラウンド時に退院支援看護師が病棟師長からハルさんの情報を得て，退院支援が必要と判断し，支援が開始された．

実習2日目 | 6月15日（水）〈学内日〉

　今日は学内日です．吉田さんは，1日目の病院実習で得た情報をもとに情報関連図を作成し，佐藤先生と面談をしました．

　吉田さんは「患者さんの問題があまりなくて困っている」「肺炎がよくなり，食事も摂れているので，問題が転倒のリスクとセルフケア不足しかあがらない」と訴えました．

■吉田さんが作成した情報関連図

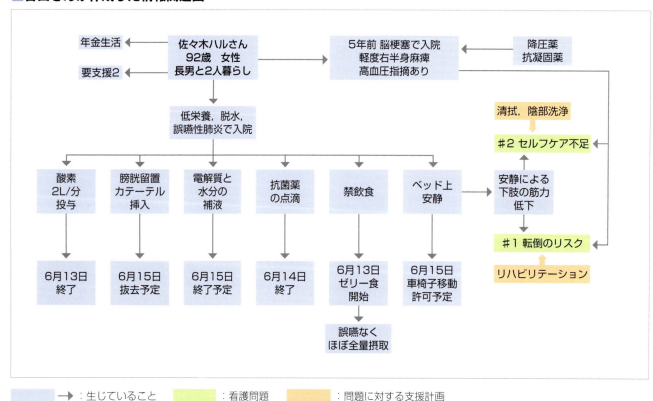

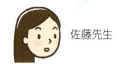

佐藤先生：現在の問題ではなく，退院後に起こりうる問題を考えて．そのために，ハルさんや家族の入院前や入院中の状況から，退院後の生活をイメージしましょう．

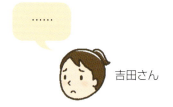

吉田さん：……

佐藤先生は，情報関連図の該当箇所を指しながら順番に質問していきました．吉田さんは先生との会話を通して，必要な追加情報や，新たな問題をみつけていきました．

疾患について

佐藤先生

今回の**入院のきっかけとなった疾患**は？

吉田さん

誤嚥性肺炎です．

まず，**入院前**の生活を振り返りましょう．なぜ誤嚥性肺炎になったの？

低栄養と脱水により……．

入院前の食事に関して，誰が食事を準備し，何をどのくらい食べたり飲んだりしていたの？

たぶん長男が食事を用意していたと思いますが，何を食べていたかはわからないです．

 追加情報必要

脳梗塞による嚥下障害はなかったようだけど，加齢による嚥下や摂食への影響は？

加齢によって嚥下機能は低下します．唾液量も少なくなり，また口渇を感じにくいため脱水にもなりやすく，口の中が乾燥します．

では，**入院中**の誤嚥性肺炎の治療やケアについては，どんなことを行っていますか．

入院中に行っている治療・ケアは，
①酸素投与と抗菌薬投与
②補液や経口摂取により，栄養状態と脱水を改善させる
③嚥下機能を評価し状態にあった食事を提供する
④食事時に病棟看護師が姿勢を調整する
⑤食事中は病棟看護師が食事状況を見守り，誤嚥した場合は対応する
⑥病棟看護師や医師が病状を観察する

それは退院後も必要？

①以外は，退院後も必要です．

それは，入院中に何の準備もしないで，退院後に患者や家族だけでできる？

どれも，できないです．

じゃあ，**退院に向けた準備**を何もしないで退院したら，誤嚥性肺炎はどうなる？　低栄養や脱水は？

誤嚥性肺炎，低栄養，脱水とも再発のリスクが高いです．

 問題抽出

次に，**既往歴**にも着目しましょう．**入院前**，高血圧と，脳梗塞の再発を予防するための管理はできていた？

わからないです．

→ 追加情報必要

では，入院中に，誤嚥性肺炎以外に，どんな治療やケアをしていた？

①病棟看護師が降圧薬と抗凝固薬の内服を管理し，食後に薬を渡して飲み終わるまで確認
②塩分制限のある食事メニュー
③病棟看護師や医師が病状を観察，血圧上昇時に対応　です．

退院に向けた準備を何もしないで退院したら？

たぶん，高血圧に伴う合併症出現のリスクと，脳梗塞の再発のリスクが高いと思います．

↳ 問題抽出

身体状況について（病気や障害等により入院前と変化することは？）

問題に，転倒のリスクがあがっているけど，家屋の状況は？　室内に段差はあるのかな？

わからないです．

↳ 追加情報必要

リハビリは，退院後は継続しなくていいの？　必要なら，退院後は誰がするの？

退院後も必要だと思います．退院後のことは，考えていなかったです．

↳ 追加情報，支援内容の検討必要

抗凝固薬を使用しているけど，転倒したらどうなるかな？

出血のリスクが高いです．

あと，セルフケア不足の問題に対する支援内容が清拭と陰部洗浄しかないけど，これだけかな？食事摂取や排泄などADLを1つずつあげて，退院後は誰がするのか，どのくらいの頻度が必要か考えてね．ADLだけでなく，買い物や調理，洗濯などIADLも忘れずに．

はい．

↳ 追加情報，支援内容の検討必要

家族について

退院先は自宅？　介護者はいるの？

長男が「自分で面倒をみる」と言っていたので，自宅で大丈夫だと思います．

本当？　長男の年齢は？　仕事は？

わかりませんが，60歳代くらいだと思います．

↳ 追加情報必要

患者や家族の気持ち

ハルさんや長男は，退院や，退院後の生活についてどう思っているのだろう？　不安は？

カルテには詳細がなかったので桐谷さんに聞いてみます．可能だったらハルさんや長男にもお話を伺ってみます．

↳ 追加情報必要

実習3日目 〈病院実習2日目〉
6月16日（木）

今日の吉田さんの実習目標
1. 担当する患者さんと家族の追加情報を得て，退院後に起こりうる問題を抽出し，必要な支援を検討する．

昨日のアセスメントをもとにして，追加情報を収集し，退院後に起こりうる問題を抽出して，支援の方向性を検討していきます．

電子カルテで情報の確認

吉田さんは，電子カルテから右のような情報を把握しました．

> 食事が問題なく摂取できており，TP 6.9g/dL，Alb 3.3g/dLだったため，6月15日（水）に予定通り電解質と水分の点滴を終了した．
> 膀胱留置カテーテルも抜去したため，尿意があるときはナースコールを押してもらい，日中は病棟看護師が介助して車椅子に移乗し，トイレで排泄した．夜間はベッドサイドのポータブルトイレを使用した．
> 15日にはリハビリテーションも開始された．
> 15日の朝より，薬が内服に変更になった．夕方の検温の際に本人の自覚症状はないが，血圧が180/104mmHgあり，頓用の降圧薬（ニフェジピン徐放剤）を内服した．就寝前と16日（木）の朝の血圧は150/80mmHg台であった．

リハビリテーションの見学

ハルさんは，平行棒につかまって車椅子から立ち上がるときは，腰が上がらず理学療法士に介助してもらっていました．しかしその後は，やや腰が引け右足を出すのが遅れるものの，自分で平行棒のあいだをゆっくりと歩いていました．

病棟に戻ると，理学療法士が主治医と受け持ち看護師にリハビリテーションの状況を伝えました．病棟でのトイレ移動について，日中は車椅子ではなく歩行器を使用して介助で行うことになりました．

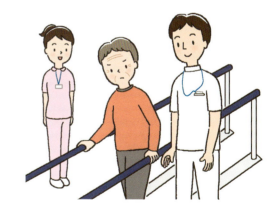

昼食の見学

病棟看護師が車椅子に座っているハルさんの姿勢を整えたあと，食事やスプーン，とろみ付きのお茶をセットし，むせずに自力で食べられているか，そばで確認していました．

食事が終わると，車椅子で洗面所まで移動し，病棟看護師が見守る中，ハルさんはうがいをして，義歯も洗いました．

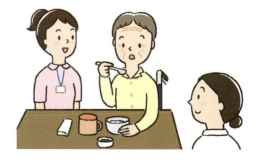

ハルさんに話を聞く

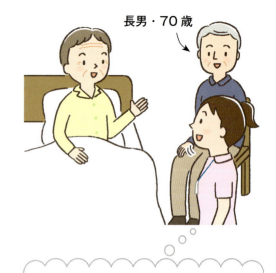

吉田さんは，昼食後落ち着いた頃にハルさんと話をする約束をしました．桐谷さんは，ハルさんが疲れないよう，質問を選んで話は20分程度にするように言いました．また，病気や身体状況のことだけでなく，ハルさんが今までどのように暮らしてきたのか，大切にしていることも聞くよう助言をくれました．

病室に行くと，ハルさんの長男が面会に来ていました．あいさつをすると，ハルさんが「長男は家業の印刷工場を継いでくれ，仕事の合間にほぼ毎日面会に来てくれる」とうれしそうに言いました．

長男が帰ったあとハルさんは，「昔，亡くなった夫と2人で工場を開き，そこで働きながら2人の息子を育てあげた」「食べることが好きで，どんなに忙しくてもすべて手作りしてきた」「肉じゃがが得意で，作ると息子たちも喜んだ」「自宅に帰りたいが，脳梗塞で倒れてからずっと長男に面倒をかけているので申し訳ない」「入院前はトイレに行くのがおっくうで，水を飲むのを控えていた」などと話しました．

呼吸器内科病棟の
定期多職種病棟カンファレンスに同席

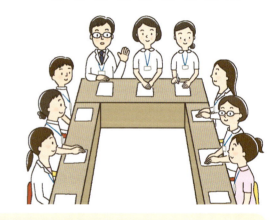

カンファレンスでは，ハルさんの退院先や退院支援の方針の検討，さらに，ハルさんや長男との話し合いが明日予定されているため，意思決定支援に向けた打ち合わせが行われました．

主治医：肺炎症状は改善しており，あと1週間くらいで退院できる見通し．食事は今後全粥とろみ食までアップする予定．血圧がときどき一過性に高くなるため，退院後も受療が必要．誤嚥性肺炎などを繰り返さないためにも，食事管理が重要となる．

ハルさんは5年前に脳梗塞になり，退院したあとは自宅近くの診療所に通っていましたが，3年前から通院を中断して，内服も中断していました．13日（月）に医師から長男へ病状の説明がされたあと，長男には，自宅退院になった場合に備え，介護保険の区分変更の申請手続きと，以前通っていた診療所にまた診てもらえるか相談に行ってもらいました．診療所の医師は快く承諾してくれ，つながりのあるケアマネジャーや訪問看護ステーションを長男に教えてくれたそうです．いずれも当院が連携したことがある所だったので，長男の承諾を得て，個人情報は伏せた状態で連絡を取り，自宅に退院する場合は受けてもらえるよう内諾を得ています．ただ，今のハルさんの状態だと，要介護2くらいと予想されるため，サービスだけで必要な支援をまかなうのは無理だと予想されます．

桐谷さん

受け持ち看護師:
食事は軟菜とろみ食をむせずに自分で食べられますが，ポジショニングと食事のセッティングが必要です．また，トイレも立ち上がるときや座るときに，介助が必要です．
長男は70歳で高血圧や腰痛もあるし，工場の仕事もあるので，あまり負担をかけられません．また，長男は「料理が苦手なため，買ってきたおにぎりや調理パンばかり母親に食べさせ栄養失調にしてしまった」「今回母親が倒れたのは自分のせいである」「施設のほうが母親は幸せなのかもしれない」と言っていました．

MSW:
自宅に直接退院するのが難しく，老人保健施設などに転院してそこで自宅退院に向けてリハビリや準備をする場合は，具体的な施設をいくつか紹介できますよ．

病棟師長:
12日（日）の当直明けに，母親が倒れたと聞いて面会に来た次男一家と会いました．次男は，「母親が倒れて，兄に負担をかけていたと感じた」「これからはできるかぎり協力する」と言っていました．

桐谷さん:
明日の話し合いには，次男夫婦も参加する予定．食事は患者の病状や状態に合わせた配食サービスもあります．

管理栄養士:
市販の介護食で，写真つきのカタログがいろいろあるので，ご紹介できます．

言語聴覚士:
摂食の様子からも，とろみ剤を併用したり，やわらかいもので，ハルさんが好きな味のものをすすめたらどうでしょうか．

理学療法士:
自宅は，部屋からトイレまで少し距離があるようですが，このまま順調にリハビリが進めば，部屋の間取りを工夫して福祉用具を入れることで，トイレは見守りか一部介助で大丈夫かもしれない．

吉田さんも，桐谷さんに促され，ハルさんが，「自宅に帰りたいが，脳梗塞で倒れてからずっと長男に面倒をかけているので申し訳ない」「入院前はトイレに行くのがおっくうで，水を飲むのを控えていた」と言っていたことなどを話しました．
それを聞いたメンバーは，「明日はハルさんや長男たちの意向を聞き，もし自宅に帰りたい気持ちがあるのなら，みんなでその方法を考えよう」「病院内外のスタッフで支えることを伝えよう」「長男のできないところを指摘するのではなく，がんばってきたことに理解を示そう」とまとめ，話し合いを終えました．

実習4日目〈病院実習3日目〉
6月17日（金）〈実習最終日〉

今日の吉田さんの実習目標
1. 担当する患者さんと家族全員の退院先や退院後の生活に対する思いを把握し，立案した退院支援計画を見直す．
2. 患者さん・家族との話し合いに同席し，退院支援看護師がどのように多職種と連携して意思決定を支援するのか学ぶ．

今日はハルさんや家族の意思決定支援のための話し合いが予定されています．そして，それをもとに，退院支援計画を立案します．

長男，次男夫婦と一緒にリハビリテーションを見学

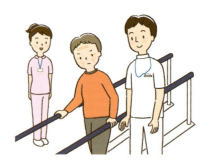

桐谷さんの依頼により，長男と次男夫婦には，話し合いの時間よりも少し早く病院に来てもらい，ハルさんのリハビリテーションを一緒に見学してもらいました．

 長男：こんなに歩けるとは思わなかった．

次男：母さん，すごいね．

 理学療法士：ハルさんは病棟でも看護師に介助してもらって，歩行器でがんばってトイレまで歩いていますよ．昨日よりもしっかり歩けていますね．

桐谷さん：ハルさんのお部屋からトイレまではどのくらいの距離ですか？

 長男：トイレに一番近い部屋は荷物置きになっているので，母親の部屋からは少し遠いです．

 理学療法士：もしお家に帰る場合は，手すりがあったほうがよいですかね．

 長男：手すりは，荷物を置いている部屋を母親の部屋にすれば廊下はいらないかも．トイレには必要かな．ねえ母さん．

（ハルさんうなづく）

 次男：部屋を片付けるときは，俺も手伝うよ．

 吉田さん：これも大切な意志決定支援なんだな……．

ハルさん，長男，次男夫婦の意思決定支援のためのカンファレンスに同席

ハルさんの体の負担を考え，また，長男が本音を言いやすいよう，先に家族と病院のスタッフだけで話をしました．

 主治医：ハルさんの肺炎は改善しており，抗菌薬などによる治療も終了して，あと1週間くらいで退院できる予定です．今回の肺炎の原因は，少し栄養が不足し脱水もあったことや，お歳を召したことで体の機能が落ち，食べ物を誤嚥してしまったことが考えられます．
現在，少しずつ食事の形態をアップしてむせずに食べられており，体力も回復しています．退院後も食事のメニューや形態，食べるときの姿勢に気をつける必要があります．
高血圧の薬を使っていますが，ときどき，一過性に血圧が高くなるので，退院後も定期的に診療所へ受診してもらい，薬を必ず飲むことが大切です．

 長男：脳梗塞で倒れるまでは，母親がすべて面倒をみてくれたので恩返しをしたいけど，自分のせいで退院後にまた母親が倒れたら申し訳ない．

次男：今まで兄さんはよくやってきたと思う．兄さんばかりに負担をかけてしまったので，俺も手伝うよ．

次男の妻：家が少し離れているけど，私も月1～2回くらい，まとめて料理を届けますよ．冷凍しておけば，レンジで解凍して使えますので．

管理栄養士：介護食を扱っている宅配業者や，男性でも簡単に作れる肉じゃがなどのレシピもあるので，ご紹介します．

長男：肉じゃがは自分で作りたいな．

桐谷さん：あと，ご自宅の近くに，管理栄養士が利用者に合わせた献立を考えてくれる，料理がおいしいと評判のデイサービスがありますよ．

受け持ち看護師：食べるときの姿勢などは，退院するまでにお教えします．

長男：食事は何とかやっていけそうな気がする．

　トイレについても，なるべくハルさんが安全に1人で行ける方法をみんなで相談しました．
　MSWが介護施設なども紹介しましたが，長男と次男夫婦は「母親が家に帰りたいなら，自宅に連れて帰る」と決断しました．
　次に，ハルさんも交えてカンファレンスを行いました．すると，すぐに長男が「母さん，家に帰ろう」と言いました．ハルさんはとまどい，複雑な表情をしていましたが，なるべく長男に負担をかけないようにすることや，次男夫婦も協力してくれること，今までの話し合いの内容などを伝えると，「家に帰りたい」と初めて長男の前で自分の気持ちを口に出しました．
　自宅に退院する方針が決まり，作成した退院支援計画書に，長男と，ハルさんも長男に手伝ってもらって署名をしました．

退院支援計画を実習指導者に向けて発表

　吉田さんは，午前中のカンファレンスの内容をふまえて修正した「情報関連図（問題に対する支援計画）」，「退院支援の目標」，「退院後に起こりうる問題と支援の方向性」を，佐藤先生と桐谷さんにみてもらいました．
　自分が退院支援看護師だった場合を想定して，退院支援の方向性や計画内容を考えます．

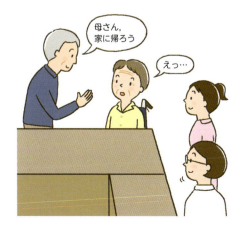

■吉田さんが修正した情報関連図

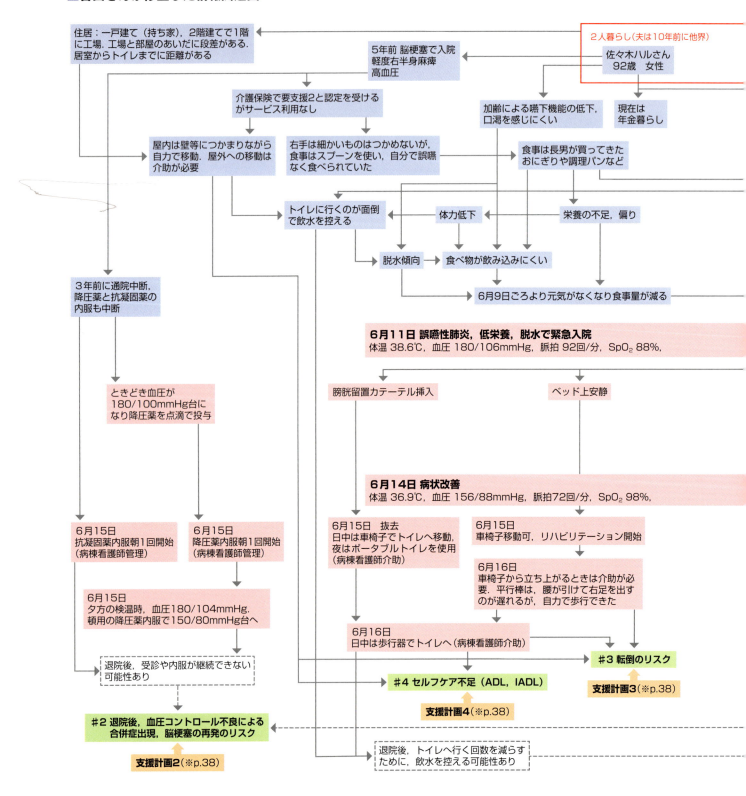

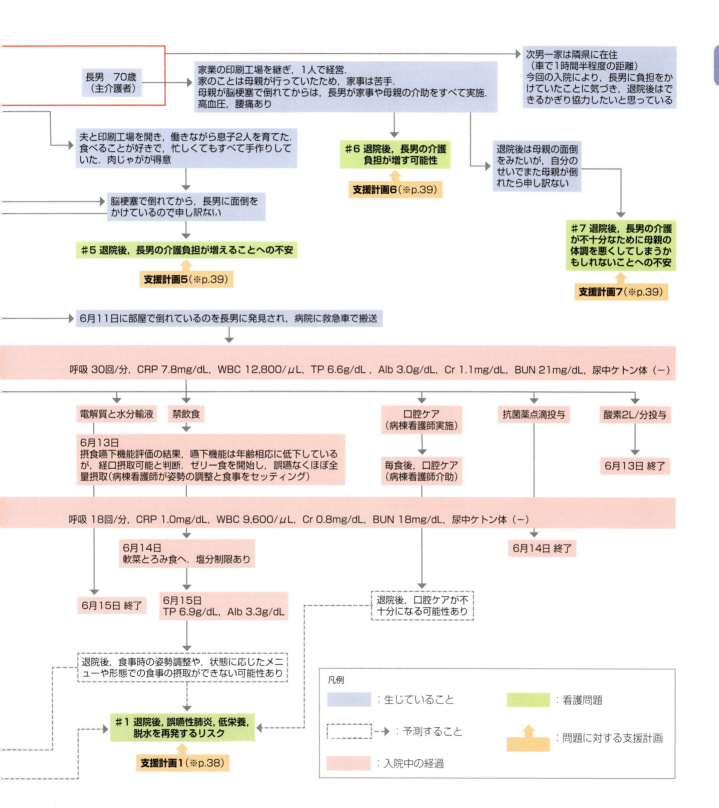

■退院後に起こりうる問題に対する支援計画

全支援共通
①長男に介護保険の区分変更申請手続きをしてもらう(退院支援看護師)
②病院と地域の専門職種間で,必要な情報を伝達・共有する(電話や対面での直接会話,診療情報提供書や看護サマリー等の書類の送付)

支援計画1:誤嚥性肺炎,低栄養,脱水の再発
①ハルさん,長男,次男夫婦に栄養や食形態(水分にとろみをつけるなど)を指導(管理栄養士,言語聴覚士,病棟看護師)
②長男に食事時の姿勢や介助方法について指導(病棟看護師,言語聴覚士)
③長男に口腔ケアの介助方法について指導(病棟看護師)
④食事に関するサポート(デイサービス,配食サービス等)
⑤退院後の長男の介助方法について確認(訪問看護師)
⑥退院後の医療職による病状観察(診療所医師,訪問看護師,デイサービス看護師)
⑦退院後の病状悪化時の連絡・対応方法について決定(全員)
⑧長男に部屋の温度・湿度の確認について指導(病棟看護師,退院後は訪問看護師)

支援計画2:血圧コントロール不良
①朝の薬を1つの袋に入れて処方(医師,薬剤師)
②誤嚥なく内服できる薬の形状,飲み方の工夫(医師,薬剤師,言語聴覚士,病棟看護師)
③ハルさん,長男に内服指導(薬剤師,病棟看護師)
④ハルさん,長男,次男夫婦に栄養指導(塩分制限)(管理栄養士,病棟看護師)
⑤長男に血圧高値時の連絡・対応方法について指導(医師,病棟看護師)
⑥退院後の薬のセッティング・内服状況確認(訪問看護師)
⑦退院後の医療職による病状観察(診療所医師,訪問看護師,デイサービス看護師)

支援計画3:転倒のリスク
①リハビリテーションによる下肢筋力の改善(理学療法士)
②歩行器によるトイレ歩行の介助(病棟看護師)
③長男に転びにくい履物等について指導(病棟看護師)
④自宅の環境整備(長男,ケアマネジャー,理学療法士)

支援計画4:セルフケア不足(ADL,IADL)

	入院中	退院後
移動	要介助	①リハビリテーション(デイサービス,訪問看護師) ②布団をベッドに変更(長男,ケアマネジャー,理学療法士) ③部屋と玄関の段差に階段と手すりを設置(長男,ケアマネジャー,理学療法士) ④診療所へ介護タクシーで通院(長男,ケアマネジャー)
排泄	要介助	①トイレ歩行見守り,立ち上がり介助(長男) ②着脱しやすいズボンの指導(理学療法士,病棟看護師)
清潔	要介助	①デイサービスで入浴(2回/週) ②訪問看護師がシャワー浴介助(1回/週) (自宅の浴槽が深くまたげないため,入院前から長男が介助しシャワー浴のみ.シャワーチェア設置あり)
口腔ケア	要介助	①洗面所に椅子の設置(長男,理学療法士) ②長男に口腔ケアの介助方法指導(病棟看護師,言語聴覚士) ③デイサービス,訪問看護師による口腔ケアの実施
更衣	要介助	①長男に介助方法指導(病棟看護師) ②長男に衣服の工夫を指導(病棟看護師,訪問看護師)
洗濯	要介助	①長男が実施
食事摂取	要介助	①食事時の姿勢保持とセッティングを長男が実施 ②デイサービス利用(2回/週)
調理	要介助	①長男が実施 ②ハルさんも調理に参加できる方法の指導(作業療法士)
買い物	要介助	①長男が実施
掃除	要介助	①長男が実施

調理の「②ハルさんも調理に参加できる方法の指導」という支援計画については,退院後に利用を予定しているデイサービスで週1回季節の食事を楽しむ日があって,利用者もその人ができることを活かして調理に参加することができるのよ.

支援計画5：長男の介護負担増加への不安
①話の傾聴（全員）
②長男の介護負担が軽くなる方法の提案（全員）

支援計画6：長男の介護負担増加
①介助方法をなるべく簡略化して指導（病棟看護師，訪問看護師）
②次男一家にも助けてもらえるよう家族間の調整（全員）
③長男の状況をみながら在宅サービスの調整（ケアマネジャー，訪問看護師等）

支援計画7：長男の介護が不十分なことへの不安
①話の傾聴，声かけ（全員）
②介護をがんばってきたことへ理解を示す（全員）
③多職種による支援体制を整える（全員）

退院支援看護師は，必要な支援が漏れなく実施されるよう，患者・家族の意向をふまえながら，病院内外の支援スタッフと連絡・調整を行います．

■退院支援の目標

ハルさん，家族とも不安や希望を表出でき，安心して自宅に退院することができる．また，退院後，誤嚥性肺炎等の予防や早期発見・対応ができ，長男が負担なくハルさんに適した介助ができるように支援体制を整えることにより，ハルさん，長男とも食べることを楽しみ，自宅で穏やかに生活を送ることができる．

■退院後に起こりうる問題と支援の方向性

#1 退院後，誤嚥性肺炎，低栄養，脱水を再発するリスク

ハルさんが5年前に脳梗塞を発症して以来，加齢により身体機能・嚥下機能が低下し，口渇も感じにくくなっていた．さらに，食事は長男が用意していたが，調理パンなど偏った食事により栄養が不足し体力が低下した．そのためトイレに行くのが面倒になり，飲水を控えていたこともあり脱水になった．そのうえ，飲み込みにくい食事内容であったため，誤嚥性肺炎を発症し，部屋で倒れていたところを長男に発見されて緊急入院となった．

入院後は酸素投与や抗菌薬の点滴等により病状が改善した．摂食嚥下機能評価の結果，嚥下機能は年齢相応に低下しているが，経口摂取は可能と判断された．食事のときは病棟看護師が姿勢調整やセッティングを行い，ハルさんの状態を見守っている．食事形態が軟菜とろみ食まで上がっても，誤嚥することなく，ほぼ全量摂取することができている．

しかし，退院後は，入院中は看護師が行っていた食事時の姿勢調整や，嚥下機能に合わせた食事形態や献立の準備などができない可能性がある．また，口腔ケアが不十分になる可能性もあり，誤嚥性肺炎，低栄養，脱水を再発するリスクが高いと考える．

ハルさんの退院後，食事の用意や介助は長男が行う予定であるが，長男は「家事が苦手」と言っている．また，70歳で高血圧などの持病もあるため，あまり負担はかけられない．

そのため，病棟看護師や管理栄養士，言語聴覚士など病院の支援スタッフと連携し，次男夫婦にも助けてもらえるよう家族間の調整を行ったうえで，ハルさんの状態にあった食事形態や献立を長男でも負担なく用意できる方法を提案するほか，長男に食事時の姿勢調整や介助方法の指導を行う必要がある．

また，地域の支援スタッフとも連携し，ケアマネジャーにデイサービスや配食サービスなどをケアプランに加えてもらったり，診療所の医師や訪問看護師により病状の観察や，食事状況の確認をしてもらえるよう支援体制を整える必要がある．とくに，今回はハルさんが倒れてから搬送されているため，病状悪化時はもっと早期に発見，対応できるよう，長男も含め，関与するスタッフで対応方法を検討，決定する必要がある．

#2 退院後，血圧コントロール不良による合併症出現，脳梗塞の再発のリスク

ハルさんは5年前に脳梗塞を発症し，その際高血圧も指摘された．3年前より受診を中断し，降圧薬と抗凝固薬の内服も中断していた．今回の入院により薬が再開され，病棟看護師が薬を管理し，内服状況を確認しているが，退院後は受診や内服が継続できない可能性がある．

また，ときどき一過性に血圧が高くなることがあり，退院後は，血圧コントロール不良による合併症出現や脳梗塞の再発のリスクが高いと考える．

そのため，病院の主治医や診療所の医師と相談して，確実に内服ができるよう，薬を1つの袋に入れて処方してもらったり，訪問看護師に薬のセッティングや内服状況を確認してもらえるように連携する必要がある．また，病棟看護師，管理栄養士などとも連携して，ハルさん，長男，次男夫婦に塩分制限などの食事指導も行う．

退院後，医療者による病状観察とともに，長男が家庭用の自動血圧計を購入する予定であり，血圧が高値のときの連絡・対応方法についても医師や薬剤師等から指導を行う必要がある．

（ここでは，#3以降は省略します）

実習病院での実習最終カンファレンス

吉田さんは，今回の実習を通して学んだ，退院支援における看護過程について，また，退院支援看護師の役割について発表しました．

  実習で学んだことは……

・最初は退院後に医療処置がなかったので問題がないと思ってしまった．患者さんや家族の生活もみないと，退院後に起こりうる問題を見落としてしまう．

・実習前，退院支援は，退院前合同カンファレンスが中心だと思っていたが，患者さんや家族の意思決定を支援することが重要だと気づいた．

・退院支援は，単に退院先を決めたりサービスを調整するだけではなく，退院後の暮らし方について，多職種が専門的な立場から意見を言い，本人たちを含めてみんなで相談して決めていくことが大切である．

など

実習終了後のハルさんや家族の様子

みなさんが実習に行くときに必ず意識してほしいのが，患者さんの生活は実習の前も後も，続いているということです．

吉田さんの実習は，ハルさんが退院する前に終了してしまいましたので，今回は，そのあと，ハルさんと家族がどのように過ごしたかも，少しだけご紹介します！

自宅退院の方針が決まったあと，桐谷さんはすぐにケアマネジャーに連絡しました．ケアマネジャーは6月20日（月）に病院に来て，ハルさんや長男と顔合わせをし，病院のスタッフと打ち合わせをしました．23日（木）には，病院の理学療法士，ケアマネジャー，長男で自宅の家屋調査を行うことになりました．

家屋調査

ハルさんの自宅は，印刷工場とつながっており，印刷工場の入り口から入って，奥に居室があります．トイレに一番近い部屋には荷物が積まれていましたが，19日（日）に長男と次男一家で片付け，ここをハルさんの部屋にすることにしました．ベッドはトイレまでの動線を考えて置く場所を決めました．

また，退院までにトイレに手すりをつけてもらうことにしました．介護保険は使わず，長男が近所の知り合いの工務店に頼みました．

そして，工場から部屋に上がるには，膝の高さほどの段差がありましたが，退院時は次男の息子（ハルさんの孫）に移動を助けてもらい，退院してからは，ハルさんの状態に合わせて対応することにしました．

病院内での支援

病院内でも，病院のスタッフが，長男と次男夫婦にケア方法や栄養指導を行いました．また，リハビリテーションも順調に進み，ハルさんは手すりにつかまってトイレまで歩き，ズボンも自分で上げ下げができるようになりました．

24日（金）に，ハルさんや長男，病院内外のスタッフで退院前合同カンファレンスを開いて準備に漏れがないか確認しました．

■ ハルさんのスケジュール

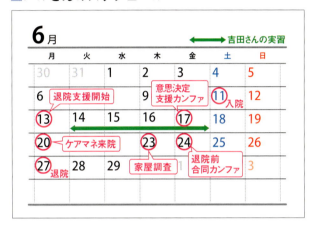

■ ハルさんの自宅の間取り図

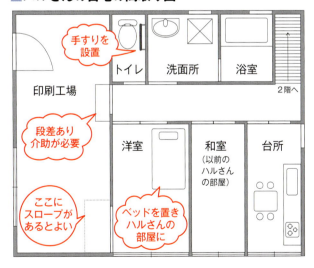

退院前合同カンファレンス

■退院前合同カンファレンスの参加者
- ハルさん，長男，次男の妻
- 病院：病棟看護師，主治医，理学療法士，言語聴覚士，管理栄養士，退院支援看護師
- 地域：訪問看護師，診療所の医師，ケアマネジャー

主治医：食事形態も順調にアップし，肺炎も落ち着いているので，予定通り6月27日（月）に退院しましょう．

今度は通院を中断しないでくださいね．少しでも様子がいつもと違うときは遠慮しないですぐ連絡してください．
診療所の医師

ケアマネジャー：介護タクシーを利用できますので，事前に通院日を知らせてくださいね．

立ち上がりや座るときも，手すりがあれば見守りで大丈夫になりました．自宅は，ご長男がトイレに手すりをつけてくれています．
理学療法士

管理栄養士：食事はご長男と相談して，退院後落ち着くまでは宅配の介護食を利用することになりました．

その食事であれば，食べるときの姿勢に気をつければ，嚥下に支障はないと思います．
言語聴覚士

■お薬カレンダー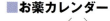

病棟看護師：ご長男が「お薬カレンダー」を100円ショップで購入してくださり，それを一昨日よりベッドサイドにかけて使っています．薬剤師と打ち合わせて，退院時には，退院後1週間分のお薬を，カレンダーにセットしてお渡ししますね．

初回の訪問看護は，28日（火）の午前中に予定しております．退院してからは，私たちが訪問したときに薬の確認とセットをしていきますね．
あと，食事のメニューについて心配なことがあったら退院後は私たちに聞いてくださいね．
訪問看護師

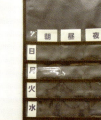

桐谷さん：退院の準備は大丈夫そうですが，あと，退院時の移動手段はどうされますか？

退院のときは，弟の息子（甥）が手伝ってくれるので大丈夫です．本当にお世話になりました．
長男

ハルさんは，訪問看護をすぐに利用できるよう，平日の27日(月)に，予定通り退院しました．

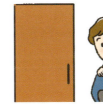

事例①のまとめ
患者さんは，地域に戻る一生活者であることを忘れずにいましょう

　看護学生の吉田さんは退院支援看護師としての実習で佐々木ハルさんを担当し，退院支援の大切な視点を学びました．

　もしハルさんが誤嚥性肺炎の治療だけを受け，何の支援もなく退院したらどうなっていたでしょうか？　ハルさんは長男に迷惑をかけることを懸念し，長男はハルさんを入院させてしまったことに責任を感じ，施設への入所を選んでいたかもしれません．また，自宅に退院しても，入院前の生活を見直すことなく，長男への栄養指導が適切に行われなかったり，地域の支援体制を整えたりしていなかったならば，ハルさんはすぐに病状が悪化して再入院する可能性が高いと予測されます．

　退院支援では，患者さんや家族の意向を把握することが大切ですが，ハルさん一家のように，相手を思いやるからこそ本音が言えない場合があります．吉田さんは，実習目標を念頭に置き，日々ベッドサイドに足を運び真摯な態度で接していました．それがハルさんの本音を引き出すことにつながったのでしょう．

　そして，学生であっても退院支援チームの一員という意識で吉田さんも情報を伝え，チームで支援方法を検討しました．そのプロセスがあったからこそ，長男とハルさんは互いに本心を言うことができ，自宅への退院を選択することができたと考えます．

　地域での生活から入院をとらえると，患者さんや家族にとって入院は非日常であり，病気になって入院治療することや，病気や障害をかかえたまま退院することが，どんなに強い不安となるかが想像できるでしょう．

　退院支援を行うためには，病気の理解や介護保険といった制度の知識は必要です．そのうえで患者さんや家族の気持ちを考え，どのように暮らしてきたか，このまま退院したら困ることはないか，退院後はどのように暮らしたいのかといったことに関心を持つことが重要です．患者さんは，「地域に戻る一生活者」であることを忘れないようにしましょう．

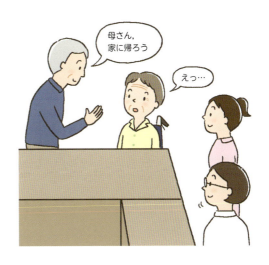

事例②独居高齢者の暮らしに合わせた退院支援の事例
—看護学生による退院支援の看護過程の展開—

看護学生の松本さん（仮名）は，吉田さんが実習をした次の週に，A総合病院の退院支援部門で実習を行いました．

■**松本さんの退院支援実習の全体目標**

退院支援看護師が，どのように患者や家族の生活や意向もふまえたうえで退院支援計画を立案し，支援を実施しているかを学ぶ．また，病棟看護師など，患者の退院支援に関与する専門職の役割について考察する．

実習1日目〈病院実習1日目〉 6月20日（月）

今日の松本さんの実習目標
1. 病院における退院支援部門の機能や，退院支援看護師をはじめ所属スタッフの役割を理解する．
2. 退院支援が必要な患者さんを受け持ち，現在の状況だけでなく，入院前の生活についても情報収集を行い，退院後に起こりうる問題を検討する．

担当患者さんへのあいさつ，コミュニケーション，情報収集

実習1日目の午前中はオリエンテーションなどを受け，午後から担当する患者さん〔小野正さん（仮名），81歳男性〕にあいさつに行きました．

病室に行くと正さんはベッドに不在で，廊下のほうから威勢のよい声で話をしている男性の声が聞こえてきました．正さんが，病棟看護師に付き添われ，歩行器を使用してトイレから戻ってくるところでした．正さんのベッドの足元には魚のイラストがあり，それを目指して歩いてきました．そのイラストは，正さんが，認知機能の低下があることと病室のつくりがどの部屋も似ていることから，トイレから出ると自分の病室がどこにあるかわからなくなるため，廊下からも見えるように長女が描いた目印です．

正さんがベッドに腰かけて息が整ったタイミングで，退院支援看護師の桐谷さんが話しかけ，松本さんがあいさつをしました．正さんは，「おう」とぶっきらぼうな感じでうなずき

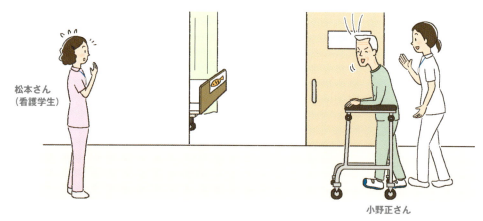

ましたが，松本さんの顔は見ず，視線は下に向けたままでした．初対面の人は苦手であり，若くておとなしそうな学生にどのように接したらよいのかとまどったようです．

その後，病棟看護師と，桐谷さんと，正さんで，明後日6月22日（水）に予定されている家屋調査のことや，そのときに長女が来てくれることなどを話していました．話が一区切りついたところで，桐谷さんが「何か正さんに聞きたいことはないですか？」と，松本さんが正さんと話をする機会をく

れましたが，正さんの雰囲気に圧倒されて，何も出てきませんでした．

松本さんは，地域連携センターに戻って，電子カルテを確認しました．すると，たくさんの病名が載っており，情報をうまく収集することができませんでした．松本さんはさらに不安になりましたが，学校教員の佐藤先生に助言をもらい，病名を全部拾ったあとは，現病歴をまとめることから始めました．

■松本さんが担当患者さんについて収集した情報

- **患者**：小野正さん（仮名） 81歳 男性
- **主訴**：意識レベル低下（JCSⅡ-20）
- **診断名**：心不全，肺炎，脱水，低栄養
- **既往歴**：心房細動，陳旧性心筋梗塞，高血圧，変形性膝関節症（両側），脊柱管狭窄症
- **入院前に処方されていた薬**：強心薬（ジゴキシン），抗不整脈薬（ビソプロロールフマル酸塩：メインテート®），降圧薬（アムロジピンベシル酸塩：アムロジン®），抗血小板薬（小児用バファリン®），利尿薬（フロセミド：ラシックス®）を各1錠1日1回内服
- **家族**：1人暮らし．妻は約25年前に他界．娘（54歳）が1人おり，結婚して隣県に住んでいる（電車を乗り継ぎ，片道2時間弱の距離）．
青森県出身．18歳で故郷を離れ，その後は現在の居住区でずっと暮らしている．兄弟たちは青森県に住んでいるがすでに高齢である．妻の実家とは，妻との結婚を賛成してもらえなかったこともあり，妻が亡くなってからは疎遠となっている．
- **住居**：木造二階建て一戸建て（持ち家）
- **経済状況**：現在は年金生活．68歳まで老舗の寿司店に板前として勤務していた．医療保険；後期高齢者（負担率10％），介護保険；要支援2（負担率10％）
- **嗜好**：飲酒；4〜5合/日×50年．10年前に心不全になってからは，調子がよいときに0.5〜1合/日程度．喫煙；20本/日×50年．10年前からは，調子がよいときに1〜2本/日程度
- **現病歴**：50歳代半ばで高血圧の診断を受けたが，未治療でいた．72歳のときに心筋梗塞になり，右冠動脈と左前下行枝にそれぞれ1か所ずつステントを留置した．心筋損傷により心機能が低下し（NYHAⅡ度），心房細動にもなったことで，その後，心不全を発症し，他院に複数回入院歴あり．
5年くらい前より足腰も弱くなり，介護保険で要支援2と認定された．訪問介護により，買い物や洗濯，掃除の「生活援助」（1回/週）と，内科診療所への付き添いの「身体介護」（1回/2週）を利用し

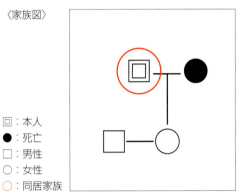

〈家族図〉

□：本人
●：死亡
□：男性
○：女性
○：同居家族

■NYHA分類

Ⅰ度	心疾患を有するが，そのために身体活動が制約されることのない患者．通常の身体活動では，疲労，動悸，呼吸困難あるいは狭心症症状をきたさない
Ⅱ度	心疾患を有し，そのために身体活動が軽〜中等度に制限される患者．安静時は無症状であるが，通常の身体活動で疲労，動悸，呼吸困難あるいは狭心症症状をきたす
Ⅲ度	心疾患を有し，そのために身体活動が高度に制限される患者．安静時は無症状であるが，通常以下の身体活動で疲労，動悸，呼吸困難あるいは狭心症症状をきたす
Ⅳ度	心疾患を有し，そのために非常に軽度の身体活動でも愁訴をきたす患者．安静時においても心不全症状あるいは狭心症症状をきたす．わずかな身体症状でも愁訴が増加する

ていた．診療所までは，正さんの足で，ときどき立ち止まって息を整えながら杖を使って歩いて10分ほどであった．

近所には昔なじみの知人たちが住んでおり，その中に，寿司職人時代に正さんに世話になった後輩がいた．今でも正さんを「アニキ」と慕(した)い，ときどき正さんの家に来て，段差などを介助して，正さんを近くの居酒屋やコンビニなどに連れて行ったりしていた．入浴も，正さんの家の風呂釜(ふろがま)の調子が悪く使えなかったため，銭湯に一緒に行って移動や着替えを手伝ってくれていた．

家の中は，トイレが段差のある和式だったので，長女が，介護保険の住宅改修を使わずに，正さんの知人でもある近所の大工に頼んで，簡易設置型洋式便器をつけてもらった．さらに，トイレと玄関の壁に手すりを付けてくれていた．それで，室内の移動は正さん1人で行えていた．長女は1〜2回/月来て，洋服や寝具などを新しいものに交換したり，毛布など大きな洗濯物を洗ったりしてくれていた．

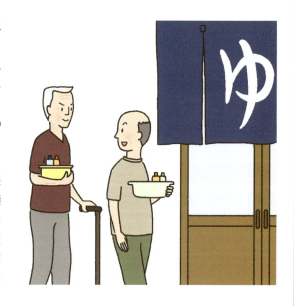

6月6日（月）の昼過ぎ，後輩が正さんの家に訪れたときに，玄関のドアを叩いて名前を呼んでも返事がなかった．普段玄関の鍵がかかっていないことが多く，この日も開いていたため，後輩が家の中に入ると，正さんが布団の中でうずくまっているのを発見した．後輩が声をかけても，正さんは意識が朦朧(もうろう)として反応が鈍かったため，後輩がすぐに救急車をよび，A総合病院に搬送された．搬送時，意識レベルJCS Ⅱ-20（大きな声または体を揺さぶることにより開眼する）．心不全，肺炎，脱水，低栄養と診断され，治療目的で緊急入院となった．

詳細な時期は不明だが，後輩が最後に正さんと会ったのが5日前で，その後，正さんは風邪をひいて，食欲がなくなり，薬も飲まなかったことで，さらに体調が悪化したとみられる．

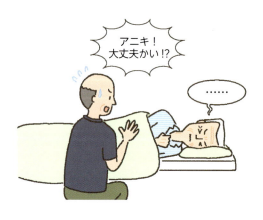

なお，長女の連絡先が正さんの家の電話のところに書かれていたため，救急車が到着するまでの間に，後輩が正さんの長女に電話した．救急車が来て搬送先が決まったあと，後輩は同乗する救急車の中で携帯から長女に再度電話したため，長女は急いで病院にかけつけた．

入院後の病状・治療経過

6月6日（月）〈入院時〉：体温38.0℃，血圧138/92mmHg，脈拍94回/分（リズム不整あり），PaO_2 55Torr，$PaCO_2$ 40Torr，SpO_2 87%，呼吸36回/分，WBC 17,000/μL，CRP 8.5mg/dL，TP 6.5g/dL，Alb 2.8g/dL，Na 130mmol/L，K 3.4mmol/L，Cl 96mmol/L，Ca 8.8mg/dL，BUN 35mg/dL，Cr 1.4mg/dL，尿中ケトン体（＋）であった．両下肢浮腫著明．胸部X線検査にて心拡大，胸水貯留，肺炎像を確認．心エコーにて左室肥大あり．マスクで4L/分の酸素投与開始．末梢静脈ラインを

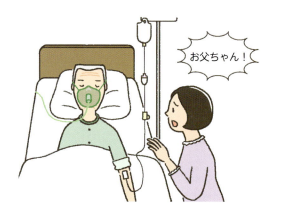

確保して電解質と水分の補液（ソリタ®-T1号）を開始し，抗菌薬の点滴も行った．膀胱留置カテーテルを挿入し，ベッド上安静，褥瘡防止マット使用，禁食となった．夕方には，正さんの意識レベルが回復し，かけつけた長女の声がけに開眼してうなずいた．

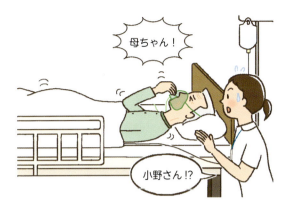

6月8日（水）〈入院3日目〉：状態が少し落ち着いてきて，酸素投与も鼻腔カニューラで2L/分へ変更となった．この頃より，「母ちゃん」と大きな声で亡くなった妻のことを何度も呼んだり，具合が悪く起き上がれはしないものの家に帰ろうとしたり，仕事に行こうとするなど，不穏行動がみられるようにもなった．そのため，状態に注意しながら，少しずつ離床に向けた取り組みを開始することになった．

6月10日（金）〈入院5日目〉：本日よりベッドをギャッジアップして，痰出しの練習を行った．また，「腹減った」と空腹を訴えるようになり，ペースト食を試して嚥下に問題がないことを確認した．次に，とろみをつけた水分も試したが，それも問題なく飲めた．

6月13日（月）〈入院8日目〉：血液検査でWBC 4,300/μL，CRP 2.0mg/dLに下がり，胸部X線検査で肺炎が改善し，胸水も入院時よりは軽減していることが確認された．抗菌薬の点滴が終了となり，内服薬のうちジゴキシン®，メインテート®，小児用バファリン®が開始となった．リハビリテーションを端坐位までアップし，食事は軟菜五分粥塩分7g制限食に変更された．正さんの身長と体重を測定すると170cm，52kgで，BMIは18.0であった．リハビリテーションにより運動負荷がかかることや，経口からの水分摂取量が増えるため，心不全が悪化しないように循環動態に注意し，利尿薬なども使用してコントロールを行うこととなった．

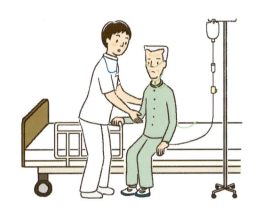

6月15日（水）〈入院10日目〉：PaO₂ 82Torr，PaCO₂ 40Torr，SpO₂ 96%に改善し，酸素投与が終了となった．リハビリテーションもベッドからの立ち上がりや足踏みに進み，膀胱留置カテーテルも抜去され，紙おむつからリハビリパンツに変更された．排泄は，正さんがベッドサイドでポータブルトイレを使用することを嫌がったため，昼夜とも病棟看護師が正さんの状態をみながら介助して車椅子でトイレに連れていった．

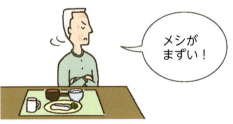

食事に関しては，正さんはもともと食べ物の好き嫌いが激しく，「病院のメシは味がしなくてまずい」と言ってほとんど手をつけず，栄養状態が改善しなかったため，食事のメニューを常食に変更した．水分は，病棟看護師がすすめると，その場では飲んだ．
内服薬については，食後に看護師が薬を渡そうとしても，正さんは「薬は大丈夫，いらないよ」と言ってなかなか受け取らず，薬を受

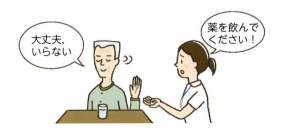

け取っても病棟看護師が飲み終わるまで見守っていないと，オーバーテーブルの上に薬が置きっぱなしになっていた．さらに，加齢による認知機能の低下が軽度あり短期記憶が弱く，薬を飲んだことを忘れてしまうこともあった．日付や曜日も曖昧（あいまい）であった．

なお，日中起きている時間が増えたことで，時折失見当識な言動はあるものの，夜中に叫んで起き上がろうとするといった不穏行動は減っていった．ただ，「早く家に帰してくれ」と，繰り返し口にしていた．長女が面会に来たときも，「帰りに必ず家に寄って，母ちゃん（の仏壇）に，お水とお茶と線香をあげてくれ」と毎回頼んでいた．

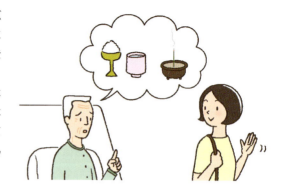

6月16日（木）〈入院11日目〉：常食に変更しても食事量が増えなかった．そのため，栄養部がかかわり，食事メニューを正さんの嗜好や状態に合わせて工夫することになった．また，食事摂取量を増やすことを優先し，正さんが好きな食べ物を長女が差し入れすることを認めることとした．管理栄養士が長女に，減塩だが味がしっかりしている佃煮（つくだに）の商品などを紹介した．

6月17日（金）〈入院12日目〉：食事については，主食をそばやうどんに変更すると少し食べるようになった．リハビリテーションは，歩行器を使っての歩行を，ベッド周囲から病棟の廊下へと，徐々に距離を延ばしていくようにした．

6月20日（月）〈入院15日目〉：朝，末梢からの点滴が終了となった．排泄は，正さんの状態をみながら，病棟看護師が見守り，歩行器を使用してトイレまで行くこととなった．食事量や運動量が少しずつ増えてきたことより，排便も1日おきくらいで出るようになった．

主治医から長女への説明

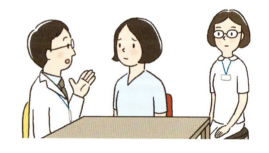

6月6日（月）：循環器病棟入院時：かけつけた長女に対し，主治医より，搬送時の正さんの病状や治療内容と，ここ2日間くらいが急性期の状態を乗り切れるか大事な時期であることが伝えられ，さらに病状が悪化した場合に延命治療を望むか尋ねられた．長女は，突然の出来事で最初は驚いた様子であったが，覚悟を決め，延命治療はしないことで同意した．

6月10日（金）：主治医より，「病状は急性期を脱して落ち着いてきた．ただ，突然救急車で病院に運ばれたことや高齢であることから，ときどきせん妄症状があり，夜中に起き上がろうとする行動がみられる．このままの状態で入院を続けると認知機能がさらに低下するリスクがあるため，本日より，状態をみながら体を少しずつ起こしていき，食事も開始していく．順調にいけば，6月末くらいには退院できる見込みである．

ただ，1人暮らしで，食事が不規則であったり，薬もきちんと飲んでいなかったこと，具合が悪くなったときにすぐに受診できなかったことにより，今回，病状がひどくなってから救急車で運ばれた．あと少し発見が遅れたら助からなかったかもしれない．このままの状況で退院したら，同じことを繰り返す可能性が高い．

1人暮らしなので家に帰るのであれば，訪問看護などの在宅サービスを利用したほうがよく，そのための手伝いを病院ですることができる」と説明した．

長女は，父親は自宅に帰りたがっているが，自分の気持ちとしては施設に入ってもらったほうが安心だと話した．また，長女は，正さんが入院してから毎日病院に来ていたが，正さんの状態が落ち着いてきたことより，今後は2日に1回の頻度で来ることになった．

地域連携センターのスタッフによるかかわりと，退院支援の状況

退院支援が必要と判断
6月7日（火）：朝，地域連携センターのミーティングにて，前日に緊急入院した患者さんのリストから，正さんの名前を確認した．また，循環器病棟からも入院時スクリーニング票がおりてきたため，退院支援看護師は午後の病棟ラウンドのときに正さんの状況を確認し，退院支援が必要になると判断した．退院支援看護師が病棟看護師とともに，正さんの様子をみに病室へ行くと，ちょうど長女が面会に来ていた．正さんがまだ急性期の状態であったため，退院支援看護師は，2人にあいさつをする程度で話を留めた．

退院支援開始
6月10日（金）：退院支援看護師は，主治医が長女に正さんの病状などの説明を行う際に同席した．医師との面談のあと，退院支援看護師は長女と話し，主治医の説明に対する長女の受け止めなどを確認した．1人暮らしを心配して施設入所も考える長女の気持ちにも理解を示し，退院後の療養場所は今すぐに決めなくてもよいことを伝えたうえで，正さんの退院時の状況を予測すると介護保険の要介護認定で「区分変更」の申請を行えば，要介護1くらいに認定されることが予想され，以前より在宅サービスを少し多く利用できることと，区分変更の申請手続きをしてから認定されるまでに1か月くらいはかかることを説明し，先に区分変更の申請手続きだけは市区町村の窓口でしてもらうように依頼した．ただし，自宅に退院した場合，要介護1で利用できる在宅サービスだけで必要な支援をまかなうことは難しく，生活するための工夫や長女による手伝いなどが必要となることも伝えた．

退院支援看護師は，長女と話をしたあと，長女とともに正さんのもとに行き，療養場所の選択も含め退院に向けた準備をサポートすることについて2人の了承を得た．そして，退院支援計画書の作成に着手し，正さんと長女も書類に署名した．さらに，退院支援看護師は，本人と長女に許可をとったうえで，入院前に正さんを担当していた地域包括支援センターの主任ケアマネジャーに連絡をし，正さんの現在の状態と，介護保険の区分変更の申請手続きをしていることを伝えるとともに，入院前の状況について話を聞いた．

意思決定支援のためのカンファレンスの開催
6月17日（金）：正さんの栄養状態は低いままだが，食事メニューの工夫により食事量が少し増えてきており，肺炎や心不全の症状は順調に改善して退院の目処もたってきたことより，意思決定支援のためのカンファレンスを実施した．主治医から病状や退院の時期，退院にあたり問題となることなどの説明を受けたあと，長女は，正さんが徐々に回復してリハビリテーションが進んでいる姿や，何よりしきりに「家に帰りたい」と言い続けているのを見て，自宅に退院することを決断した．

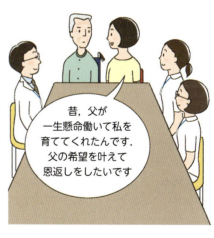

自宅退院の方針が決定し，退院に向けて必要な準備を全員で話し合った．その結果，正さんは心不全で複数回の入院歴があったことや，今回病状がかなり悪化した状態で入院になったことより，日ごろの生活の中で体の具合を看てもらえるよう，退院後は訪問看護を利用することとなった．

カンファレンスのあと，退院支援看護師は，入院前に通院していた内科診療所に電話をして，正さんが退院した後にかかりつけ医として継続して診てもらえることを確認した．

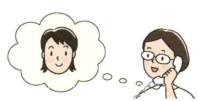

また，正さんが住んでいる地域（巾区町村）では，地域包括支援センターは行政から委託を受けた法人が運営をしていた．退院支援看護師は，正さんが入院前に担当していた地域包括支援センターの主任ケアマネジャーに電話して，同法人が居宅介護支援事業所の指定も受けており，正さんが要介護の認定を受けた場合も引き続きケアマネジャーを担当してもらえることと，正さんが入院前に利用していた同法人の訪問介護も利用できることを確認した．

その法人には訪問看護ステーションがなかったため，よく連携をとっている訪問看護ステーションを紹介してもらい，正さんも長女も了解し，そこを利用することが決まった．

退院支援看護師は，本人や長女，ケアマネジャー，訪問看護師，病棟看護師や主治医などと相談・調整して準備を進め，6月22日（水）に家屋調査，23日（木）に退院前合同カンファレンスを行う予定となった．

実習2日目　6月21日（火）〈学内日〉

　実習2日目は学内日です．1日目の病院実習で得た情報をもとに松本さんは情報関連図を作成し，佐藤先生と面談をしました．

■ 松本さんが作成した情報関連図

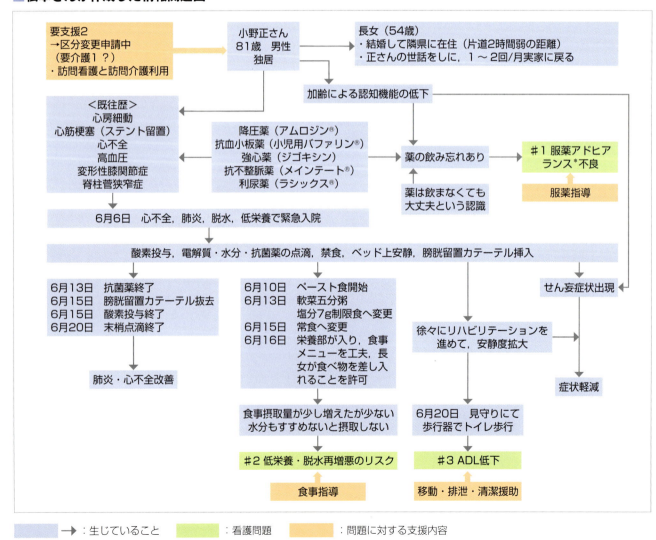

＊服薬アドヒアランス：患者さんが処方薬をどのくらい指示されたとおりに服薬するかの程度

退院先など今後の予定と，患者や家族の希望や不安について

佐藤先生
患者さんは退院の予定や，退院先は決まっていますか？

来週の前半くらいに自宅に退院する予定であると，実習指導者の桐谷さんが教えてくれました．正さんが自宅退院を切望していて，娘さんは1人暮らしを心配して施設入所も考えたようですが本人の希望を尊重することにしたそうです．
松本さん

本人や家族の希望，不安などの気持ちは，退院支援の目標や支援内容などを決めるのに重要なので，情報関連図に書いてくださいね．

はい．

疾患について

あと，既往症が全部1つの枠内に入っているけれど，関連する疾患や，発症した順などに区別してください．

わかりました．既往症は整形外科疾患と循環器疾患で区別します．

循環器疾患について，心筋梗塞や心不全は，再発はしていませんか？

心不全で複数回入院しています．心筋損傷により心機能が低下していることと，薬をきちんと飲んでいなかったり，食事に偏りがあることなどが，心不全を繰り返す理由として考えられます．

今回の入院治療で，「肺炎・心不全改善」と書いてありますが，退院後に，再発する可能性はどうですか？
あと，問題として「服薬アドヒアランス不良」があがっているけど，心不全を繰り返している理由は，薬を飲まないことだけではないようですね．

退院後に，肺炎や心不全を再発する可能性は高く，問題としてあげます．心不全の再発の理由は，薬だけではないので，そこも再検討します．

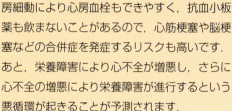
→ 問題の抽出と再検討

脱水と低栄養も問題としてあがっていますが，循環器疾患への影響はどうでしょう？

水分の摂りすぎは心負荷が増大して心不全の悪化につながりますが，逆に，少なくて脱水になるのも，心拍数を増加させるのでよくないです．それに，脱水により虚血や血栓形成も危惧されます．
正さんは冠動脈にステントを留置していて，心房細動により心房内血栓もできやすく，抗血小板薬も飲まないことがあるので，心筋梗塞や脳梗塞などの合併症を発症するリスクも高いです．
あと，栄養障害により心不全が増悪し，さらに心不全の増悪により栄養障害が進行するという悪循環が起きることが予測されます．

今回はなぜ緊急に入院することになったのでしょう？

正さんが風邪をひき，食事や薬が摂取できずに体調が悪化して布団の中でうずくまっていたのを，近所の知人が家を訪ねた際に発見したそうです．

知り合いの方が家を訪ねてくれてよかったですね．そうしたら，退院後も対応が遅れて正さんの病状が重症化するリスクはどうですか？

リスクは高いです．

退院後に起こりうる問題のリスクの程度もわかるよう，記録を加筆してください．心不全などの持病の再発や重症化のリスクが高いのであれば，どうしたらよいですか？

再発を予防するのと，病状悪化時に早期発見・対応することが必要だと思います．

疾患に関する問題への支援として，服薬や食事指導があげられているけど，それだけで病状悪化の予防や早期発見・対応はできますか？

本人や家族への指導だけでは難しく，退院後も医療者による病状観察が必要です．
……だから，近所の診療所への通院のほかに，訪問看護を利用することになったんですね！

情報関連図に，訪問看護が「正さんの基本情報」への支援として記載されているけど，問題に対する支援内容ですね．
訪問看護師による病状観察は，唇の観察を例にあげると，「持病の再増悪に関する問題」に対してチアノーゼの有無を，「低栄養・脱水の問題」に対して乾燥の状況をみたりしているので，両方の問題に対する支援内容として入れてください．

わかりました．それと，正さんは薬を飲んだか忘れてしまうこともあるので，訪問看護師さんに内服の見守りもしてもらったほうがよいと思います．

記載されている薬は入院前に飲んでいたものですか，それとも入院中に飲んでいるもの？
あと，1日何回，いつ薬を飲んでいるのかも，支援の頻度にかかわります．

入院前の薬です．現在は，利尿薬が頓用になり，アムロジン®は中止しています．定時薬は各1錠1日1回，朝に飲んでいます．

身体状況について

ADL低下の問題もあげているけど，自宅退院後は，移動・排泄・清潔の援助では具体的にどのようなことが必要かな？　食事についても，正さんは自分で用意できますか？

明日が家屋調査，明後日が退院前合同カンファレンスの予定で，私も同席させてもらえます．そこで正さんのADLや家屋の状況などを確認しますが，食事の用意についても多分セッティングが必要で，訪問介護も利用したほうがよいと思います．

↳ 追加情報必要

そうしたら，食事の調理や買い物などのIADLの援助も必要そうですね．

IADLも確認します．

↳ 追加情報必要

このように，まずは必要な援助と，利用できそうな在宅サービスをあげてください．次に，介護保険で要介護1の認定がおりても，毎日訪問看護と訪問介護を利用することはできないため，要介護1の支給限度額を調べたうえで，現実的にどのように支援をしたらよいか，さらに考えてくださいね．

わかりました．在宅サービスが使えない分は，娘さんに介助してもらうことになりますかね．

家族について

 娘さんは結婚されていて，家事や仕事などの役割も担っていませんか？ それと，実家まで約2時間かけて通われ，介護が長期的に続くことによる疲労の蓄積も考えてくださいね．

娘さんの生活のことまで考えられていませんでした．
娘さんは，入院前は正さんの世話をしにときどき実家に戻っていたそうで，入院後は1日おきに面会に来られているので，退院後も現在と同様の間隔で来てもらえるだろうと思ってしまいました．娘さんの情報をもっと得て，介護負担のことも考えます．

→ 追加情報必要

今後の実習の取り組み方について

 家屋調査や退院前合同カンファレンスに同席するにあたり，事前に退院支援看護師の立場になって，誰が参加したらよいかや，どの問題に対し，どのようなことを確認し，検討を行う必要があるかを考えてください．そして，自分が考えたことと実際に行われたことを比較して相違があった部分について考察し，学びを深めてくださいね．

わかりました．がんばります．

実習3日目〈病院実習2日目〉
6月22日（水）

今日の松本さんの実習目標
1. リハビリテーションや家屋調査を見学することなどにより，追加情報を得て退院後に起こりうる問題を抽出する．
2. 患者や家族の希望もふまえ，必要な支援を考える．

電子カルテの確認

　松本さんは，実習3日目の朝，電子カルテで月曜日の夕方から本日の朝までの正さんの状態にとくに大きな変化がなく，火曜日にはシャワー浴の許可が出て病棟看護師に介助してもらって行ったことを確認しました．その後，本日の実習目標と行動計画を退院支援看護師のみなさんの前で発表しました．

　退院支援看護師の桐谷さんは，松本さんが家屋調査に同行できるよう，事前に循環器病棟の看護師長や担当看護師，理学療法士にお願いして調整してくれていました．

リハビリテーションの見学

　リハビリテーション室で，正さんはまず足踏み運動をしたあと，椅子からの立ち上がりと，自分の杖を使って歩行練習をしました．脊椎管狭窄症や両膝の変形性膝関節症があるため，やや腰が曲がり，前かがみになっているものの，ふらつきなく歩けていました．正さんは理学療法士と気が合うようで，大声で話しながら歩いているため，だんだん呼吸が荒くなり，30mくらい歩いたところで休憩を入れる必要がありました．SpO₂が90％まで下がっても本人は呼吸苦の自覚症状はなく，1分くらい休むとSpO₂は96％まで改善しました．

　また，自宅の部屋と廊下の間に軽度の段差，玄関も30cmくらいの段差があることを，理学療法士は長女より聞いていたため，玄関と同じような段差の昇降運動も本日より始めました．松本さんは，退院後に困らないよう，正さんの体の状態もみながら自宅の状況に合わせたリハビリテーションをしていることを学びました．

　リハビリテーションを終え病棟に戻ると，理学療法士は，受け持ちの病棟看護師に正さんのリハビリテーションの様子を伝え，病棟で日中に見守りでトイレ歩行をする際も，正さんの調子がよければ歩行器ではなく，杖を使うことを提案していました．

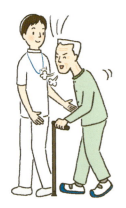 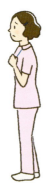

昼食時の様子を確認

　松本さんは，正さんの昼食時の様子を見学しました．食事は床頭台まで運んできてもらっており，正さんは，病棟看護師に見守ってもらいベッドサイドの椅子に移動して，部分入れ歯をはめて，昼食を自分で箸を使って食べていました．

　本日のメニューはごはん，煮魚，お浸し，みそ汁でした．正さんは，「いつも味がなくてマズいんだよ．でも医者が家に帰りたいなら食えっていうんだよ」と言って，長女が差し入れた魚の佃煮をごはんにのせると，ごはんを2/3程度，その他のおかずも半分程度ずつ食べました．食後には，正さんは病棟看護師に見守ってもらって病室内の洗面台まで歩き，義歯を外して，口と義歯をすすぎました．

　松本さんは，「高血圧や心臓病があるのに，味の濃い佃煮を本当に食べていいのだろうか」と少し疑問を抱きました．昼食の見学を終えたあと，桐谷さんに質問すると，「では佃煮はどのくらい食べていた？」と逆に聞かれました．松本さんは「ほんの数口です．いっぱいは食べてないです」と答えると，「確かに塩分濃度の高い佃煮は推奨できないけど，正さんの年齢や性格，現在の状態，数口の佃煮を食べることで体に与える影響の程度もふまえて，なぜ認めているのかを考えて．あと，正さんが食べていたのは減塩の佃煮なので，容器のラベルを見てね」とアドバイスをくれました．

家屋調査

家屋調査出発前

　家屋調査に同行するため，松本さんが桐谷さんと一緒に少し早めに病室に行くと，長女が来ており，正さんも洋服に着替えていました．洋服に着替えて赤いハンチング帽をかぶっている正さんは，パジャマ姿のときとは別人のように凛々しく見えて，松本さんは驚きました．

　松本さんは，正さんに「帽子をかぶられている姿，かっこよくて素敵ですね」と声をかけました．正さんは「フフン」とまんざらでもない表情をしました．すると，長女が松本さんに，「この帽子は父のお気に入りで，もう40年くらい前に買ったものなんです．父は，若いときは結構おしゃれで，服はそんなに数は持ってないけど，テーラーメードのスーツなど質

のよいものを大事に長く着ていたんです」とうれしそうに話し，正さんに対しても，「お父ちゃん，学生さんに帽子をほめてもらえてよかったね．お父ちゃんのとっておきの写真を見せてあげなよ」と声をかけました．

正さんは，黒いセカンドバックの中から写真を出して，松本さんに渡してくれました．そこには，若い頃の正さんと奥さんのような女性が写っていました．松本さんは，「小野さん，すごくかっこいいです．隣に写っている方は奥さまですか，きれいな方ですね」と感想を言うと，「母ちゃんがオレに惚れたんだ」と正さんが照れながら返しました．思わず松本さんが「本当ですかぁ」と声を出すと，今度は長女が「亡くなった母が昔よく話してくれたんだけど，どうやら本当らしいの．父が老舗の寿司屋で働いているときに，母が家族とお客さんとしてたまに来ていて，一生懸命働く父の姿を見て母が好きになったらしいの．母の両親は父との結婚に反対だったので，母が強引に父のもとに来ちゃったんだって．その写真は，父が働いていたお店の方たちが2人の結婚を祝ってくれたときのものらしいの」と教えてくれました．

その後，正さんも「金がなくて結婚式をあげられなかったら，店の女将さんが言い出しっぺになって，みんなで祝ってくれたんだ」と話してくれました．そのエピソードを聞いて，松本さんが心の中で「感動するぅ」と叫んでいて声に出せずにいたら，桐谷さんが「ステキなお話ですね」と相づちを打ってくれました．松本さんはその言葉に同意を示すように，何度も「うん，うん」と大きくうなずきました．

松本さんは，このやり取りにより，正さんとの間に感じていた心の距離が縮まったように感じ，正さんへの恐怖心もなくなりました．また，正さんが生きてきた人生に触れることができたように思いました．

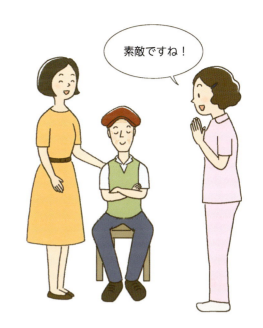

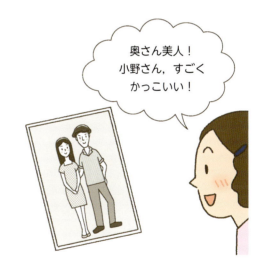

自宅への移動

予定の時間になったので病院の玄関まで行き，正さんを介助してタクシーに乗せ，長女とともにタクシーで自宅に行ってもらいました．理学療法士と桐谷さんと松本さんは，病院の車でタクシーの後についていきました．正さんの自宅は車で12～13分くらいのところにありました．周りは下町の雰囲気で長屋が多く，住宅街のすぐ裏手は商店街になっていました．

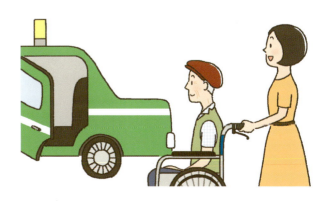

自宅到着後

正さんの家に着くと，入院前に正さんを担当していた地域包括支援センターの主任ケアマネジャーと，退院後に正さんを新たに担当する予定の居宅介護支援事業所のケアマネジャー，福祉用具専門相談員が，桐谷さんと事前に電話で打ち合わせたとおり，玄関の前で待っており，正さんや長女，病院のスタッフにあいさつをしました．

玄関の状況を確認

正さんの家は築50年くらい経つ木造一軒家で，門から玄関までは数歩の距離でした．玄関は引き戸でしたが，左側の戸が動きにくく，右側からしか入れませんでした．また，玄関の上がり口は30cmの段差がありました．手すりはついていましたが，玄関に降りるときにつかまろうとすると体を前かがみにしないといけない位置にあり，転倒の危険がありました．そのため，さっそく玄関の右側に，介護保険の福祉用具レンタルで，両手でつかめる手すりを取りつけることが検討されました．松本さんは，家に上がる前にすでに問題があることに驚き，また玄関に手すりがついているという情報だけでは不十分であることを感じました．

居室の状況とトイレへの移動を確認

家は縦長な間取りで，玄関を上がると，手前に6畳の和室があり，ふすまを開けたその奥にも4.5畳の和室があり，さらにその奥に台所や風呂が続いていました．6畳の和室を居間として使用していたようですが，こたつと扇風機が置いてありました．地域包括支援センターの主任ケアマネジャーが，「正さんは痩せていて寒がりで，夏でも寒いと言ってこたつに入っていることがある．また，こたつで寝てしまっているのを，ヘルパーが来たときに見つけたことも何度かある」と教えてくれました．また，部屋にはエアコンがありませんでした．窓はあるのですが，窓を開けるとすぐ隣の家の壁があるため，日差しや風がほとんど入ってきませんでした．そのため，夏までに長女がエアコンの設置を手配してくれることになりました．居間には固定電話があり，電話台に長女の電話番号が大きく書かれた紙が貼ってありました．

4.5畳の部屋は，布団を敷いて，寝室として使っていました．正さんは床から立ち上がるのが難しいため，介護ベッド

■ **正さんの家の周辺（イメージ）**

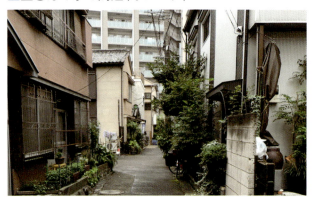

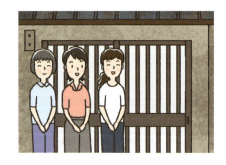

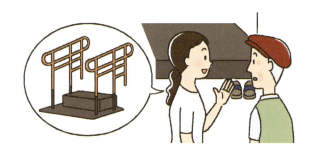

を自費でレンタルすることと，トイレが玄関の脇にあるため，動線を考えて6畳の部屋にベッドを置くことが話し合われました．ベッドサイドに置くテーブルは，長女が通信販売で手ごろな値段のものを購入することになりました．ベッドを設置する予定の場所からトイレまで正さんに歩いてもらうと，壁を伝って歩け，トイレも設置してある手すりにつかまって介助なしにできました．トイレの脇に洗面台があり，入院前からそこで正さんは口をすすいだり，義歯を洗ったりしており，退院後も自分でできることを確認しました．

　また，長女が，敷きっぱなしだった布団をしまうのに4.5畳の部屋の押し入れを開けた際に，診療所でもらった薬がたくさん置いてあるのを見つけたと言って，それをみんなに見せてくれました．正さんは，ばつが悪い表情をしていました．

台所や浴室の状況を確認

　台所には，ガス給湯器が設置されていてお湯が使えることを確認しました．また，レンジはガスで，プロパンガスではなく都市ガスを使っていること，冷蔵庫，電子レンジ，電気ケトルなどがあることも確認しました．

　洗濯機は台所の勝手口を出た外に設置されており，ヒサシで雨はしのげるようになっていました．物干し場は2階にベランダがありましたが，階段が狭くて急なため，正さんは2階には上がっていませんでした．

　浴室を見ると，風呂はバランス釜で，浴槽は幅が狭くて洗い場からの高さが高く，正さんがまたいで入るのは難しいと判断されました．風呂釜も壊れて火が付かず，何年も使っていませんでした．また，隙間から風が漏れ，浴室はひんやりとしていました．そのため，デイサービスの利用などの必要性も検討されました．洗い場は，シャワーチェアを置いてぎりぎり介助者が1人入れる広さだったため，長女が，「落ち着いたら風呂釜を修理して，ときどき自分が来たときに，介助してシャワーを浴びさせることもできる」と言いました．松本さんはバランス釜を初めて見て，形に驚きました．

■ 正さんの家の間取り図

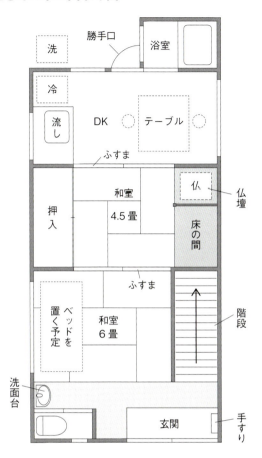

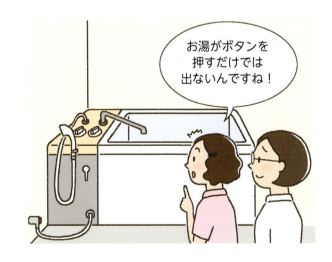

正さんたちがこの家で暮らしてきた大切な証や思い出

家屋の状況を確認しているとき，居間の壁に何枚もの写真が飾ってあるのが松本さんの目に入ってきました．多くは長女の成長を追ったものでした．松本さんが写真について話題にすると，長女が「当時高いカメラを，父が，母に相談もせずに突然買ってきたそうです．父はどんなに忙しくても運動会などの行事には必ず来て，私の写真をたくさん撮ってくれました」と教えてくれました．

また，4.5畳の和室には，仏壇があり，正さんは，長女が花を供えてくれているのを確認して満足そうでした．家屋調査が一通り落ち着いたとき，長女が台所から椅子を仏壇の前に持ってきて，正さんが座れるようにしました．正さんは，椅子に座って妻の写真を眺めていました．長女が電気ケトルですぐに湯を沸かしてくれ，正さんと一緒にお茶とお水を交換しました．退院してからも正さんが使えるように，椅子はそのまま仏壇の前に置いておくことになりました．

桐谷さんは，正さんに「もうすぐここに戻って来られますね」と話しかけました．松本さんは，家の中や，家での正さんの様子をみて，正さんがしきりに家に帰りたいと言っていた気持ちがわかるような気がしました．生活してきた場所に帰ることは，1人暮らしであっても，正さんのように孤独とはかぎらないことを感じました．

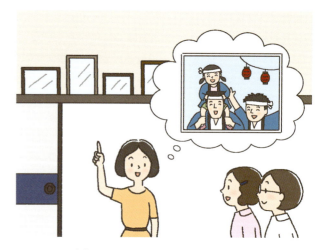

正さんの病状や疲労も考え，家屋調査は30分程度で終えました．帰り際に玄関で支度をしていると，正さんの後輩が，病院に面会に来たときに家屋調査のことを聞いて，様子をみに来てくれました．長女が，後輩に，「いつもお世話になり，ありがとうございます．来週には父は退院できそうです．退院後は私もときどき来ますが，よろしくお願いします」とあいさつをしました．後輩は「堅苦しいあいさつはよしなよ．退院したらちょくちょくアニキの顔見に来るからよ」と返事をし，正さんにも「退院するのを待ってるから」と声をかけました．そして，正さんたちがタクシーに乗って病院に向かって出発するのを，見送ってくれました．

実習4日目〈病院実習3日目〉 6月23日（木）

今日の松本さんの実習目標

1. 退院前合同カンファレンスに参加して，そこで話し合われた内容と，自分が抽出した問題や立案した退院支援計画とを比較・考察し，より患者・家族に適した計画に修正する．

 ### 退院前合同カンファレンス（学生同席）

退院前合同カンファレンスでは，病院内外のスタッフ，正さん，長女，学生が自己紹介をして顔合わせをしたあと，主治医がこれまでの正さんの病状や治療経過を説明し，現在の状況の話に入りました．

■ 退院前合同カンファレンスの参加者

- 正さん，長女
- 病院：病棟看護師，主治医，理学療法士，退院支援看護師，松本さん
- 地域：訪問看護師，診療所の看護師，居宅介護支援事業所のケアマネジャー，訪問介護事業所の責任者

現在の病状や今後の治療方針について

主治医

心不全，肺炎，脱水とも改善しています．食事量が増えてきたことより栄養状態も少しよくなってきたので，6月27日（月）に血液データと胸のX線を最終チェックして，28日（火）に退院としましょう．
退院後に栄養状態がまた悪くならないよう，まずは好きなもので構わないので，食事を食べるようにしましょう．水分も脱水にならず，かつ心臓に負担にならないよう，1日800mLを目標に摂ってください．
薬は，強心薬（ジゴキシン），抗不整脈薬（メインテート®），抗血小板薬（小児用バファリン®）を1錠ずつ，1日1回必ず飲んでください．
利尿薬は，胸水やむくみも減ってきたので，退院後はいったん中止として，体の具合をみてその後どうするかは診療所の先生に判断してもらえるようお願いしています．
入院中に中止していた血圧の薬（アムロジン®）については，血圧130/90mmHg台で経過していますので，このまま中止して様子をみようと思います．
退院時に薬は2週間分お渡ししますので，その後はもともとかかっていた診療所の先生に診てもらい，心不全が悪化するなど入院が必要になった場合は，当院にかかれるようにします．

退院後の内服，食事，水分摂取の方法や，病状管理等について

自宅退院の方針決定後より，薬は，1日1回，朝食後に自分で飲めるよう，薬剤師さんが1包化してベッドサイドにセットしてくれていますが，正さんは気分によって薬を飲まずにそのまま置いてあったり，薬のこと自体を忘れていたりします．そのため，朝食後に必ず病棟看護師が声をかけてその場で薬を飲んでもらっています．水分も声をかけたときにだけ飲まれることが多いです．ですので，退院後は毎日薬と必要な量の水分を飲めるようにすることが大事だと思います．

病棟看護師

正さん
大げさだな〜．薬は一度や二度，飲み忘れそうになっただけなのに．きちんと飲めばいいんだろ〜．

お父ちゃんが薬を飲んでいなくて具合が悪くなったんだよ．先生方が心配してくださっているんだから，言うことを聞かないと駄目だよ．

長女

正さん
わかってるよ．

介護保険の区分変更の申請手続きは，娘さんがすでにしてくださっており，明日，病院に認定調査の担当者が来る予定です．現在の正さんの状態ですと，要介護1くらいの認定になるかなと予測しています．
退院後からは，訪問看護師さんが家に来てくれて，正さんの体の具合をみてくれたり，薬をセットしてくれる予定です．あとは，入院前に来てくれていたヘルパーさんが，退院後も来てくれることになりました．今回，正さんの具合が悪くなってから発見されるまでが遅れたので，ヘルパーさんなどの助けを借りながら，退院後は，1日1回は誰かが様子をみて，毎日食事を3食食べられ，水分と薬を飲めるようにできればと思います．その方法を，これまではケアマネジャーさんや訪問看護師さんたちと連絡をとって準備を進めてきましたが，正さんや娘さんのご希望をふまえて，ここでみなさんと一緒に相談して詰めたいです．

退院支援看護師

ケアマネジャー

6月27日（月）に娘さんに立ち会ってもらって家に介護ベッドなどを入れて，28日（火）に退院した直後から使えるようにします．火曜日も退院する時間に合わせて，私が家の前で待っているようにします．

よろしくお願いします．28日は，私は13時頃に病院に着いて，手続きなどをしたあと，タクシーで帰るので，家に着くのは14時半頃になると思います．28日から私もそのまま家に泊まり，30日の夕方まで父と一緒にいるようにします．

長女

ケアマネジャー

あと，要介護1に要介護度が上がっても，それほど多くはサービスを使えず，生活を支えるために訪問介護などを入れる必要があります．訪問看護師さんと相談し，訪問看護は週に1回，30分で，ケアプランを組もうと考えています．
さらに，介護認定がおりるまであと半月〜1か月くらいはかかると思うのですが，それまでは限度額を超えないよう，要支援2で利用できる範囲でサービスを調整するつもりです．そうすると，訪問介護は1日1回，週2回の利用と，あと，デイサービスが週1〜2回の利用が限度です．

嫁ぎ先で，姑（しゅうとめ）も介護が必要で，私が専業主婦だったこともあり，ずっと面倒をみてきました．今回，父が倒れてこっちに来るようになってから，姑を担当するケアマネジャーさんと相談して，デイサービスの回数などを増やしたんです．夫や，2人の子どもも会社に勤めていますが，平日の夜や週末は，家のことや姑の介護を手伝ってくれると言っています．ですので，毎週日曜日の午後に実家に来て，夜は泊まって月曜日の午後までいようと思います．2週間に一度の診療所の受診も，月曜日の午前中に私が車椅子で父を連れて行きます．あと，退院後しばらくの間は木曜日も泊まれるようにしますので，金曜日もヘルパーさんは来ていただかなくて大丈夫です．

長女

診療所の看護師

診療所に受診されたとき，もし何か気になることや心配なことがありましたら，気兼ねなく相談してくださいね

そうしたら，正さんが退院した週は自宅で過ごせるようにして，翌週の7月5日（火）から火曜日にデイサービス，水曜日と土曜日に訪問介護，水曜日に訪問看護を入れるようにします．

ケアマネジャー

訪問看護師

訪問看護師は，退院翌日の6月29日（水）が初回になります．訪問時に，その日の分の薬を正さんが飲まれたのを見守ったあと，翌日からの薬をセッティングします．日にちと曜日がわかるよう，薬をカレンダーに貼ろうと思っています．
私たちは週に1日しか訪問できないので，ほかの日の服薬の見守りについて，地域のスタッフで相談したところ，ヘルパーさんがしてくれるとのことです．デイサービスにも薬を持参してもらって，内服の見守りをお願いしようと考えています．そのため，薬が1日1回の服用なら，お昼に変えてもらったほうが見守りがしやすいのですが，いかがでしょうか．
水分については，水筒などを用意して白湯を800mL入れておき，毎日昼に薬を飲み終わったあとに，正さんが飲んだ量を確認して，新しいものに入れ替えるのがよいと考えています．

薬はお昼でも大丈夫です．

主治医

病棟看護師

病院でも薬を飲む時間を朝から昼に変更します．

水筒と，薬が貼れるくらいの大きなカレンダーは，家にあります．私がいる日は，薬は私が確認します．食事も何か作って用意します．佃煮とかも冷蔵庫に入れておきます．月曜日と金曜日は，昼食のあとに，夕食を用意してから帰るようにします．
あと，洗濯や掃除と，父の身体を拭くのも，姑の世話で慣れているので，私ができます．日用品や食料品も，私がいるときにスーパーから配送してもらうようにします．

長女

ケアマネジャー

承知しました．娘さんがいらっしゃらない日の食事は，昼食と夕食を配食サービスにするのはいかがでしょうか．正さんがお弁当をもって歩くのは転ぶ危険性があるため，業者さんに水曜日と土曜日の昼前にお弁当を配達してもらい，そのときに昼食分のセッティングもしてもらえるように頼みます．デイサービスの日は，夕食だけ，夕方に届けてもらうようにします．
水曜日にヘルパーさんに訪問してもらったときは，夕食のお弁当のセッティングと，翌日分の朝食の用意をお願いしたいです．土曜日は，訪問看護が入っていないので，さらに，昼食の摂取状況の確認と，服薬の見守りと，水筒などに白湯を800mL入れ直してもらうのもヘルパーさんにお願いしたいのですが，大丈夫でしょうか？
娘さんがいらっしゃるのが週末だけになったときには，朝食の食材は，水曜日に買い物に行ってもらって，パンなどを買っておいてもらえればと考えています．

ヘルパーの役割については，承知しました．入院前は，ノートを1冊娘さんに用意していただいて「連絡ノート」として，ヘルパーが訪問したときのことを記載したり，娘さんが何か気になったことを書いてくれたりしていました．退院後は，正さんの昼食の摂取量と，水筒の白湯を入れ替える際に飲まれた量も連絡ノートに記載するようにします．

訪問介護事業所責任者

長女:　宅配サービス，よろしくお願いします．私も連絡ノートに，私がいるときに父が摂った食事と水分量を書くようにしますね．ヘルパーさんが買い物をしてくださるときのお金も，入院前と同様に用意しておきます．
あと，父はもともと朝食はそんなにたくさん食べないですし，パンはあまり好きではなくて．ただ，おにぎりとかだと，これからの時期は一晩置いておくのも食中毒が心配です．バナナなら食べるかなと思います．ね，お父ちゃん．

昔板前だったとき，忙しくて飯を食う暇もないときに，バナナはぱっと食えて便利だったんだよ．
正さん

長女:　お父ちゃん，ごはんもがんばって好き嫌い言わずに食べないと，また具合が悪くなって入院になっちゃうんだからね．

わかってるけど，うまくないメシは食いたくないなぁ．せっかく退院したなら，○○庵の天ぷらそばや，かつ丼が食いてぇなぁ．
正さん

長女:　またお父ちゃん，わがまま言って．

今は，とにかく食事量を増やすことのほうが大事なので，食べられるのであれば，天ぷらそばやかつ丼も食べていいですよ．肉や魚を食べるとタンパク質も摂れますし．ただし，そばつゆは飲まないようにしてくださいね．
主治医

正さん:　さすが先生，話がわかるねぇ．

では，デイサービスに行った日の夕食は，出前にしましょうか．
ケアマネジャー

長女:　本当に父がわがままを言ってすみません．私が家に行ったときに，父に希望を聞いて出前を注文して，代金も払っておくようにします．すぐ近所の顔見知りのお店なので，頼めば部屋の中まで運んでくれると思います．

食事や薬などはプランができましたね．次に，移動について相談をしたいです．
退院支援看護師

家屋内の移動と緊急時の対応方法について

理学療法士

昨日，正さんの自宅に家屋調査に伺いました．これが家の見取り図ですが（p.57），介護ベッドをトイレに近い6畳の和室に設置することで，1人でトイレに行くことができそうです．移動途中に壁の伝い歩きが必要で，昨日正さんにやってもらいましたができていました．また，ベッドから台所までも家具に手をついたり，壁伝いに歩け，冷蔵庫のものを取ることができるでしょう．
玄関は30cmの段差があるため，レンタルの両手手すりを設置する予定で，これがあれば玄関の昇降ができて，朝晩に鍵の開け閉めを正さんができると思います．リハビリで，玄関の段差を想定した昇降運動はすでに行っており，本日より壁の伝い歩きもメニューに加えて，退院まで練習を続けようと考えています．

訪問介護事業所責任者

入院前は，玄関・勝手口とも開けっ放しのことが多かったのですが，ごくまれに両方とも鍵がかかったまま中で正さんが昼寝をしていて，ヘルパーがいくらチャイムを鳴らしたり，電話をかけても応答がないことがありました．そのため，緊急時のことを考え，訪問介護事業所で家のスペアキーを預からせていただいていました．

ケアマネジャー

退院後，訪問介護事業所と，訪問看護ステーションでも鍵を預からせていただいてよろしいでしょうか．鍵を預かるにあたっては，きちんと契約書を交わし，決められた方法で適切に管理いたします．

長女

入院前もスペアキーを使ってヘルパーさんに家に入っていただいていたので，とくに差し支えありません．看護師さんにも鍵を持っていただいていたほうが安心です．デイサービスや弁当の宅配業者などが来られたときに，鍵が閉まっていて父の応答がなければ，私の携帯に電話をしてもらうようにします．
ただ，私の自宅が遠くて片道2時間弱かかり，すぐにこちらに向かえないこともあると思います．そのときはお手数をおかけして大変申し訳ありませんが，スペアキーを使って父の様子を確認していただいてもよろしいでしょうか？

訪問介護事業所責任者

娘さんがこちらにいらっしゃるまで時間がかかり，その間気がかりだと思います．もし正さんが具合が悪かった場合はすぐに対応したほうがよいですし，訪問介護事業所でスペアキーをお預かりしていますし，うちの事業所のほうが訪問看護ステーションよりも正さんの家に近くて自転車で5分もあれば着けます．居宅介護支援事業所も同じ敷地内にあってケアマネジャーにすぐ声をかけられますので，娘さんがこちらに向かわれるのと同時に，私たちが来て，先に鍵を開けて正さんの様子を確認しますよ．

訪問看護師

正さんの体の具合が悪い場合は，緊急連絡先として訪問看護師が24時間電話を受けますので，訪問したときなど，体調で何か気になることがありましたら遠慮なく連絡してください．

ケアマネジャー

ご家族が第1連絡先ですが，鍵が開いていたとしても，正さんが倒れていた場合のことなどを考えると，すぐに誰かに連絡がつくようにしたほうがよいと思います．娘さんの連絡先とともに，鍵が閉まっていた場合は訪問介護事業所に，正さんの体調が悪い場合には訪問看護ステーションに連絡をするように，緊急連絡先のリストを作って，宅配業者など関係する方にお渡ししましょう．

訪問看護については，24時間緊急の連絡を受けたり必要により臨時に訪問する「緊急時訪問看護加算」をご希望により毎月算定することになっていましたが，緊急にヘルパーさんが訪問したときは「緊急時訪問介護加算※」を算定して対応させていただきますね．

あと，居住地域の自治体の高齢者サービスで，緊急通報システムのペンダントがあり，手続きは退院してからでないとできませんが，利用するのはいかがでしょうか．

※「緊急時訪問介護加算」は，利用者や家族などからの要請に基づいて，ケアマネジャーと連携し，あらかじめ計画された以外の指定訪問介護を緊急に行った場合に，1回につき100単位算定することがきる．

いろいろありがとうございます．ペンダントも申し込みをしたいです．よろしくお願いします．

長女

診療所の看護師

退院後，最初の1か月は，A総合病院から訪問看護指示書を出してくださいますが，次からは，当院から出すと院長が申しておりました．

院長先生によろしくお伝えください．入院中の情報は，診療情報提供書としてお渡しします．

主治医

正さん

なんだよ．オレが具合が悪くなったときのことばかり話しやがって．家の鍵も，どうせ盗まれるようなものなんてないから，かけなきゃいいんだろう．

それは，それで，心配です．

病棟看護師

長女

お父ちゃんのことを心配して，みなさんが話し合ってくださっているのに．これまで何回も心不全で入院してるし，今回だって，あとちょっと倒れているのを見つけてもらうのが遅かったら，手遅れになっていたかもしれないんだからね．お父ちゃんもちょっとでも具合が悪かったら，いつも黙ってるけど，かならず誰かに言ってよね．お父ちゃんには，長生きしてもらいたいんだから．

なんだよ，もうわかったよ．

正さん

ケアマネジャー

退院後しばらくの間は，娘さんに少しご負担をかけますが，介護は長期的に続きますので，くれぐれも無理はなさらないでくださいね．介護認定がおりたら改めてプランを相談しましょう．

これで，ひと通り本日予定していた内容は話し合われたと思うのですが，何かほかに相談したいことや話したいことはありますか？	 退院支援 看護師
一同　とくにないです．	
では，これでカンファレンスを終了します．みなさん，本日はお忙しいなかお集まりくださり，ありがとうございました．また，退院に向けて引き続きどうぞよろしくお願いします．	 退院支援 看護師
 長女　こんなにたくさんの方が父のために，本当にありがとうございます．お父ちゃん，いよいよお家に帰れるよ．	
おう．	 正さん

　カンファレンスの終了後，長女は帰宅するため，松本さんは実習最終日のあいさつをしました．長女は，「こんな父だから大変だったでしょう．でも，実は，松本さんが中学生くらいにも見えるから，父が昔の私を思い出して，気になるようで，『若いお嬢さん』って私に言っていたの．『看護学生の松本さんでしょう』と私が何度言っても名前を覚えられないの．わざわざ家まで来てくれたり，父の昔話まで聞いてくれてありがとう」と声をかけてくれました．松本さんは，正さんが自分のことを話題にしてくれていたことを知り，うれしくなりました．

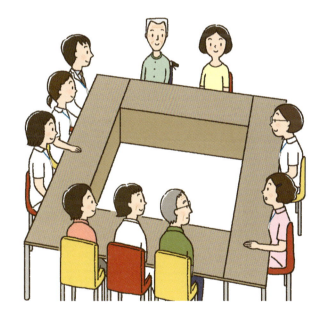

退院支援計画を実習指導者に向けて発表

　松本さんは，退院前合同カンファレンスの内容をふまえて修正した看護過程に関する実習記録を，佐藤先生と桐谷さんにみてもらいました．

■ 松本さんが修正した情報関連図

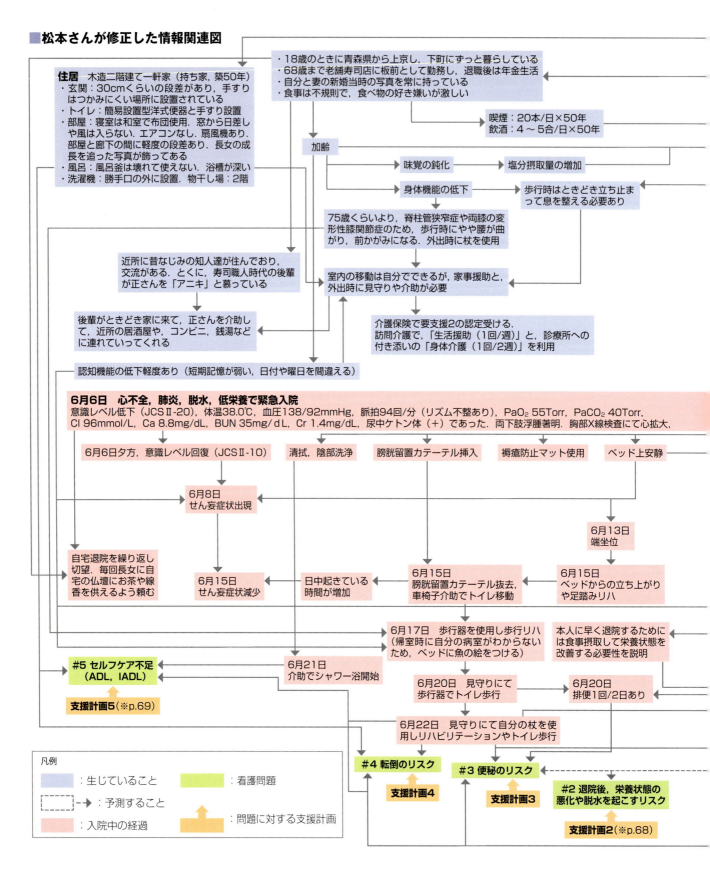

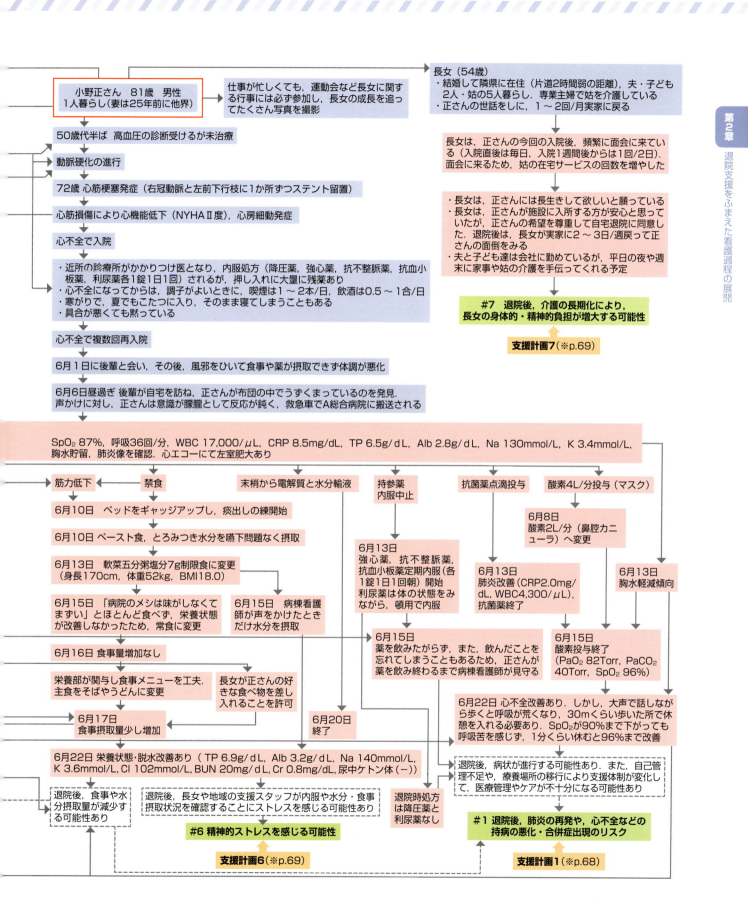

■ 退院後に起こりうる問題に対する支援計画

全支援共通
① 長女が介護保険の要介護認定の区分変更申請手続きを実施
② 病院と地域の専門職種間で，必要な情報を伝達・共有する（電話や対面での直接会話，診療情報提供書や看護サマリー等の書類の送付）

支援計画1：退院後，肺炎の再発や，心不全などの持病の悪化・合併症出現のリスク
① 入院中より服薬時間を朝から昼に変更．内服薬を一包化してベッドサイドにセットし，内服時間に声かけと見守り（主治医，薬剤師，病棟看護師）
② 本人と長女に，薬の効果や副作用，服薬の必要性の説明（主治医，薬剤師，病棟看護師）
③ 本人と長女に，食事メニューの助言・指導（入院中：主治医，管理栄養士，病棟看護師，退院後：訪問看護師，診療所医師・看護師，デイサービスの看護師）
④ 退院後に，病状の観察（診療所医師・看護師，訪問看護師，デイサービスの看護師）
⑤ 退院後に，薬を処方（診療所医師）
⑥ 退院後に，カレンダーに内服薬のセッティング（訪問看護師1回／週）
⑦ 退院後に，服薬状況の確認（1回／日・昼）（長女，ヘルパー，訪問看護師，デイサービスの看護師）
⑧ 退院後に，食事や飲み物の用意，摂取量や内容の確認（支援計画2・5参照）
⑨ 本人に，体調がすぐれなかったり，いつもと調子が異なる場合は，長女や支援スタッフ等に伝えるように説明（入院中：病棟看護師，主治医等，退院後：訪問看護師，診療所医師・看護師等）
⑩「連絡ノート」を使用し，情報を共有（長女，地域の支援スタッフ）
⑪ 退院後の病状悪化時や緊急時の連絡・対応方法の決定（全員）
・家の鍵が閉まっていて正さんの安否が確認できない場合：長女と訪問介護事業所に連絡
・正さんの体調が悪い場合：訪問看護ステーションに連絡
・訪問看護ステーションと訪問介護事業所で家のスペアキーを預かる
・緊急連絡先のリストを作成し，関係者に配布
・入院治療が必要な場合：A総合病院が対応
・退院後，長女が自治体に緊急通報システムのペンダント利用を申請

支援計画2：退院後，栄養状態の悪化や脱水を起こすリスク
① 本人と長女に，食事や水分摂取の必要性の説明や，食事メニューに関する助言・指導（入院中：主治医，管理栄養士，病棟看護師，退院後：訪問看護師，診療所医師・看護師，デイサービスの看護師）
② 退院後，医療職による病状観察や，栄養状態や脱水症状の確認（診療所医師・看護師，訪問看護師，デイサービスの看護師）
③ 退院後，水筒に白湯を800mL入れる（1回／日・昼）（長女，ヘルパー，訪問看護師，デイサービスのスタッフ）
④ 退院後，食事の用意・セッティング（支援計画5参照）
⑤ 退院後，水分摂取量，食事の摂取量や内容の確認（長女，ヘルパー，訪問看護師，デイサービスのスタッフ）
⑥ こたつの撤去，エアコン設置の手配（長女）

※支援計画3～4は省略

支援計画5：セルフケア不足（ADL，IADL）		
	入院中	退院後
移動	要介助	①退院後の自宅での生活に即したリハビリテーションや病棟での日常生活援助（病棟看護師，理学療法士） ②退院後，リハビリテーションの継続（デイサービス2回/週） ③退院後，トイレや玄関への室内移動を1人で行えるようにするため，介護ベッドや両手でつかめる手すりなどの福祉用具を設置（ケアマネジャー，福祉用具専門相談員，長女，理学療法士，退院支援看護師） ④かかりつけの診療所に車椅子介助にて通院（長女），車椅子レンタル（ケアマネジャー）
排泄	見守り	①退院後，自分でトイレに歩行
食事摂取	要介助	①自宅のベッドサイドに置くテーブルの用意（長女） ②退院後，食事をベッドサイドのテーブルにセッティング（3食/日）（長女，ヘルパー，配食サービスのスタッフ，出前に来た店員） ③デイサービスの利用（2日/週の昼食）
清潔	要介助	①シャワー浴介助（デイサービス2回/週） ②清拭（長女） ③退院後，落ち着いたら風呂釜を修理予定（長女）
口腔ケア	見守り	①退院後，歯磨き・うがい，部分入れ歯の洗浄は，洗面所にて自分で実施 ②退院後，口腔内の衛生状況の確認（訪問看護師，デイサービスの看護師，長女）
更衣	要介助	①退院後，更衣の見守りと一部介助（長女，デイサービス）
洗濯	要介助	①ヘルパー（1日/週：水曜日），長女
調理	要介助	①配食サービス利用（2～3日/週の昼・夕食） ②デイサービス利用（2日/週の昼食） ③出前の利用（2日/週の夕食） ④長女が実施
買い物	要介助	①ヘルパー（1日/週：木曜日），長女が買い物を実施 ②スーパーの配送サービスの利用（注文は長女が実施）
掃除	要介助	①長女が実施
財産の管理	要介助	①長女が介助（医療保険や介護保険の自己負担分の支払い，出前やヘルパーが買い物をするお金の準備等）

支援計画6：精神的ストレスを感じる可能性

①退院後，正さんの気持ちの傾聴（地域の支援スタッフ）
②正さんの意向等もふまえた支援方法の検討（全員）

支援計画7：退院後，介護の長期化により，長女の身体的・精神的負担が増大する可能性

①退院後，長女の話の傾聴，声かけ（地域の支援スタッフ）
②退院後，長女の心身の状況を確認（診療所医師・看護師，訪問看護師，ケアマネジャー等）
③退院後，長女が実家にいる日に，ケアマネジャーが毎月のモニタリング訪問を実施
④長女に，心配なことや気になることがあったら遠慮せずに相談するように伝える（診療所医師・看護師，ケアマネジャー，訪問看護師等）
⑤フォーマルサービスとインフォーマルサービスを組み合わせて支援体制を整備するなど，長女の介護負担が軽減するように工夫する（全員）

■退院支援の目標

　栄養状態やADL等ができる限り改善した状態で，安心・安全に正さんが自宅で独居での生活を再開することができる．また，退院後，地域の支援スタッフや長女のサポートを受けて，心不全等の持病が悪化することなく，あるいは症状出現時に早期発見・対応され，長年暮らした自宅で，近所の仲間達と交流をもち，正さんらしい生活を続けることができる．

■退院後に起こりうる問題と支援の方向性

＃1　退院後，肺炎の再発や，心不全などの持病の悪化・合併症出現のリスク

　正さんは81歳の男性である．50歳代半ばで高血圧と診断されるも治療せず，72歳で心筋梗塞を発症しステントを留置した．心筋損傷により心機能が低下し（NYHA Ⅱ度），心房細動も発症し，心不全にて複数回入院歴がある．

　今回は，風邪をひいて食事と内服ができなかったことで具合が悪化し，A総合病院に救急搬送された．心不全，肺炎，脱水，低栄養で緊急入院し，酸素投与，膀胱留置カテーテルを挿入しベッド上安静，末梢より電解質と水分輸液，抗菌薬点滴の治療が行われた．せん妄症状が出現したこともあり，早期より状態をみながらリハビリテーションが進められた．

　正さんは薬や水分を自分からは飲まず，加齢による軽度の認知機能の低下で飲んだことを覚えていないこともあるため，病棟看護師が声をかけて飲み終わるまで見守っている．食事も「味が薄くてまずい」と言って食事量が増えずにいたが，食事メニューの工夫等を行い，栄養状態や病状が回復して自宅に退院することになった．

　退院後は，脱水にならず，かつ心臓に負担をかけないよう，水分を1日800mLを目標に摂る必要がある．内服薬の強心薬，抗不整脈薬，抗血小板薬は継続し，利尿薬と降圧薬は飲まずに様子をみることになった．

　正さんは1人暮らしで，退院後にも，食事が不規則で偏ったり，水分や薬も飲まないなど入院前と同様な暮らしを続けた場合，肺炎が再発したり，心不全などの持病の悪化や，血栓症などの合併症が出現するリスクが高い．さらに，SpO_2が下がっても呼吸苦などの自覚症状がないことや，今回，布団の中でうずくまっているのを知人に発見されて入院になったように，具合が悪くても黙っていることから，病状が重症化する可能性も高い．

　そのため，日頃の生活の中で正さんの体の具合をみることができるよう，入院前から通院しているかかりつけの診療所に加え，退院後からは，訪問看護やデイサービスも利用することとなった．さらに，訪問介護によって，内服状況や水分摂取量の確認もしてもらうこととなった．

　正さんの希望やこだわり・楽しみも尊重しつつ，退院後に心不全等の持病が悪化することがなく，あるいは，症状出現時に早期発見・対応され，長年暮らした自宅で生活を続けることができるように努めていく．そのためには，病院内外の支援スタッフと協力・連携し，退院に向けて，本人や長女への指導や，退院後の療養環境の整備，病状悪化時の対応方法の申し合わせなどを行う必要がある．

#2 退院後，栄養状態の悪化や脱水を起こすリスク

　正さんは，食事の好き嫌いが激しく，今回の入院中も食事量が増えなかった．そのため，塩分制限食から常食に変更し，栄養部も関与して，主食をそばやうどんに変更するなど，正さんの嗜好や状態にあわせて食事メニューを工夫した．さらに，長女が差し入れをするのを許可し，本人には，早く退院するために栄養・水分の摂取が必要であることを説明した．これらにより，正さんの食事量が増え，栄養状態が改善した．

　水分は病棟看護師がすすめると，その場では飲んだ．しかし，退院後は1人でいる時間が長く，もともと偏食であることより，食事や水分摂取量が減ることが予測され，再び栄養状態の悪化や脱水を起こすリスクが高い．低栄養や脱水になることで，筋力・体力のさらなる低下や，循環動態に影響を与えて持病である心疾患の病状悪化や合併症出現のリスクも高まる．

　そのため，病院内外の多職種と協力し，塩分摂取量だけを注意するのではなく，食事摂取量が増えずに栄養状態が改善しないことによる体への影響も考える必要がある．

　また，全身状態をみながら，食事内容を工夫したり，本人に食事摂取や水分摂取の声かけを行うなど，退院後も食事や水分摂取量を維持することができるように支援する．

　また，正さんは入院前，訪問介護で買い物の援助などを受けるとともに，知人の介助を受けて，杖を使って歩いて近所の飲食店やコンビニに行くこともできていた．しかし入院後は，ベッド上安静により筋力が低下し，体力や身体機能も入院前の状態までは回復しておらず，毎回ベッドサイドまで食事を運んでもらっている．そのため，退院後は買い物，食事の準備・セッティングなどの支援が必要であり，低栄養や脱水を防ぐためにも，セルフケア不足の問題を別途立案（#5参照）し，本問題とあわせて支援策を検討する．

　なお，自宅にはエアコンがなく，隣の家と隣接していることにより，部屋の窓からの換気も悪い．さらに，正さんは夏でもこたつに入って眠ってしまうこともあった．今後，季節が夏に向かい気温が上昇するため，脱水等にならないよう，自宅の環境も整備していく必要がある．

※ここでは，#3～#4は省略します．

#5 セルフケア不足（ADL，IADL）

　正さんは加齢により身体機能が低下し，脊柱管狭窄症や両膝の変形性膝関節症があって杖を使用している．さらに，心筋梗塞後に心機能が低下して歩行時に息切れがある．

　入院前は，訪問介護で通院介助や家事援助を受けたり，知人に介助してもらって銭湯やコンビニに行くなどして独居で生活していた．しかし，今回の入院でベッド上安静となり，入院早期よりリハビリテーションを開始したものの，下肢筋力や体力，全身状態とも入院前の状態まで回復しておらず，セルフケア能力（ADL，IADL）も低下している．セルフケアが不足することで，病状が悪化したり，活動範囲が縮小してさらなる身体機能や認知機能の低下を招いたり，寝たきりの状態に進行することも危惧される．

　そのため，病院内外の多職種と連携し，正さんの状態をみながら，安全に注意し，なるべく活動範囲が広がり自分でできることが増えるように支援をしていく必要がある．たとえば，病院でのリハビリテーションや，病棟でのトイレ歩行時に壁伝いに歩くなど，退院後の自宅での生活に即した日常ケアを行ったり，自宅の療養環境を布団から介護ベッドに変更し，ベッドをトイレに近い部屋に設置するなど，整備する必要がある．

　また，退院後は長女が介護のために2～3日／週（退院直後は4日／週）実家に来ることとなった．介護保険の区分変更も申請しており要介護1程度の認定がおりることが見込まれるが，利用できる在宅サービスは限られる．そのため，ADL・IADL援助について，本人や長女，病院内外のスタッフで，正さんのこれまでの生活スタイルも考慮し，宅配サービスや出前を利用するなど工夫をしながら，誰が・いつ・何をどのように行うかなど，漏れがないよう細かく打ち合わせを行う．

#6　精神的ストレスを感じる可能性

　木造一軒家の自宅は，正さんが寿司職人として働いて建てたものであり，約50年住み続け，家族との思い出がたくさん詰まっている．亡くなった妻の仏壇もあり，近所に仲間もいるため，正さんは退院後も自宅で生活することを強く希望している．

　しかし，心不全で繰り返し入院をしていることや，今後も持病の悪化や合併症の出現などによって，自宅での療養生活が継続できなくなるリスクがある．そのため，退院後は長女や地域の支援スタッフが，正さんに内服や水分・食事摂取の声かけや確認をすることとなった．

　正さんは，自宅で生活を続けるためには，食事や生活について自ら注意していくことが必要であるとわかってはいるものの，自分なりのこだわりがあるため，長女や他者による介入に精神的ストレスを感じ，拒絶する可能性がある．

　そのため，食事メニューには正さんが好きな出前を取り入れて，そばを食べるときにつゆは残してもらったり，佃煮を購入する際は減塩のものを選んでもらって塩分を摂りすぎないようにするなど工夫する．疾患だけに着目してすべてを厳重に管理するのではなく，正さんの現在の状態，希望や嗜好，年齢や性格，これまでの生活，QOLなどもふまえて，どうすることが正さんにとって最良であるかを考え，支援内容を検討する必要がある．

#7　退院後，介護の長期化により，長女の身体的・精神的負担が増大する可能性

　長女は54歳で，夫・子ども2人・姑と一緒に隣県に住んでおり，入院前は実家に1～2回/月，正さんの世話をするために片道約2時間かけて戻っていた．長女は専業主婦であるが姑を介護しており，今回正さんが入院した後は，面会に来るために姑を担当するケアマネジャーと相談してデイサービスの回数等を増やした．

　長女は，正さんに大切に育ててもらったことを感謝しており，正さんに長生きして欲しいと願っている．入院当初は正さんが施設に入所するほうが安心と思っていたが，正さんの希望を尊重して自宅への退院に同意し，退院後は実家に戻る頻度を2～3日/週に増やして自分がサポートをすることを決めた．夫と子どもたちは会社に勤めているが，平日の夜や週末に家事や姑の介護を手伝ってくれることとなった．

　しかし，長女は実家に通って正さんの介護を行いながら，自宅でも家事や姑の介護をする必要があり，この生活が長期的に続くことで，身体的疲労が蓄積したり，夫や子どもたちにも協力してもらうことに対して，申し訳なさを感じる可能性がある．

　そのため，病院内外の多職種と連携し，長女の介護負担が軽減できるよう，介護保険による在宅サービスに加え，出前を利用するなど，インフォーマルサービスも組み合わせて退院後の正さんの支援体制を整備する．

　長女が実家にいる日は在宅サービスが入らないため，訪問看護師は長女に会える機会が少ない．診療所の看護師や医師は，定期受診時に長女と会うことができるため，長女の身体的・精神的状態も確認し，必要時には在宅の支援チームで情報を共有する．また，ケアマネジャーの毎月のモニタリング訪問を長女がいる日にするなど，長女が気軽に相談できるよう工夫する必要がある．

実習病院での実習最終カンファレンス

松本さんは，今回の退院支援実習を通して学んだことを発表しました．

- 退院支援の実習で小野正さんを担当させていただき，最初の頃は，正さんの様子から1人で暮らすことのリスクばかりに着目して，自宅に退院して本当に大丈夫なのかと思っていた．しかし，実習中に娘さんにも会うことができ，家族写真を見たり，正さんが若いときからの話を伺い，自宅にも訪問させていただき，近所の仲間にもお会いして，正さんを患者さんとしてだけではなく，仕事をして家庭を築いてきた人生の先輩であると深く感じた．また，1人暮らしであっても，たくさんの思い出があり，生活してきた家や地域に帰ることを切望する正さんの気持ちを理解できた．

- 今回，退院前合同カンファレンスにも同席させていただくことができた．そこでは，患者さんが家に帰りたいと希望するのであれば，すぐに難しいと判断するのではなく，家族にも，介護だけでなくそれぞれの生活や役割があることもふまえたうえで，自宅退院を実現するためには何が問題になるのかを洗い出していた．そのうえでどうしたらよいか，対応策を病院内外の支援スタッフと，患者・家族も一緒に話し合っていた．個別性に応じた目標や具体的な支援プランを立てるためには，病気に関してだけではなく，患者さんや家族の希望，これまでの生活など，さまざまな情報が必要であり，みんなでアイデアを出し合い，細かい内容まで検討していることを学んだ．

- 退院支援に関する打ち合わせなどをする際に，本人が参加することの重要性を理解した．家屋調査のときに正さんが実際にトイレまで歩けるかを確認し，その結果をふまえて，病院内の支援内容が変更されていた．また，退院前合同カンファレンスでは，正さんの希望を聞きながら多職種で話し合うことで，正さんが，退院後の生活のイメージや，退院に向けた目標を具体的にみることができ，リハビリテーションのときなど，主体的な言動が増えたように感じた．

など

　実習最終カンファレンスが終わったあと，松本さんは正さんのもとに行き，お礼とお別れのあいさつをしました．
　正さんは照れくさそうに下を向いていましたが，松本さんと一瞬目を合わせた後，「おう」とだけ返事をしました．松本さんは笑顔になりました．

実習終了後の正さんや家族の様子

介護保険の認定調査

　6月24日(金)に，介護保険の認定調査員が病院に来院しました．正さんの状態を適切に評価してもらえるよう，認定調査時には，病棟看護師と退院支援看護師が同席して，心機能の低下があり歩行により息切れが生じることや，認知機能の低下があり服薬の見守りが必要なことなどの情報を，調査員に伝えました．また，主治医も「主治医意見書」の「特記すべき事項」の欄に，正さんの状態や必要な医療管理について注意事項を記載しました．

　正さんは，退院まで，リハビリテーション時や病棟でのトイレ歩行時に壁伝いに歩くなど，退院後の自宅での生活に即した日常ケアを受けました．6月27日(月)の検査結果では各データとも改善がみられ，28日(火)に予定どおりに退院しました．

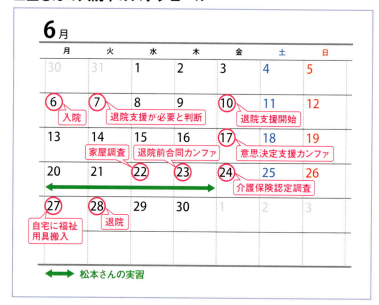

■正さんの入院中のスケジュール

退院後の様子

　退院後，正さんは，長女の助けや在宅サービスに加え，後輩をはじめ近所の仲間たちが，居酒屋や銭湯に行くついでなどに毎日家に寄ってくれ，夕食のときはたいてい誰かが一緒にいました．

　7月下旬に要介護1の認定がおり，正さんの状態も落ち着いてきたので，デイサービスや訪問介護の利用回数を増やし，長女は日曜日と月曜日だけ実家に来ることになりました．

　正さんは，風邪をひいたときなど，たまに心不全の状態が悪くなることもありましたが，訪問看護師やかかりつけ医などによる適切な対応を受け，入院を回避したり，入院しても早期に治療を受けて短期間で退院し，自宅での生活を続けています．

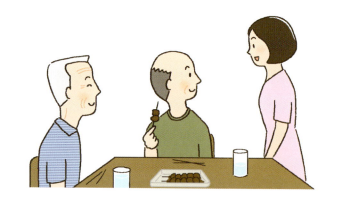

■ 退院後の正さんの生活および支援スケジュール

7月

月	火	水	木	金	土	日
27	28 退院 長女宿泊 →	29 13：30 訪問看護 （初回）	30	1 昼前：宅配 （昼食のみ） 13：30 訪問介護 夕：出前	2 昼前：宅配 （昼・夕食） 13：30 訪問介護	3 長女宿泊（月まで）
4 診療所受診（初回） →	5 デイサービス （初回） 夕：出前	6 昼前：宅配 （昼・夕食） 13：30 訪問看護 16：00 訪問介護	7 長女宿泊（金まで） →	8	9 昼前：宅配 （昼・夕食） 13：30 訪問介護	10 長女宿泊（月まで）
11 →	12 デイサービス 夕：出前	13 昼前：宅配 （昼・夕食） 13：30 訪問看護 16：00 訪問介護	14 長女宿泊（金まで） 診療所受診（18日 祝日のため）	15	16 昼前：宅配 （昼・夕食） 13：30 訪問介護	17 長女宿泊（月まで）
18 海の日 →	19 デイサービス 夕：出前	20 昼前：宅配 （昼・夕食） 13：30 訪問看護 16：00 訪問介護 要介護1認定される （ケアプラン一部変更）	21 長女日帰り	22 デイサービス 夕：出前	23 昼前：宅配 （昼・夕食） 13：30 訪問介護	24 長女宿泊（月まで）
25 →	26 デイサービス 夕：出前	27 昼前：宅配 （昼・夕食） 13：30 訪問看護 16：00 訪問介護	28 昼前：宅配 （昼・夕食） 13：30 訪問介護 ＊木も訪問介護利用へ	29 デイサービス 夕：出前	30 昼前：宅配 （昼・夕食） 13：30 訪問介護	31 長女宿泊（月まで）

・介護ベッド（自費レンタル1000円／月），車椅子（自費レンタル500円／月），手すり貸与（600点／月）
・訪問看護はⅠ2（30分未満）＋緊急時訪問看護加算あり
・訪問介護は生活援助3＋本人や家族の要請により緊急に訪問したときは「緊急時訪問介護加算」を1回につき100単位算定

注）介護保険における軽度者に対する福祉用具貸与について

介護保険において，軽度者（要支援1・2，要介護1）は，福祉用具貸与種目のうち，a～gは保険給付を受けることができません．ただし，軽度者であっても，身体の状況に照らして一定の条件にあてはまる場合は利用することができます．
正さんは軽度者のため，介護ベッドと車椅子を自費でレンタルすることになりました．レンタル料は業者により異なりますが，介護保険の自己負担額に近い価格で設定している所もあります．

a. 車椅子および車椅子付属品
b. 特殊寝台および特殊寝台付属品
c. 床ずれ防止用具
d. 体位変換器
e. 認知症老人徘徊感知機器
f. 移動用リフト（つり具の部分を除く）
g. 自動排泄処理装置（要介護3以下は原則貸与不可）
h. 手すり（取り付け工事を伴わないもの）
i. スロープ（取り付け工事を伴わないもの）
j. 歩行器
k. 歩行補助つえ

事例②のまとめ
患者さんを一人の人として関心をもち，地域や社会とのつながりも大切にしましょう

松本さんは退院支援の実習で小野正さんを担当し，最初は正さんとうまく話をすることができませんでしたが，主体的に実習に取り組み，ベッドサイドに何度も足を運びました．そして，帽子をかぶっている正さんに「素敵ですね」と声をかけたことをきっかけに，正さんや長女と会話を続けることができ，心の距離が縮まって関係を構築することができました．

松本さんにとって正さんは自分の祖父母以上の年齢で，自分とは生きてきた時代や生活様式，価値観も異なるため，退院後の生活をイメージすることは難しいものでした．そのため，最初は病気のリスクだけに着目し，自宅に退院して大丈夫なのかと心配していました．

しかし，正さんを1人の人として，また，人生の先輩として関心をもち，1つひとつ知ることによって，正さんの希望や性格，地域での暮らしや仲間とのつながり，長女自身の生活などにも目を向け，自宅退院の実現に向けて，松本さんなりに退院支援のプランを考えることができました．

本事例では，正さんが自分の希望をはっきり伝えることができ，また，長女が正さんの意向を尊重し，長女の家族の理解や協力も得たことで，正さんの希望通り自宅に退院することができました．しかし，家族の意向が重視されて，本人の希望と異なる場所に退院となることも多くあります．

本人が家に帰りたいと希望しているのなら，最初から無理と判断するのではなく，どうしたら帰れるのかを検討することが大切です．本人が暮らしてきた環境や，築いてきた人や社会とのつながりを生かし，そこに在宅サービスなどの支援を加えることなどで，希望している場所に退院できる場合があります．

そのためには，病棟看護師をはじめとする多職種とともに，看護学生もチームの一員であるという自覚をもつことが大切です．患者や家族に関心をもってかかわり，ベッドサイドでの何気ない会話からも，病気だけではなく，その人を知ろうと意識していきましょう．

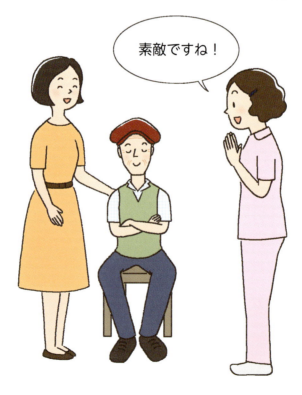

事例③ 癌終末期で自宅に退院する事例
―新人病棟看護師による退院支援の看護過程の展開―

A総合病院における新人看護師への退院支援に関する院内研修

　A総合病院では，クリニカルラダーに沿って，病院の看護師に対し教育を行っています．毎年新人看護師への現任教育の1つとして，退院支援に関する研修をしています．新人看護師たちは，入職時のオリエンテーションで，退院支援看護師から，スクリーニング票など病院の退院支援に関するしくみの概要や，地域連携センターの役割などについて説明を受けます．

　また，実技研修では，採血の演習とともに，在宅用の輸液ポンプや酸素濃縮器といった在宅医療機器の扱い方も学びます．そして，新人看護師たちは6月頃から夜勤業務に入り，夜勤業務を何回か経験して落ち着いてきた9月に，退院支援に関する研修を受けます．

　退院支援に関する研修では，最初に1日かけて全体研修を行います（9月5日）．この日は，新人看護師全員が出席できるよう，勤務が組まれます．新人看護師たちは，午前中に，退院支援に関する世の中の動きや，退院支援における看護過程の展開方法などの講義を受けます．午後は，4～5人ずつのグループに分かれ，退院支援の看護過程の事例検討を行います．

　さらに，全体研修の翌日以降に，新人看護師たちは，各所属部署で受け持ち患者さんを1人決め，所属病棟の看護師長やプリセプターなどから指導やサポートを受けながら，"病棟看護師"として退院支援を実施します．なお，本書の退院支援における看護過程の記録については，"退院支援看護師"の立場で記載します．

　また，退院支援を実施した患者さんの退院後に，訪問看護師やケアマネジャーから患者さんの退院後の状況や，実施した退院支援についての評価を聞きます．患者さんや家族の許可がおりて可能な場合には，患者さん宅に訪問看護師が訪問する時に新人看護師が同行させてもらいます．これらの結果を，新人看護師たちは年度末の中央研修で発表することになっています．

■ A総合病院における「新人看護師の退院支援に関する研修」の年間スケジュール

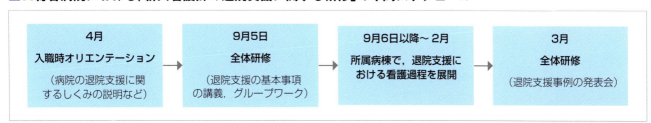

退院支援を担当する患者さんの決定，挨拶，情報収集

女性科病棟に所属する新人看護師の沢木さん(仮名)も受け持ち患者さんを1人決め，退院支援を行うこととなりました．A総合病院は産科と婦人科の病棟が分かれており，女性科病棟には，婦人科の患者さんと，乳癌などの乳腺外科の患者さんが入院していました．

9月10日(月)に，女性科病棟の看護師長と，プリセプター看護師の浦部さんが相談して，牧村優子さん(仮名)を受け持つことを沢木さんに提案しました．優子さんは41歳の女性で，沢木さんが入職する前年の10月に卵巣癌の試験開腹および腫瘍摘出手術目的で女性科病棟に入院しており，今回は癌性腹膜炎によってイレウスを起こしたため，1週間ほど前に緊急入院した患者さんでした．

沢木さんは，病状が回復して退院の見通しがたってきた患者さんの退院支援を受け持つと思っていたため，癌がかなり進行している優子さんを受け持つことを提案され，最初は戸惑いました．しかし，先週末に優子さんの娘たちが面会に来ていたのを思い出して，自分が少しでも役に立てたらと思い，また，浦部さんが「優子さんの退院支援を一緒に考えましょう」と後押ししてくれたため，受け持つことを決めました．

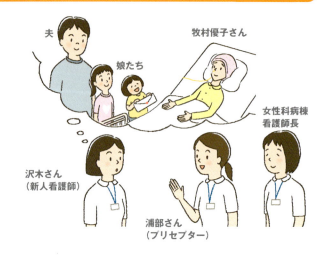

沢木さんは，浦部さんと一緒に優子さんのもとに行き，入院時より担当している浦部さんとともに担当させていただくことをあいさつしたあと，電子カルテで改めて優子さんの情報を確認しました．さらに，浦部さんが，前回の入院時のことやカルテに載っていない詳細な情報などを口頭で補足してくれました．

■沢木さんが確認した退院支援を担当する患者さんの情報

- **患者**：牧村優子さん（仮名）　41歳　女性
- **主訴**：腹痛，吐気・嘔吐，腹部膨満感
- **診断名**：卵巣癌（Ⅳ期），転移性肝癌，腹膜播種・癌性腹膜炎，腹水貯留，イレウス，低栄養
- **既往歴**：なし
- **家族**：夫（41歳）と娘2人（小学校5年生（11歳）と1年生（6歳））の4人暮らし．優子さんの母親（65歳）が隣県に住んでおり，優子さんの家までは電車とバスで片道約2時間半かかる．父親は優子さんが中学2年生のときに癌で亡くなり，以後母親が生命保険会社の外交員をして女手ひとつで優子さんを育てた．
- **住居**：一戸建て（持ち家）
- **経済状況**：夫は会社員で，都心にある電気メーカーの営業部に勤務．通勤に片道1時間半かかる．本人は，以前は近所のケーキ店で販売のパートをしていたが，現在は辞めて専業主婦．医療保険（負担率30％）．実母が務める生命保険会社の医療保険に優子さん名義で加入している．

〈家族図〉

◎：本人
○：女性
□：男性
■：死亡
○：同居家族

・現病歴：

> 症状出現から，前回の入院・手術まで

2017年5月頃より腹部に張りを感じるも，パートや家事，子育てで忙しく，そのまま様子をみていた．腹部の張りが次第に強くなり，下腹部が大きく張り出すようになって痛みも出てきたため，10月10日（火）に近所の婦人科クリニックを受診した．卵巣癌が疑われ，10月11日（水）に紹介にて当院婦人科外来初診．検査の結果，悪性の卵巣腫瘍でほぼ間違いはないと診断された．外来の医師より優子さんと夫に病名と病状が説明され，試験開腹および腫瘍摘出手術目的にて10月25日（水）に女性科病棟に入院し，10月26日（木）に手術実施．手術中，肉眼的に右卵巣が大きく腫大して腹水が貯留しており，左右卵管や左卵巣，子宮，腹腔内，小腸等にも明らかに癌が広がっているのも確認され，そのまま閉腹した．病理検査の結果，左右卵巣とも明細胞癌で，上腹部や後腹膜リンパ節などにも癌細胞を認め，ⅢC期（p.114）と確定診断された．病巣切除は不可能と判断された．

主治医より，優子さん，夫，優子さんの母親に対し，試験開腹手術の結果と，今後は化学療法を行って腫瘍が摘出可能な範囲まで小さくなれば手術をすることができるが，明細胞癌は抗癌剤が効きにくいため，さらに病状が進行する可能性が高いことも説明された．3人とも告知の内容を受け入れることができず，優子さんと夫はインターネットで，母親は口コミで名医や治療法を探し，セカンドオピニオンを希望した．

優子さんは子どもたちのことが心配で早く家に帰りたいという希望が強く，創部の治癒状況も考慮し11月3日（金）に退院して，紹介にて他院の外来を受診することとした．主治医はセカンドオピニオンを受けることは快諾したが，あまり期日をあけるとその間に癌が進行してしまうので注意することと，11月15日（水）に当院婦人科の退院後初回外来は必ず受診することを約束した．また，腹痛に関しては，入院中に緩和ケアチームも加わり，非オピオイド薬の服用が開始となり，痛みは軽減した．

> 前回の退院から，今回の入院にいたるまで

外来での化学療法の実施

退院後，優子さんと母親，夫の3人で複数の専門医の外来を受診したものの，見解は同じだった．そのため，優子さんは夫とともに12月6日（水）に当院の婦人科外来を受診し，主治医と再度相談して化学療法を行うことで同意した．

また，下腹部の鈍痛が強くなり，非オピオイド薬では効かなくなってきたため，婦人科外来受診と同日に緩和ケア外来も受診できるようにして，緩和ケアチームが継続してかかわれるようにした．12月6日の婦人科外来受診後に緩和ケア外来を受診し，緩和ケアの医師がオピオイド薬の使用をすすめるも，優子さんは，「麻薬は最期の薬で，使っているうちに効かなくなったり，死期が早まりそうで怖い」と不安を訴えた．医師は，「麻薬は適切に使えば，痛みをコントロールできて穏やかに過ごせたり，もっとがんばることもできるし，死期を早めたりしない．吐気や便秘，眠気などの副作用はあるが，ほかの薬を使って対応できる」ということを丁寧に説明した．

その後，緩和ケアの認定看護師が，優子さんと話をした．優子さんは，認定看護師に不安を聞いてもらったり，医師の説明を補足してもらったことにより，麻薬を使うことを決めた．疼痛出現時に頓用でオピオイド薬（オプソ®5mg）を服用することとなり，優子さんは痛みがあったため，その日より使用を始めた．

TC療法（パクリタキセルとカルボプラチンの併用療法）を，3週間おきに6サイクルを目標に行う予定となった．12月8日（金）に日帰り手術にて皮下埋め込み型中心静脈ポート（CVポート）を右鎖骨下静脈から挿入し，12月13日（水）に化学療法外来にて初回のTC療法が実施された．

疼痛は，頓用のオピオイド薬（オプソ®5mg）を3回/日服用することで落ち着き，副作用もなかった．優子さんは「家事をするのが楽になった．来春，下の子が小学校に入学するので，その準備もできる」と話した．

2018年2月28日（水）に4サイクル目のTC療法を実施したが，

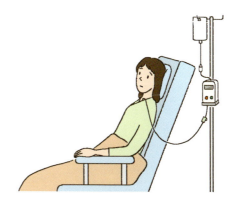

治療効果はなく，CT画像にて腫瘍の増大を認めた．そのことは，婦人科外来受診時に，優子さんと夫に伝えられたが，優子さんはその場で，抗癌剤治療を続けることを切望し，夫も優子さんの意向を尊重して同意した．
しかし，抗癌剤の副作用により吐気や倦怠感が強く，食事量が減って痩せたことや，前回の化学療法を実施してから白血球数の回復が遅れており，さらに優子さんが次女の小学校入学式に出席することを望んだことより，3月22日（木）に予定されていた5サイクル目の化学療法は延期することとした．
また，腫瘍の増大に伴い疼痛が強くなり，オピオイド薬（オプソ®5mg）を6回/日服用しており，便秘傾向もあったため，同じ1日量に匹敵するフェントス®テープ1mgの貼り薬に切り替えて定期処方となった．オプソ®はレスキューとして使うことになり，緩下薬も処方された．

その後，時折頓用の薬を使うことがあったが，ほぼフェントス®の貼り薬で痛みを抑えられた．白血球数も経過観察にて回復がみられたことより，優子さんは4月9日（月）に次女の入学式に出席した．その際，優子さんは，抗癌剤の副作用で髪の毛が抜けてしまっていたため，母親が買ってくれたウィッグとスーツを着用し，明るく化粧をした．次女は，その日は夜遅くまでうれしくはしゃいで，たくさん優子さんに甘えていた．

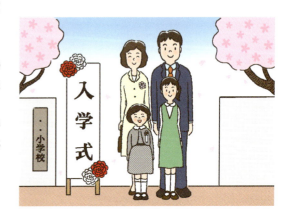

癌の病状進行と，病状・予後の告知

4月18日(水)の5サイクル目の化学療法からは，優子さんと夫と相談し副作用のリスクを説明したうえで，分子標的治療薬のベバシズマブが投与された．同様の内容で6サイクル目も実施したがまったく効果はなく癌がさらに進行し，6月には，肝臓への転移も見つかった．Ⅳ期に進行し，今後の治療方針の再検討が必要となったことより，婦人科外来の看護師が，夫の携帯電話に会社の昼休憩頃を見計らって連絡し，優子さんの定期外来受診の前に，夫に来院してもらった．

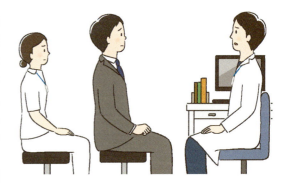

午後の外来が終わった後，夫を診察室に呼んで，主治医は，「明細胞癌は抗癌剤が効きにくく，また奥様は年齢が若く細胞分裂が活発なため，TC療法を4サイクル実施したあとにベバシズマブに変更してさらに2サイクル化学療法を続けてきた．しかし，まったく効果がなく，速いスピードで癌が進行して，今回，肝臓への転移も見つかった．今の状況では手術は不可能である」と言ったあと，ひと呼吸おいて，「とてもつらいことだが，病気の進行状況から考えると，奥様の残りの時間は，はっきりとした期間を言うのは難しいが，1年もたないかもしれない」と告げた．さらに，夫の様子をみながら，「優子さんは食事が摂れずかなり痩せて体力が落ちており，効果がみられないのに通院して化学療法を続けるのも，体に負担をかけてつらい思いをさせたり，かえって寿命を縮めてしまうリスクも高い．今後は積極的な治療を続けるよりも，訪問診療も利用して，優子さんの痛みや苦痛をなるべく緩和できるような治療に切り替えたほうがよいと考える」と伝えた．

夫は，まったく予測していなかった妻の余命を告げられ，しばらく茫然とした
あと，「妻は，手術で癌を切除することができなかったときも，抗癌剤の副作用で髪の毛が抜けても，抗癌剤が効かずに癌が大きくなっていると言われても，毅然としてずっと治療をがんばってきたのに……」と言いながらぼろぼろと涙をこぼした．同席していた外来看護師は，夫の近くにティッシュボックスを静かに寄せ，背中にそっと手を置いた．夫がティッシュで大きく鼻をかんで，少し落ち着いたときに，主治医は「病気について，本人にはどのように，どこまで伝えるか」を尋ね，「返事は今すぐではなく，次の定期外来受診の前まででいいこと」も加えた．

夫は少し考えたのち，「妻は勘がよいので，隠していてもすぐに察すると思う．病状についてはすべて隠さず話すが，余命は

伝えないでほしい」と言った．夫の返答を受け，主治医は「40歳代と年齢が若く，小さなお子さんがいる方の場合，予後を尋ねられる方も多い．奥様は勘がよいのであれば，なおさら予後を尋ねられる可能性が高いと考える．そのときは，1年もたないかもしれないことは言わないが，そんなに長くはないかもしれず，年単位で考えたほうがよいことを話すが，それでよいか」と確認した．夫はしばらく黙り，「わかりました，お願いします．」と同意した．話し合いが終わって，夫が診察室を出たあと，外来看護師は，夫の様子から今はそっとしたほうがよいと判断し，「気をつけてお帰りください．何か相談したいことがあれば，遠慮なく婦人科外来の看護師に連絡してください」と一言だけ声をかけ，夫の背中を見送った．

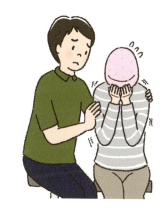

6月20日（水）の定期婦人科外来受診は，優子さんと夫の2人で来院した．夫は顔が少しこわばっていた．優子さんの診察時間を午前中の最後にして，主治医から，病状や今後の治療について，事前に夫に話したのと同様の内容を伝えた．優子さんは，話の内容にかなりショックをうけ，震えながらも，「抗癌剤の治療をやめて，私はあとどれくらい生きられるのか，子どもたちのためにも正直に教えてほしい」と予後について，医師をまっすぐ見つめて尋ねた．

医師から予後について，はっきりとした期間を言うのは難しいがと前置きをされたうえで，年単位と考えると伝えられると，優子さんは，「なんで私ばっかり，なんで私なの！？」と言って，顔を両手で覆い，泣き崩れて前かがみになった．

優子さんが涙を流して弱音を吐くのを，夫ははじめて見て一瞬動揺したが，涙をこぼしながらも，優子さんが椅子から倒れ落ちないように，両肩をしっかりと支えた．少し間を置いたあと，主治医は「これからのことは，また改めて相談して決めましょう」と伝えた．同席していた外来看護師も「何かわからないことや，相談したいことなどがあったら遠慮なく言ってくださいね」と言い添えた．優子さんは，これまでずっと我慢してきたため，気持ちを抑えることができず，泣き続けていた．夫は，優子さんを支えて，診察室を後にした．

受診中断と，イレウスの発症

優子さんは，病状や予後について告知を受けたあと，その内容を母親に伝えた．優子さん，母親とも，抗癌剤治療をやめることを受け入れることができず，ほかの病院も受診したが見解は同じだった．母親が癌に効くという民間療法をいろいろ聞きつけ，優子さんもそれにすがった．夫は戸惑いながらも，妻が助かる望みが少しでもあればと，2人の行動を見守り，サポートした．しかし，試したものは何ひとつ効果がみられなかった．

当院には6月20日以降受診しなくなり，婦人科外来の看護師が心配して，何度か優子さんの自宅や携帯，夫の携帯に電話をかけたが，応答はなかった．病院を受診しなくなったことで7月下旬にはフェントス®の貼付薬がなくなり，その後は頓用として持っていたオプソ®でつないでいた．しかし，それも8月中旬頃には使い切り，市販の鎮痛薬を使ったが，まったく効かずに下腹部の鈍痛は次第に増強した．

8月28日（火）頃からは，腹部全体の絞り込むような痛みや，腹部膨満感，吐気・嘔吐症状が出現し，食事もほとんど摂れず，排便もみられなくなった．夫が心配して当院の受診をすすめたが，優子さんは子どもたちが夏休みの間は一緒に過ごしたいと言って我慢した．

9月4日（火）に，夫が年休をとって，午前中に夫の車で当院婦人科外来受診．イレウスの疑いが強く，検査治療目的にて女性科病棟に緊急入院となった．

入院後の病状・治療経過

9月4日（火）：入院時，身長158cm，体重36kg，BMI14.5，体温38.3℃，血圧134/86mmHg，脈拍88回/分，呼吸20回/分，CRP 15.5mg/dL，WBC 12,000/μL，RBC 340万/μL，Hb 9.2g/dL，血小板 12万/μL，TP 5.2g/dL，Alb 2.4g/dL，Na 124mmol/L，K 3.2mmol/L，Cl 90mmol/L，Ca 9.0mg/dL，GOT 150U/L，GPT 125U/L，総

ビリルビン 2.0mg/dL，アンモニア 55μg/dL，BUN 24mg/dL，Cr 1.3mg/dL，尿中ケトン体（＋），CA125 430U/mL，CA19-9 470U/mL，CEA 115ng/mLであった．

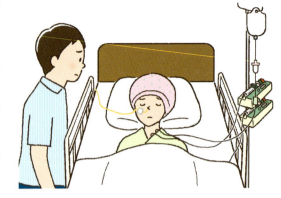

意識は清明だが，腹部全体の激しい痛みとともに下腹部の鈍い痛みを訴え，吐気・嘔吐，腹部膨満感，便秘，下肢の浮腫もあり，ベッドで側臥位になりうずくまっていた．画像検査の結果，癌性腹膜炎による回盲腸部周辺のイレウスと診断され，禁飲食とし，鼻腔よりイレウス管を挿入．CVポートより電解質の補液が行われ，側管よりブスコパン®入りの生理食塩水が滴下された．サンドスタチン®600μg/日の持続皮下注入投与も開始した．

また，婦人科の主治医が緩和ケアの医師と相談し，麻薬の1日の適正量を決定するために，左前腕より末梢ラインを確保してオキファスト®の静注を開始した．体を動かすのがつらいため，本人の希望もあり，膀胱留置カテーテルが挿入された．

入院時の処置が一通り落ち着いた頃，病棟師長が優子さんの様子をみに訪れ，「つらかったでしょう．我慢しないでもっと早く来ればよかったのに」と声をかけた．優子さんは「娘たちが夏休みの間はそばにいたかった」と小さな声で答え，夫が「妻は今朝も子どもたちのために朝ご飯を作って，学校に行くのを見届けてから病院に来たんです」と付け加えた．看護師長が「お子さんたちのためにがんばったのね」と言うと，優子さんは大きな涙をぽろっとこぼした．

優子さんの母親が，夫（婿）から入院の連絡を受けて，15時前くらいに病院へかけつけると，夫は，子どもたちが学校から帰って来ることや，入院の支度をするために一度自宅に戻った．母親がベッドでうずくまっている優子さんの頭をなでると，優子さんは，ほっとした表情をしながらも，「お母さん，心配ばかりかけてごめんなさい」とつぶやいた．母親は，「何言ってんの，母親が娘を心配するのは当然でしょう，気にしなくていいのよ」と返事した．また，母親が勤める生命保険会社の優子さん名義で加入している医療保険でお金もおりるので，大部屋ではなく，個室に入ることをすすめたが，優子さんは，民間療法など治療費でたくさん貯金を使ってしまったため，子どもたちのために少しでもお金を残したいと，それを拒んだ．

9月6日（木）（入院3日目）：電解質の補液から，高カロリー輸液に変更した．また，イレウス管から2,000mL/日の排液があり，腸管内の減圧が図られ，腹部膨満感と吐気は軽減してきた．イレウスによる腹部全体の痛みは治まり，ブスコパン®は本日で終了することとなった．下腹部の鈍痛についてもオキファスト®の静注で緩和され，麻薬の適正量が決定し，9月7日（金）にオキファスト®からフェントス®テープ4mg/日に切り替わり，頓用としてアンペック®坐剤10mg/回が処方された．疼痛が緩和され，体を動かすのも楽になったので，膀胱留置カテーテルが抜去され，トイレ移動は病棟看護師が車椅子で介助した．9月9日（日）の午後に娘たちが夫と一緒に面会に来たときには，穏やかに過ごすことができた．娘たちは，母親を励ますために，優子さんの似顔絵が描かれた手紙を手渡した．

9月10日（月）（入院7日目）：イレウス管からの排液が500mL/日くらいまで減少し，腹水も減ったことより，サンドスタチン®の効果があると判断され，継続して使用されることとなった．また，排ガスと，少量ずつであるが排便もみられるようになった．腹痛についても，フェントス®テープ4mgで落ち着いていた．

主治医から優子さんや夫への説明

9月4日（火）：女性科病棟入院時：外来診察室にて，主治医より，優子さんと夫に，「癌性腹膜炎を起こしており，腹水が多量に貯留しているのと，腸管に狭い場所ができて消化液が流れにくくなり，腸閉塞を起こしている．食事を止め，管を鼻から入れて腸に溜まった消化液やガスを外に出すようにする．また，サンドスタチン®というホルモン剤は，腸管内の水分の再吸収を促して水分バランスを整え，腸管のむくみや腹水を減らす作用があるため，これらを使って，まずは1週間経過をみる．

あと，腸がくっついている部分の動きが悪く，腸のほかの部分が動くとひっぱられて腸全体の激しい痛みが出ていると考えられ，ブスコパン®という薬で腸管が動くことによって起こる痛みを抑える．下腹部の鈍痛については，腫瘍による痛みであると思われ，緩和ケアの医師などと相談しながら麻薬を使って痛みの緩和を図っていく．以前使用していたフェントス®テープは薬が効き始めるまでに時間がかかることや，テープを中断してから期間が経っているため，最初は静脈注射を使用して麻薬の適正量を判断してから，テープに切り替える予定である．入院期間は今後の病状の経過によって異なるので，明確な期間は言えないが，1か月くらいはかかるかもしれない」と説明した．2人は入院治療の内容に同意するも，優子さんは娘たちのことをしきりに心配していた．

9月7日（金）：病棟の面談室にて，主治医より，優子さんと夫に，「鼻から入れた管から消化液が体の外に排出され，腸管内の減圧ができて，吐気などは収まってきているので，このままもうしばらく管を入れて治療を続ける予定である．あと，腸全体の痛みが治まったため，ブスコパン®は昨日で終了した．下腹部の痛みについても，麻薬の静脈注射でコントロールでき適正量がわかったため，本日よりフェントス®テープ4mgに変更した．頓用薬については，以前外来に通院していたときはオプソ®を内服していたが，現在は経口摂取ができないため，坐薬に変更している．坐薬は徐々に溶けて薬が直腸の腸壁の毛細血管から体の中に入り，直腸に近い下腹部の痛みに効きやすい．今のところ，フェントス®テープで下腹部痛は落ち着いているようだが，痛みがある場合は我慢せずに病棟看護師に言うように」と伝えた．

優子さんと夫からは医師の説明について質問はなく，治療方針についても同意した．医師からの病状説明が終わった後，優子さんはベッドに戻る前に，同席していた病棟看護師に介助してもらい車椅子でトイレに行った．夫は，その場に残り，医師に優子さんの癌の状況について尋ねた．医師は，優子さんの体の調子が落ち着いてきたので，癌の進行状況を調べるために検査を始めており，一通り結果が出るのは来週になることを伝えると，夫は，「どんな結果であっても今度はしっかり妻のことを支えたく，事前に準備をしたいので，妻よりも先に結果を知らせてほしい」と希望した．

夫は，主治医と9月12日（水）の夕方に面談の約束をすると，急いで病室に向かい，優子さんがトイレから戻ってくるのに間に合うようにした．医師は，病棟看護師が優子さんの介助のあとに戻ってきた際に，夫のことについて伝えた．その日は受け持ちの浦部さんは休みだったため，浦部さんをはじめほかのスタッフと情報を共有できるよう，面談に同席した病棟看護師が電子カルテに記録した．

今回の入院までの，外来および地域連携センターのスタッフによる支援状況

前回退院時，病棟看護師からの情報提供と共有

2017年10月に女性科病棟に入院したとき，今後優子さんの病状が進行することが予測されたことや，術後の病状説明で優子さん，夫，母親とも現状を受け入れることができなかったことより，受け持ち看護師だった浦部さんは，看護サマリーを作成するとともに，婦人科外来の看護師に電話で優子さんや家族について直接話をした．その中で，「とくに母親が大きく動揺して，術後の病状説明のあとに病室で『もっと有名な先生に診てもらったほうがよい』など大声で話したため，ほかの患者さんに自分の病状を知られてしまい，優子さんが困ったこと」や，「優子さんが中学生のときに父親（母親にとっては夫）が癌で亡くなっており，今度は娘が癌になって母親にまたつらい思いをさせてしまうのを，優子さんが申し訳なく思っていること」，「次回から病気の説明を受けるときは母親は同席させずに，まずは優子さんが医師から話を聞いたあとに，優子さんから母親に話の内容を伝えたいと希望があったこと」，「夫は母親に遠慮して自分の気持ちや意見は言わずに，優子さんや母親が決めたことにしたがい，サポートをしていたこと」などを伝えた．そして，再入院の可能性もあることより，今後も連携して支援をすることで申し合わせた．

外来における看護師による支援

婦人科外来の看護師は，退院後初回婦人科外来受診時に，診察に同席したあと，優子さんと付き添いで来ていた夫に声をかけ，空いていた診察室で10分程度退院してからのことなどについて話を聞いた．その後も，優子さんが外来を受診した際は声をかけるようにして，優子さんが相談がしたいことなどがあったときに話しかけやすいようにした．また，婦人科外来の看護師は，

外来化学療法室にいるがん化学療法認定看護師や，緩和ケア外来の緩和ケア認定看護師とも連携し，病棟看護師からの申し送り内容や，各外来での優子さんの状況や支援内容などについて，情報を交換・共有した．

優子さんは，外来化学療法や診察のために，電車とバスを利用して片道30分くらいかけて通院していたが，病状が進行するにつれて次第に通院がつらくなってきていた．また，4サイクル目のTC療法実施後くらいより，緩和ケア認定看護師などが，疼痛緩和の調整のため，訪問診療と訪問看護の利用を何度かすすめたが，優子さんは「もう少しこのままで大丈夫」と断っていた．その後，優子さんの倦怠感やるい痩がひどくなり，通院はタクシーを使うようになっていた．

婦人科外来，外来化学療法室，緩和ケア外来の看護師とも，そろそろ今後のことについて本人や家族と話し合いをする必要があると考えていた．その矢先に，ベバシズマブも効果がなく肝臓への転移も見つかった．優子さんの診療にかかわる3外来の医師や看護師などが集まり，治療の選択肢や対応方法について相談・検討し，婦人科の主治医が本人と家族へ告知をしたが，告知後，優子さんが外来を受診しなくなり，連絡もとれなくなってしまった．

　その後，優子さんがイレウスのために緊急入院することになり，婦人科外来の看護師は，優子さんを外来から女性科病棟に搬送した際の申し送りで，病棟看護師の浦部さんに，外来での優子さんの状況を口頭で簡潔に伝え，外来サマリーにも記載した．また，婦人科外来看護師から，外来化学療法室と緩和ケア外来の看護師たちにも優子さんが入院したことが伝えられた．

地域連携センターのスタッフによる支援

2017年10月に女性科病棟に入院したとき，退院支援看護師が直接優子さんにかかわることはなかったが，定期多職種病棟カンファレンスにて優子さんの名前があがり，今後の状況によって関与が必要になると予測した．MSWは，外来化学療法室に通院していたときから，優子さんから利用できる医療費の助成などについて相談を受けていたため面識があった．優子さんの母親は生命保険の外交をしており，MSWとの面談の際には母親も同席していた．

その後，外来にて優子さんの肝転移が見つかり，外来の専門職で話し合いを行った際に，婦人科外来の看護師より連絡を受け，退院支援看護師とMSWとも話し合いに参加した．退院支援看護師やMSWは，婦人科の主治医が告知を行ったあと，必要に応じて本人や家族に在宅サービスや緩和ケア病棟などについて話をする予定でいた．

優子さんが緊急入院した日の午後，退院支援看護師が病棟ラウンドに来たときに，病棟師長から優子さんの情報が伝えられた．また，浦部さんは入院時スクリーニング票も記入した．これらの情報をもとに，地域医療センターの翌朝のミーティングで退院支援看護師とMSWは，優子さんの病状や治療経過をみながら，時宜に応じて支援に携わっていくことを申し合わせた．

退院後に起こりうる問題の抽出と退院支援の方針の検討

ベッドサイドでの会話

　9月11日(火)（入院8日目）の午後に，沢木さんが病室に行くと，優子さんの母親が面会に来ており，先週末に娘たちがプレゼントしてくれた手紙を2人で見て楽しそうに笑っていました．沢木さんは母親と会うのは初めてだったため，あいさつをして，受け持ち看護師であることを伝え，その後3人で会話をしました．

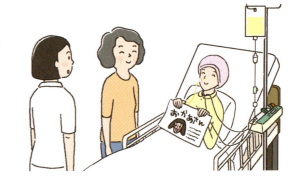

優子さん: 私が入院してから，母は家に泊まってくれて，子どもたちの面倒をみたり，私の代わりに家のことをやってくれているんです．それで，家から病院までは電車とバスだと30分くらいかかるけど，家の車なら15分くらいで来れるので，平日は家のことが落ち着いてから面会に来てくれて，子どもたちが学校から帰って来るのに間に合う時間までいてくれるの．

沢木さん（心の声）: （お子さんの面倒とか，お家のことをどうしているのかなんて，今まで気にしてなかったけど，お母さんが来てくれていたのか）

優子さんの母親: 私はずっと生命保険の外交員をしていて，支店内で私が顧客数が一番多いの．だから，無理に新規の顧客を獲得しなくても，週に1日だけ，お得意様の所を回れば大丈夫．水曜日か木曜日の朝，子どもたちを学校に送り出したあとに地元に戻って仕事をして，翌日のお昼にこっちに戻ってきます．私がいない日の夕飯は，子どもたちが宅配のピザや外食が好きだから，健次さん（優子さんの夫）がリクエストに応じてあげているみたい．

沢木さん: 日曜日にお子さんが面会にいらしているのを見かけました．とてもかわいい娘さんたちですね．ご主人はかわいくて仕方がないんじゃないですか？

優子さん: もうデレデレ．娘は絶対に嫁にやらないっていつも言ってる．

優子さんの母親: あなただって，子どもたちの服ばっかり，いっぱいあるのに次々買ってくるじゃない．

優子さん: 女の子の服はね，かわいいからつい買っちゃうの．私，安くてかわいい服を見つけるのが得意なの．ダンナと私の服は，適当なのを買って済ませてるんだけどね．

沢木さん: この前，娘さんたちが着られていた服も，すごくかわいかったです．娘さんたちのお名前は，なんていうんですか．

優子さん: 長女が「愛梨（あいり）」で，次女が「梨花（りか）」．

沢木さん: ステキなお名前ですね．どなたが考えられたのですか．

優子さん: ダンナと私で．でもほぼ，私の意見．私の「優子」って名前，平凡でしょ．だから，子どもの名前はこだわってつけたの．

優子さんの母親

もう，この子は．せっかくお父さんが，「人を優しく思いやれる女性になるように」って，つけたのに．

優子さん

だって，大抵，同じ名前の人がいるんだもん．おまけに，旧姓は「高橋」だし．

沢木さん

あ，「高橋優子」って，私の友達にもいます．

優子さん

でしょう．まあ，今は，平凡でも良い名前をつけてもらったなって，父に感謝してるけどね．

　優子さんの母親が面会を終えて帰るとき，ナースステーションの前で，病棟師長が母親に声をかけ，そのまま10分ほど立ち話をしました．病棟師長にも高校生と中学生の子どもがおり，夕食の献立のことなどを話題にする中で，母親が，優子さんが学生だったときのことや，孫（優子さんの子ども）の様子などについても話しました．そして，母親は「またこの病院にお世話になることになっちゃって．優子のことをお願いします」と言って，家に帰りました．

　夕方，主治医が女性科病棟のナースステーションに来ました．入院後に実施した優子さんの検査結果が一通り出て，原発・転移巣とも癌がかなり進行していることを，病棟看護師たちに伝えました．

退院支援の方針検討カンファレンスの開催

　9月12日（水）（入院9日目）の13時半から，退院後に起こりうる問題と必要な支援の検討と，優子さんや家族の意思決定支援に向け，多職種カンファレンスが臨時で開催されました．

※カンファレンスの参加者のイラストは，同じものを使用しているため，参加者の表情とセリフの内容が一致しないことがあります

優子さんの病状と今後の治療方針について

主治医

牧村優子さんについてですが，今回，癌性腹膜炎によるイレウスを発症し入院となりましたが，イレウス管の挿入とサンドスタチン®の使用により経過は順調で，イレウス管からの排液は500mL/日くらいまで減少しています．このままの治療でしばらく様子をみて，排液が100mL/日くらいまでになり，イレウス所見も改善したら，サンドスタチン®を終了し，イレウス管を抜管して，経口摂取を水分から開始する予定です．下腹部の疼痛は，フェントス®4mgで落ち着いています．今後の経過次第ですが，あと2週間くらいは入院治療が必要だと思います．食事は再開できたとしても，おそらくあまり食べられないと思いますので，少しでも体力を回復するために退院後もポートからの高カロリー輸液を続けたほうがよいでしょう．
癌については，検査の結果，外来で検査をしたときと比べて，卵巣癌は大きくなり，周囲への浸潤がひどく，肝臓の転移巣も広がって肝機能も低下しています．病状がかなり進んだ状態で，今回イレウスを起こしたことで体が相当弱っており，今後はベスト・サポーティブ・ケア（BSC）を中心にしたほうがよいと考えています．余命は，月単位で，2～3か月と考えます．

BSC：best supportive care，ベスト・サポーティブ・ケア

優子さんは年齢が若く，お子さんも2人ともまだ小学生なのにね．
病棟師長

優子さん，夫の意思決定支援について

主治医
ご主人が，病気がどんなにシビアな状況でも，自分が奥様を支えたいとのことで，本日の夕方，ご主人と面談を約束しています．今年の6月に外来で，肝臓の転移が見つかり，余命が年単位であることを告知した際に，ご本人が相当ショックを受けて，しばらく連絡がとれなくなってしまいました．そのときよりも，さらに病状が深刻になっており，告知されたときのショックははかり知れないと思います．そのため，ご本人よりも先に，ご主人に病状をお伝えして，奥様への病状の説明についてや，今後についてご相談をする予定です．

本日のご主人との話し合いには，担当看護師として，私と沢木が同席します．優子さんは，病状や余命をきちんと知りたいとおっしゃいそうですね．病気の進行は薄々感じている気がしますし．しかし，現実を知ったときの衝撃は強く，精神的にかなり不安定になる可能性があり，優子さんの状況によって，見守りやサポートを行う必要があると思います．現実を受け止めるには，相当苦しい思いをされることでしょうし，ご主人の支えがとても重要になると思います．ただ，ご主人にとっても優子さんの病状はつらい現実であり，ご主人は優しい方なので，ご主人が気持ちを表出したり，相談ができるような体制も整えていきます．

病棟看護師
（浦部さん）

沢木さん
（うなづく）

緩和ケアチームもずっと優子さんとかかわってきましたし，チームにはPSWもおります．優子さんの状況をみながら，必要時に支援に入るようにいたします．

緩和ケア
認定看護師

病棟看護師
よろしくお願いします．優子さんにかかわる多職種全体で連携，相談しながらかかわっていければと思います．優子さんは，最期まで何かしらの治療を続けることを選ぶかもしれませんが，残された時間を自宅に戻ってなるべくお子さんたちのそばで過ごしたいと望まれる可能性も高い気がします．ただ，現在，子どもたちの面倒を優子さんの母親がみてくれていて，自分が家に帰ることでさらに負担をかけてしまうことを心配して，躊躇してしまうことも考えられます．

どんな選択をされても構わないですが，今後，病状の進行とともに痛みが強くなることが予測されますし，イレウスも一旦落ち着いたとしてもまた症状がひどくなる可能性もあります．外来のときのように，医療者の誰とも連絡が途絶えてしまうことは絶対に避けたいです．
私たちでも，ほかでもよいので，出現する症状に適切に対応できる医療者との連絡は切らないように，何かあったら遠慮なく連絡してもらえるようにしたいです．

主治医

PSW：psychiatric social worker，精神保健福祉士

退院後の療養場所の選択肢と，サポート体制について

退院支援看護師

ご主人との話し合いの際，今後のことについて話ができるよう，私とMSWとも同席できるようにしています．もし自宅退院を希望された場合は，訪問診療の候補として，居住区に□□在宅療養支援診療所があり，そこは終末期の患者さんの緩和ケアや在宅での看取りをされています．もともと病院の消化器外科で働いていらした医師もいて，当院を退院した消化器疾患の患者さんをこれまでも受けてくださっているので，イレウスについても診てもらえると思います．
あと，そこの診療所とよく連携している機能強化型訪問看護ステーションがあり，診療所と訪問看護ステーションに個人情報を伏せて打診をしたところ，もし患者さんが自宅退院を希望した場合は，受けてくれるとのことです．

緩和ケア病棟への転院を希望された場合も，いくつか病院を紹介できます．いったん自宅に退院してからでも，希望があれば緩和ケア病棟に入れますが，そのためにも事前に手続きが必要です．あと，もしイレウス症状がまた悪化するなどして入院治療を要する場合は，当院への再入院でよろしいでしょうか．

MSW

主治医

□□在宅療養支援診療所なら知っています．以前に婦人科疾患の終末期の患者さんをお願いしたことがあります．退院後，イレウス症状等により入院治療が必要になった場合は，当院で受けるようにします．

その診療所なら，緩和ケアでもよく連携しています．現在も，在宅での疼痛管理をお願いしている患者さんが何人かいます．

緩和ケア医師

退院支援看護師

自宅に退院する場合ですが，退院後に必要な医療管理は，サンドスタチン®を終了し，イレウス管が抜ければ，在宅中心静脈栄養法（HPN）と，疼痛等の症状管理でよろしいでしょうか．そこの訪問看護ステーションは，必要があれば毎日の訪問も対応できるそうですので，ご家族の負担は輸液製剤の交換など最低限必要なものにして，できるかぎり訪問看護師にお願いすることも可能です．
あと，優子さんのADLですが，トイレ歩行は可能ですか．

そうですね．イレウス管を抜いてから退院の予定ですが，一旦抜いてそのあと，またイレウス症状が出るようでしたら，排液と排ガス目的で，もう一度イレウス管を入れるか，経鼻胃管を挿入し，訪問診療の先生にフォローをお願いして自宅退院する方法もあります．

主治医

病棟看護師

優子さんは，看護師の車椅子介助でトイレに行っていますが，立ち上がりや移動もしっかりしています．疼痛などの症状が落ち着いてきたので，最初は見守りが必要ですが，トイレくらいまでは歩けると思います．ご主人に自宅の構造について伺ったところ，寝室は2階で，トイレは1階にあるとのことです．優子さんは年齢が若くポータブルトイレは拒否されるでしょうから，1階のリビングにベッドを置くなど工夫をすれば，トイレ歩行はできそうです．

HPN：home parenteral nutrition，在宅中心静脈栄養法

優子さんは介護保険が未申請ですが，申請すれば，現在の状態だと要介護 1 〜 2 くらいの認定がおりると思いますので，認定がおりる前に，前倒しで介護サービスを利用することができます．その訪問看護ステーションは居宅介護支援事業所の指定も受けており，ケアマネジャーもいるため，優子さんの状態に応じてケアプランの立案や変更を迅速にしてもらえます．

退院支援
看護師

優子さんの母親への支援について

病棟看護師

あとは優子さんのお母さんも心配です．お母さんにとって優子さんは大事な 1 人娘ですし，娘さんの病状を受け止められず，前回のように興奮されるかもしれません．優子さんが在宅緩和ケアを希望しても，最期まで積極的治療や代替療法を続けることを強く推して反対されることも考えられます．

確かに，お母さんはショックで最初は興奮されるかもしれないけど，娘が家に帰りたいと希望するなら，叶えてあげたいと考えるんじゃないかな．ただ，不安や心配も多いと思うので，お母さんに対しても，気持ちを受け止め，退院後のサポート体制について説明する必要があるでしょう．あとは，本人と家族で決めていくことだと思います．

病棟師長

主治医

まずは，ご主人と話をして，またその結果により，今後のことについて検討や決定をしていこうと思いますので，よろしくお願いします．

　カンファレンスのあと，主治医は，□□在宅療養支援診療所に電話し，在宅で行える治療や医療管理について確認をしました．

患者・家族の意思決定支援と，退院支援計画の立案

夫との面談

　12日（水）の夕方，夫は，主治医との面談を予定しており，そのことは優子さんには伝えていないため，仕事の帰り，面談の約束の時間よりも少し早く病院に着き，まず病室に寄りました．優子さんが珍しく穏やかに眠っていたため，起こさないようにしばらくベッドサイドで過ごしました．面談の約束の時間になり，床頭台に優子さんへのメモを残して，ナースステーションに行って浦部さんに声をかけました．
　浦部さんと沢木さんが面談室に案内している途中，夫は，優子さんがぐっすり眠っていて声をかけられなかったことを話しました．浦部さんが，「麻薬で痛みが落ち着いたようで，優子さんが夜も眠られている」ことを伝えると，夫は「久しぶりに妻の穏やかな寝顔を見ました」と言いました．
　面談室に着くと，参加予定の病院スタッフたちも集まり，主治医が夫に，退院支援看護師とMSWを紹介したあと，話し合いを始めました．

■夫との話し合いの内容

主治医は，夫の表情や様子をみながら，まず，優子さんのイレウスに関する現在の病状と治療状況，今後の治療予定と入院期間の目安，退院後の中心静脈栄養の継続，モルヒネによる疼痛管理の状況について説明しました．

次に，入院後の検査の結果，卵巣癌が増大し周囲への浸潤がひどく，肝癌もかなり進行して肝機能が低下しており，病状が相当厳しいこと，化学療法などの積極的治療は副作用などのリスクのほうが大きくて難しいことを伝えました．

さらに今後病状が進むにつれ，疼痛などの症状も増してくることが予測されるため，なるべく本人の苦痛がないよう症状緩和を目的とした治療を中心に行ったほうがよいと考えていることを話しました．そして，優子さんの余命が，月単位と考えられ，おそらくあと2～3か月くらいで，年を越せないかもしれないことを告げました．

夫は，優子さんの癌が進行していることは覚悟をしていましたが，自分が想像していたよりもずっと厳しい状態であったため，ショックを受け，肩が震え，大粒の涙があふれ出しました．両膝の上で握りこぶしにしていた手にぎゅっと力を入れ，肩をすくめて泣いたあと，「妻の病気の状況はわかりました」と返事をしました．

そして，涙を手でぬぐったあとに，「1年前の手術で，すでに癌が進行していて摘出手術ができなかったときも，3か月前に外来で肝臓の転移が見つかって妻の命が1年もたないかもしれないと言われたときも，信じられなくて，信じたくなくて，こちらの病院から足が遠のいてしまいました．サプリメントなど癌に効くといわれたものを，わらにもすがる思いで試しましたが，どれもまったく効かず，日に日に妻の具合が明らかに悪くなっているのを感じていました．

とくに，麻薬を飲み切ってしまったあとからは痛みがとてもつらそうで，さらに今回のイレウスの症状が出てからはかなり苦しかったと思うのですが，それでも妻は，病院の受診をすすめても，子どもたちの面倒をみるといって拒んで．私が勝手に病院に連絡をするのもためらわれて，小学校の新学期が始まり，やっと妻を病院に連れてくることができました．

先生方にいろいろ処置をしていただき，症状が落ち着いてきて，妻は穏やかに眠れるようになりました．もうあんなに痛くて壮絶な思いは妻にはさせたくありません．おそらく，妻はまた自分の病状や余命を知りたいと言うでしょうし，現実を知って，妻は私よりももっと怖いと思うし，無念だと思います．だけど，今度は，私は，妻の意見にしたがってついていくのではなく，一緒にいて支えます」と続けました．

夫の意向を聞いて，主治医は，「今後癌が進行して痛みが強くなることが予測されますし，イレウスも症状が落ち着いてきましたが，再度ひどくなる可能性がありますので，私たちでも，ほかでも構いませんので，医療者との連絡は切らないようにお願いします．心配なことやわからないことなどがあったら，遠慮なく相談してください．退院後は，自宅に帰っても訪問診療や訪問看護を利用して，疼痛などの症状コントロールができます．また，緩和ケア病棟もいくつかご紹介できます．緩和ケア病棟を先に申し込んでおけば，ご自宅で過ごすのが難しいと思ったときに入ることができますので，詳しいことは退院支援看護師やMSWが話をします．もしイレウス症状が再発して入院治療が必要になった場合は，当院に入院できるようにします」と伝えました．

夫は，「わかりました，ありがとうございます」と返事をすると，また大粒の涙を流しました．夫と，優子さんに話をする日を相談して，9月14日（金）の午後に行う予定とし，その後17日（月：祝日）までずっと夫が病院で優子さんに寄り添うことができるようにしました．

話し合いのあと，浦部さんと沢木さんは，夫を面談室からエレベーターホールまで見送りました．エレベーターが着くのを待っている間，夫は，「私は北海道出身で，大学進学で上京し，大学入学後にバドミントンサークルに入ったときに，同い年の妻と知り合いました．妻は初めて会ったとき，気さくに話しかけてくれて．上京したばかりでまだ知り合いも少なかった私にとって，とてもうれしいことでした．それ以来ずっと，私の人生の半分以上，妻と一緒に過ごしてきたので，妻がいなくなるなんてまだ信じられません」と言い，2人は黙って傾聴しました．間もなくしてエレベーターが着くと，夫は「今日はありがとうございました．妻のことをよろしくお願いします」と言って，エレベーターに乗り，帰りました．

優子さんへの告知

優子さんと夫に病状説明

9月14日（金）（入院11日目）の午後，優子さんと夫に主治医からの病状説明があり，病棟看護師の浦部さんが同席しました．沢木さんは，その日は夜勤でした．

主治医から，イレウスの病状や今後の治療，退院後に必要な医療管理について説明を受けた後，癌の進行が速く病状がさらに厳しくなっていること，イレウスも起こって体が弱っており化学療法は副作用に耐えられない可能性が高く難しいことが伝えられました．

優子さんが余命を知りたいと希望したため，主治医は，明言を避けつつも，「来年の桜を見るのは難しいと考えます」と告げました．優子さんは強くショックを受け，「来年の桜を見るのが難しいなんて，そんなのひどい．子どもたちを残して死ぬなんて．子どもたちの成長を見届けられないなんて」と言ったあと，嗚咽を漏らしました．夫は泣きながらも，優子さんの肩をしっかりと抱きかかえました．主治医は，少し様子をみたあと，「今後のことについてはまた改めて話をしましょう．訪問診療や訪問看護などを利用してご自宅に帰っても症状の管理は可能ですし，院内に相談にのれる専門家もおります」と声をかけると，夫が「わかりました．ありがとうございます」と，妻の肩をさすりながら返答しました．

優子さんが少し落ち着いてきたタイミングをみて，浦部さんが声をかけ，病室に戻りました．優子さんは，夫にベッド周囲のカーテンを全部閉めるように頼んだあと，頭まで布団をかぶり，すすり泣いていました．夫はベッドサイドに黙って座っていました．

告知後の様子

夕方，沢木さんをはじめ夜勤の病棟看護師に，優子さんの告知のことが申し送られました．沢木さんが病室に行くと，優子さんのベッドはカーテンで閉め切られていました．声をかけてカーテンを少し開けると，優子さんは布団を深くかぶったまま横になっており，そばに夫が座っていました．沢木さんは，自分がどのように優子さんに接したらよいかわからず，最低限必要な症状の確認や情報だけを得て，すぐにその場を離れました．夜勤のリーダー看護師は，沢木さんの様子をしばらく見守ったあと，「あなたの緊張や動揺が強いと，その雰囲気が優子さんに伝わるので，まずはあなたが深呼吸をして落ち着きましょう．そして，特別な声かけはいらないので，優子さんの気持ちを想像して，心の中で看護師として気持ちに寄り添うことを考え，五感を使って相手の息遣いを感じるように心がけてみて」と助言をしました．

沢木さんは，自分のことで頭がいっぱいになり，優子さんのつらい気持ちに寄り添えていなかったことに気づくことができ，その後は落ち着きを取り戻して，優子さんのベッドサイドに行くことができました．夫は21時の消灯時間までそばに付き添い，「また明日，早く来るから」と優子さんに声をかけて帰りました．

沢木さんが，23時の巡回で優子さんのもとに行くと，優子さんは起きている気配があり，かぶっていた布団の隙間から目をのぞかせていました．沢木さんが「お手洗いは大丈夫ですか」と小さい声で尋ねると，「行きたい」と返事があり，車椅子で介助しました．優子さんはトイレから戻ると，布団は鼻の上の高さまでかけ，目から上は出すようになりました．

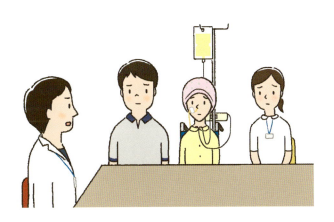

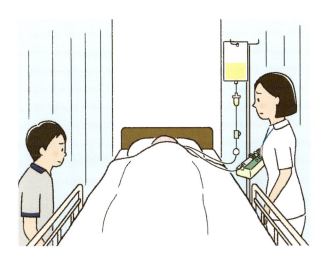

夫が優子さんのそばに寄り添う

9月15日(土)(入院12日目)の朝,沢木さんが夜勤明けで病棟を出るときに,優子さんの夫が,週末の面会開始時間の10時に合わせて来て,病室に入っていくのを見かけました.

その日も夫は面会時間の終了まで,布団を鼻の上までかぶって寝ている優子さんのそばに付き添い,本や雑誌を読んだりして過ごしていました.

9月16日(日)(入院13日目)の朝も,夫は10時に面会に来ました.午前中に窓側にいた患者さんが退院したため,病棟師長から事前に指示を受けていた師長代行の看護師が,優子さんに廊下側から窓側に移りたいか尋ねると,「移りたい」と返事があり,ベッドの場所を移動しました.その日はさわやかな秋晴れで,窓から暖かい日差しが注いでいました.沢木さんと浦部さんは休暇で不在のため,日替わりの受け持ち病棟看護師が午後の検温に行くと,夫は椅子に座って静かに眠っていました.

夫を起こさないように,看護師が声を少し小さくして,優子さんに声をかけると,「夫は電機メーカーに勤めていて,毎日都心まで通勤して遅くまで働いてくるから,疲れているんだと思う.それなのに私のためにずっといてくれて」と言いました.看護師が「優しいご主人ですね」と言葉を返し,優子さんと少しの時間会話をすることができました.優子さんの目は,泣きはらして赤くなっていました.

面会時間の終了時に夫が「また明日も来るね」と声をかけると,優子さんは,「仕事の疲れもあると思うし,子どもたちも心配だから,明日は来るのは午後からで大丈夫だよ」と夫の顔を見て話しました.夫は,やっと優子さんと目が合い,会話ができたことにほっとし,「じゃあ,明日の朝は,子どもたちの好きなハンバーガーショップのモーニングメニューを一緒に食べに行ったあとに,病院に来るようにするよ」と言って帰りました.

優子さんは告知を受けたあと,ずっと清拭などの清潔ケアを断っていましたが,その日の夜,病棟看護師がトイレ介助を行った際にイブニングケアを提案すると,優子さんは承諾して,ベッドに戻る前に洗面所で口腔ケアを行い,看護師が渡した蒸しタオルで顔を拭きました.

優子さんが自分の気持ちを表出

9月17日(月・祝)(入院14日目)も朝から秋晴れで,沢木さんと浦部さんは日勤でした.朝のナースミーティングが終わった後,沢木さんは,優子さんに体を拭かないか尋ねましたが「今日はしなくていいです」と断られました.

浦部さんは,優子さんの今朝までの状況や,疼痛などの症状が落ち着いていること,ベッドサイドに行ったときの様子などから,沢木さんに「今日は天気がよくて暖かいし,足浴だったら,パジャマの裾をまくるだけで済むし,気持ちがいいと思うので,させてもらえないか,優子さんに提案してみて」と助言をしました.

沢木さんが足浴を提案すると,優子さんは頬がやや緊張し,どうしようか迷う間が少しあったあと,「足を洗うだけなら」と承諾しました.

優子さんの病室は4人部屋でしたが,連休のため,ほかの患者さんは退院や外泊をして,その日は優子さんだけでした.沢木さんは,窓側のベッドサイドで,優子さんに椅子に座ってもらって,足浴をしました.窓から午前中の日差しが差し

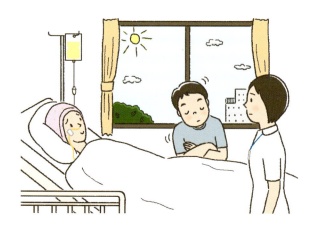
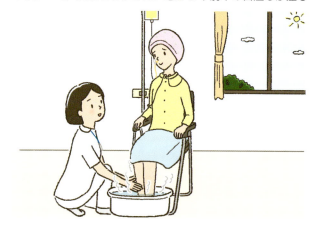

込んでいたため，沢木さんは足浴をしながら，「今日はお天気がよいですね」と声をかけました．優子さんは「そうですね」と返事をし，少し間を置き，「石鹸のいい匂いがする．足を洗ってもらうのって，気持ちがいいですね」と言い，頬の緊張がゆるみました．

そして優子さんは，足を洗ってもらいながら，少しずつ自分の気持ちを話し始めました．「私が中2のときに父が癌で亡くなってから，母が休みの日もなく一生懸命働いて私を育ててくれて，都内の私立大学にも行かせてくれたの．大学に入学して家を出るまでは，母を助けようと家のことを手伝ったけど，家に1人でいることも多くてさみしいときもあって．だから，娘たちには思いっきり甘えさせてあげたいと思っていたの．なのに，まさか，私が父と別れたときの年齢よりも子どもたちはもっと小さいのに，さみしい思いをさせなきゃいけないなんて……」と，最後は言葉に詰まりながら話し，大粒の涙をこぼしました．

沢木さんも涙が出そうになりましたが，こらえて，黙って優子さんの話を傾聴しました．足浴のあと，優子さんの両足とも軽度のむくみがあったため，傷つけないようにやさしくタオルでおさえ，足趾間もきちんと水分をとりました．優子さんは，涙をぬぐい，足浴が終わったタイミングで，「沢木さん，ありがとう．こんな話を聞かせちゃってごめんなさい」と言いました．沢木さんは，「そんなことないです」と返事をするので精一杯でした．

優子さんは，介助をしてもらってベッドに戻ったあと，さらに話を続けました．「娘たちには，外来で抗癌剤の治療を始める前に，私が癌であることと，病気が治るように治療をがんばって受けることを伝えたの．上の娘は小学校高学年なので，病気についてだいぶわかっていて，私を心配して，家のことも手伝ってくれて，妹の面倒もよくみてくれるようになってね．昔の自分と重なってしまって，申し訳なくて．下の娘も小学生になったので，病気についてなんとなくわかってきた感じ．私が入院してからときどき夜中に泣いちゃうみたいだけど，下の娘なりに我慢して，がんばっているんだと思う．早く退院して，いっぱい娘たちを抱きしめてあげたいな」と優子さんが話していると，夫が面会に来ました．

優子さんは，夫の顔を見て，「今，看護師さんに足を洗ってもらった所なの．面会は午後からでいいって言ったのに，まだ11時前だよ」と言うと，夫は「娘たちとはハンバーガーショップに行ってきたよ．梨花が大きいハンバーガーを1個，

口をケチャップまみれにしながら食べちゃったよ」と言って，子どもたちを映した写真を見せて2人で笑いました．

優子さんは，「沢木さんも写真を見ますか」と言って沢木さんにも見せてくれました．大きなハンバーガーをほおばる，2人の娘さんたちのかわいい姿が写っていました．それと，沢木さんは，優子さんが，"看護師さん"ではなく，"沢木さん"と名前を呼んでくれていることに気づきました．

沢木さんはナースステーションに戻り，日勤リーダーである浦部さんに午前中の報告として，足浴時に優子さんと話をした内容も伝えました．沢木さんは報告を終えると，涙があふれてきました．浦部さんが「大丈夫？」と声をかけると，沢木さんは，「日勤で優子さんを受け持つことはわかっていたので，気持ちの準備をしていたのですが，それでも，私で大丈夫か不安でした．先輩方みたいにうまく声はかけられないけど，受け持ち看護師として責任をもって優子さんの看護を考えたいです」と言いました．浦部さんは「一緒にチームとして，優子さんの支援を考えていきましょう」と優しく言葉をかけ，沢木さんは「はい」とうなずき，涙が止まりました．

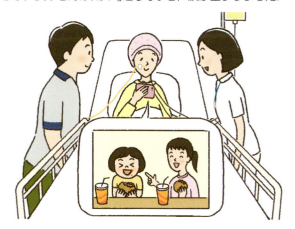

優子さんが自宅退院の意向を示す

17日(月)の午後，沢木さんが，午後の検温のために優子さんの病室を訪ねると，夫の姿が見えませんでした．優子さんは，「私が，娘たちに会いたくなって．夫が家に戻って，娘たちを連れて来てくれるの」と教えてくれました．沢木さんは，「そうなんですね．私もかわいいお子さんたちのお顔を見られるの，楽しみです」と返事をしました．

優子さんは少し間をおいて，「あともう少ししか生きられ

ないなんて，すごく怖いし，考えたくもないけど，本当にそうなら，少しでも長く子どもたちのそばにいてあげたい．家族と一緒に過ごしたい．でもこんな状態で家に帰ったら家族に迷惑をかけてしまうんじゃないかと心配で，さっき夫に相談したら，訪問看護などを利用できるみたいだし，夫も介護休業をとることもできるから気にしなくていいって言ってくれて．夫が介護休業をとったら給料が入ってこなくなるから，働いてもらわなきゃ困るんだけど，そう言ってもらえて気持ちが少し楽になったんだ」と言いました．

沢木さんは，「ご主人がおっしゃった通り，訪問看護を利用することもできますし，退院後にご自宅で過ごす方法をみんなで一緒に考えます．それでやっぱりご自宅は大変だなと思われたら，転院を選択されても大丈夫です」と伝えると，「ありがとう，よろしくお願いします」と返答がありました．

15時半過ぎに夫が再び，子どもたちと優子さんの母親とともに病院に来ました．母親は，夫（婿）から，告知の内容や，優子さんが自宅に退院したいと言ったことを聞いており，子どもたちが優子さんに抱きついて話しかけている後ろで，複雑な表情をして立っていました．優子さんは子どもたちの顔を見て，自宅退院の意向を固めました．

沢木さんは，優子さんから自宅退院の意向と，家族への負担を心配する発言があったことを浦部さんに伝え，情報共有のために電子カルテにも記録しました．

自宅退院の方針決定

9月18日（火）（入院15日目），イレウス管からの排液が100mL/日に減少し，検査の結果，イレウスの所見も改善していたため，イレウス管が抜去され，サンドスタチン®も300μg/日に減量となりました．

イレウス管の抜去は午前中に行われ，処置介助にリーダー看護師がつきました．その際に，優子さんは退院したいと思っていることを主治医に伝えました．主治医は，「イレウス管を抜いたあとは，経口摂取を水分からはじめ，退院の時期は，食事形態を流動食までアップしてイレウス症状が起きないか少し様子をみてからにしようと考えている」ことを話すと，優子さんは，「早く退院して1日でも長く子どもたちと一緒にいたい」と希望しました．そのため，イレウス症状の経過観察と，病院内外の退院の準備を整えるのに，1週間後を目途に自宅へ退院する方針となりました．優子さんは，退院のことを夫に電話で伝えました．

疼痛などの症状も落ち着いてきたことより，イレウス管が抜去されたあと，看護師の見守りや介助にてトイレは歩いていくことになり，優子さんは点滴棒につかまってふらつくことなく歩けていました．

午後に母親が面会に来たときに，優子さんは，残された時間を子どもたちのために使いたいと思っており，母親に面倒をかけてしまうが自宅に退院したいことと，1週間後を目途に退院できることを伝えました．母親は，「もっと探せば，よい医師や治療法が見つかるかもしれない」と積極的治療をあきらめきれずにいましたが，優子さんの意思が固いことがわかり，腹をくくって，自分ができることは何でも協力することにしました．

退院支援計画の立案

優子さんが自宅退院の意向を示し，退院支援看護師とMSWと話をすることを希望したため，母親が面会に来ている時間に合わせて面談を行いました．面談には，沢木さんと日勤リーダー看護師も参加しました．浦部さんは夜勤のため不在でした．

優子さんが，「入院前は痛みや吐気などの症状がつらくて，子どもたちの世話をするときにしんどいと思うことがあったので，なるべく症状を抑えて，動けるうちは自宅で子どもたちと一緒に穏やかに過ごしたい」と希望したため，訪問診療や訪問看護などを利用して自宅へ退院する準備を進めるとともに，緩和ケア病棟の手続きを行うことになりました．退院支援看護師は，退院支援計画書を作成し，優子さんは署名を

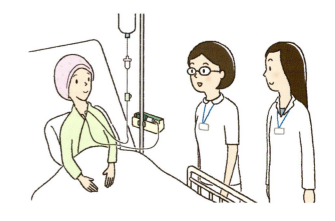

しました.

なお，優子さんや夫，母親とも，訪問診療を依頼する医療機関や，訪問看護ステーション，居宅介護支援事業所について，とくに当てもなかったことより，退院支援看護師が紹介したところを利用することにしました.

自宅退院に向けた準備の実施

医療・福祉制度やサービスの調整

地域の支援スタッフに，退院後の支援を正式に依頼

9月18日（火）の優子さんと母親との面談のあと，退院支援看護師は，内諾を得ていた訪問看護ステーションの所長に電話をして，正式に訪問看護とケアマネジャーの依頼をしました．その際，優子さんの病状や治療状況，優子さんや家族への告知内容や告知後の状況，退院予定日等を伝えるとともに，退院後に必要な医療管理やケアについて，訪問看護師が担当してもらえることと，患者さんや家族が実施する必要があることについて相談しました.

在宅療養支援診療所への正式な依頼は主治医が行いました．また，退院支援看護師は，HPNの業者にも電話をして，HPNを導入して自宅退院予定の患者さんがいることと，入院中から在宅用の機器に切り替えたいことを伝え，業者が19日（水）の午前中に在宅用輸液ポンプ一式を病院に届けてくれることになりました.

退院準備について病棟看護師の役割を相談

9月19日（水）（入院16日目），退院支援看護師は，病棟看護師による昼のカンファレンス（13時半〜14時）に同席しました．そして，優子さんの退院後に必要な医療管理やケアについて，前日に訪問看護師と電話で話した内容を伝え，患者さんや家族への指導など病棟看護師が担当する役割について相談しました.

また，午前中に業者よりHPNの機材が届いたため，全員で使用方法を確認しました．沢木さんは，HPNの機材を実際に使用するのは初めてだったため，カンファレンスのあとに取扱説明書を見ながら何度も練習をしました.

同日，優子さんの母親は病院へ来る前に役所に寄って介護保険の申請手続きをしてくれました.

退院後に必要な医療管理やケアについて訪問看護師と相談

訪問看護ステーションの所長が，退院支援看護師より1週間後に退院予定であることと，告知後の優子さんの様子などの情報を受けたことより，午後に病院に来てくれ，優子さんと母親と顔合わせをしました.

また，退院支援看護師と沢木さん，日勤リーダー看護師も同席して，優子さんの体調をみながら，今後のことについて打ち合わせを行いました.

退院後の療養環境については，優子さんから，自分でトイレに歩きたいことと，子どもたちが学校に行くのを見送ったり，帰ってくるのを迎えたりしたいという希望がありました．自宅の間取りが，優子さんの寝室は2階で，1階にトイレや浴室があったため，1階のリビングに介護ベッドを置くことにしました．優子さんは，入院中に使用しているベッドの頭側にベッド柵がついており，柵につかまったほうが楽に起き上がれるため，退院後に使用するベッドにも柵をつけて欲しいと要望しました.

また，退院後も高カロリー輸液を続けるため，退院支援看護師は，優子さんと母親に，本日の夕方から使用予定であるHPNの携帯型輸液ポンプや専用ルート，ポンプ本体を保護するソフトケースなどを見せて，退院後の生活をイメージしてもらいやすくしました．そのうえで，トイレなどへ移動するのに，方法の1つとして，点滴棒を自費でレンタルすると，HPN用の携帯型輸液ポンプとバッグをかけることができ，点滴棒につかまりながら歩けることを伝えました．すると，優子さんから，「リビングからトイレまでは距離は短く段差はないが，廊下やトイレの幅が狭く，点滴棒を押しての移動が大変で，さらに，トイレに点滴棒を入れるとドアを閉めるのが難しく，トイレのドアを開けっぱなしにした場合，向かい側が玄関で，誰かが玄関のドアを開けると外から丸見えに

なってしまうので心配」との声が聴かれました.
　そこで,退院支援看護師は,移動がしやすいよう,HPNのセット一式を専用のキャリーバッグに入れて持ち歩く方法を提案し,キャリーバッグのサンプルが病院にあったため実物を見せました.そして,キャリーバッグ(5,000円程度,業者によって価格は異なる)とソフトケース(1,000円程度)は自費での購入となるため,入院中に在宅用の輸液ポンプとともにサンプルを使ってから,購入するか検討してもらってよいことを伝えました.優子さんと母親は,「点滴棒を持って歩くと病人みたいで,キャリーバッグのほうが子どもたちへの印象がよいし,外出もしやすそう.それに,家にトイプードルが1匹いて,ぶつかって点滴棒を押したり,倒したりしそうだし」と,その場でキャリーバッグを購入することを決めました.ソフトケースは購入せずに,必要な場合は,家に小型の透明なビニールバッグがあるとのことで,それを代用することになりました.沢木さんはペットがいたことをはじめて知りました.
　次に,HPNの管理について,指導説明書を用いて実施すべき内容を確認したあと,役割分担について相談しました.家族の負担を最小限にするため,毎日の輸液剤の交換は家族が行い,週1回のヒューバー針の交換と週2回の輸液ルートの交換は訪問看護師が行うことにしました.
　打ち合わせの最後には,退院後の療養環境を準備するため,退院支援看護師が家屋調査に行くことになり,訪問看護ステーションの所長がケアマネジャーと連絡を取り,母親が優子さんの夫にも連絡を取って,日程の調整が行われました.9月20日(木)の9時半からの予定にして,自宅での打ち合わせが終わり次第,夫が会社に行けるようにしました.
　訪問看護師との打ち合わせが終わったあと,沢木さんは,日勤リーダー看護師と退院支援看護師に相談しながら,患者さんや家族に指導が必要な医療管理やケア内容や,準備が必要な物品等をリストアップして,退院までのスケジュール案を立てました.

退院後の療養環境の準備(家屋調査)

　9月20日(木)(入院17日目)の9時半に,家屋調査のために退院支援看護師とケアマネジャーが自宅を訪れると,夫と優子さんの母親が出迎えました.
　ケアマネジャーは前日の病院での打ち合わせ内容を訪問看護ステーションの所長より聞いており,その内容をもとに,家の1階の間取りと優子さんの動線を確認し,リビングで介護ベッドを置く位置を決めました.ベッドマットは褥瘡防止マットにして,ベッドの頭側につけるベッド柵は,優子さんがベッドから起き上がったり,横になったりするときにつかまることができ,かつ,ベッドで寝ている優子さんに子どもたちが話しかけたときに邪魔にならないように,幅の短いものを設置することにしました.このベッド柵にHPNのキャリーバッグをかけられるよう,S字フックを母親が100円ショップで購入してつけることにしました.ベッドサイドには,HPNの輸液剤の準備をしたり,鎮痛薬を置いておくのにキャスターがロックできるキッチンワゴンを設置することにしました.ペットのケージがベッドから離れていることも確認しました.
　浴室は,訪問看護師が介助してシャワー浴を行うのに,シャワーチェアーが入る広さがあることを確認しました.トイレと洗面所は,タオルかけにS字フックを設置して,キャリーバッグをかけられるようにすることにしました.洗面台はシャンプードレッサーであることと,トイレにはウォシュ

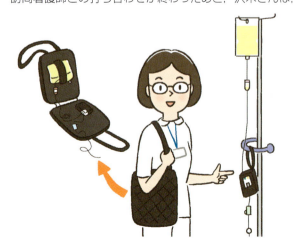
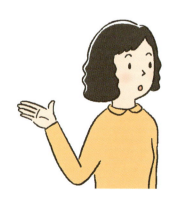
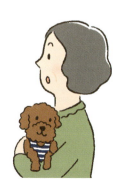

レットがついていることを確認しました．また，外出したときのために，車椅子もレンタルすることにしました．

ケアマネジャーは自宅訪問が終わり訪問看護ステーションに戻ったあと，所長に状況を伝えました．

■ 優子さんの家の間取り図

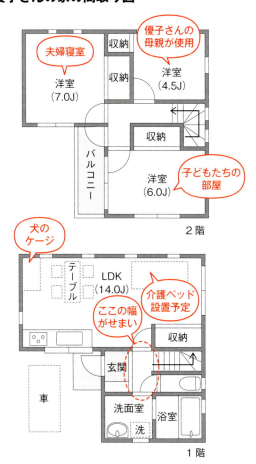

患者と家族への医療管理やケア方法の指導

病院の多職種で自宅退院に向けた準備や役割分担を相談

9月20日（木）に，優子さんは経口からの水分摂取が開始となり，午前中に病棟看護師が見守って水分摂取を行いましたが，イレウスの症状はみられませんでした．

女性科病棟では，毎週木曜日の昼に定期多職種病棟カンファレンスを開いており，優子さんの自宅退院に向けた準備について話し合われました．退院支援看護師は，家屋調査の情報を伝えました．沢木さんと浦部さんは休暇のため不在でしたが，19日の訪問看護師との打ち合わせに同席した日勤リーダー看護師が本日も日勤でおり，沢木さんが作成したスケジュール案をもとに，退院までに最小限患者さんや家族に指導が必要な医療管理やケア内容，準備が必要な物品，各専門職の役割分担，注意事項等を相談・決定しました．

母親が面会に来ているときに，リーダー看護師が，優子さんと母親に，退院までに習得が必要な医療管理の項目と指導スケジュールについて説明し，了解を得ました．

本人と家族にHPNの指導を開始

HPNの指導に関しては，輸液剤の交換方法，携帯型輸液ポンプの使い方，輸液剤の保管方法，キャリーバッグへのセット方法，異常・トラブル時の対応方法を行うことになりました．輸液剤の交換は10時に実施されていましたが，退院後の生活に合わせ，日中は輸液剤の量が減って優子さんが持ち運びをしやすく，訪問看護師も交換できるよう，本日より16時に交換することにしました．

また，優子さんのシャワー浴の許可が出たことと，本日が高カロリー輸液のルートとサンドスタチン®のルート交換であったため，16時の交換時間に合うように事前に抜針し，病棟看護師が介助して，優子さんは入院後はじめてシャワー浴を行いました．その際，看護師は退院後の自宅の状況にあわせてシャワーチェアーを使い，「退院後はこうすると楽ですよ」といった声かけをすると，優子さんから「これなら家に帰ってもお風呂は大丈夫そう」と声が聞かれ，不安の軽減につながりました．

本日よりHPNを開始し，輸液バッグの交換の指導も今回が初回のため，リーダー看護師が説明をしながら行い，母親は見学をしました．まずはHPNに慣れてもらうため，点滴棒に輸液バッグをかけて，キャリーバッグには入れずに，ルート全体が見えるようにしました．そして，携帯型輸液ポンプのアラームが鳴ったときは，病棟看護師が理由を説明したうえで対処するようにして，優子さんや家族が退院後に自宅で同様のことが生じたときに対応できるようにしました．

本人と家族に麻薬の管理や使用方法を指導

麻薬も優子さんに渡して自己管理するようにしました．毎日のフェントス®テープの交換も，輸液バッグの交換のあと

に行えるように10時から16時に変更しました．優子さんは，入院前にもフェントス®テープを使用しており，とくに問題なく交換できていました．頓用薬については，経口で水分摂取が開始されたものの，状態がまだ安定していないことや，本人の希望により，内服薬には変更せず，そのままアンペック®坐剤を使用することとしましたが，フェントス®テープだけで疼痛がコントロールできており，頓用薬は使わずにいました．病棟看護師は，優子さん，母親とも過去に解熱薬などの坐薬を使用した経験があり，坐薬を挿肛することができることを確認しました．また，緩和ケア認定看護師や薬剤師などとも協力して，自宅で頓用薬を適切なタイミングで使用でき，副作用について理解できるよう，優子さんと家族に指導を行いました．

退院前合同カンファレンスの開催

9月21日（金）（入院18日目）には，優子さんの食事形態が流動食まであがりましたが，とくに吐気などの症状はなく，サンドスタチン®も終了になりました．

14時より退院前合同カンファレンスが開催され，沢木さんと浦部さんとも日勤で出席しました．浦部さんは，カンファレンスが始まる前にHPNをキャリーバッグにセットして，優子さんに試しに使用してもらいました．参加者全員が自己紹介をしてからカンファレンスを開始し，最初に主治医と緩和ケアの医師が今までの優子さんの病状や治療経過を説明したあと，現在の状況の話に入りました．

■退院前合同カンファレンスの参加者

- ・優子さん，夫，優子さんの母親
- ・病院：病棟看護師（沢木さん，浦部さん），主治医，緩和ケアの医師と認定看護師，薬剤師，退院支援看護師，MSW
- ・地域：訪問看護師，訪問診療医，訪問薬剤師，ケアマネジャー

現在の病状や治療の状況と今後について

主治医

イレウスの治療経過は順調で，4日前にイレウス管を抜き，本日から流動食を開始しましたが，腹痛や吐き気などの症状はなく，サンドスタチン®も本日で終了にしました．9月25日（火）の検査結果で大きく変化がなければ，26日（水）の午前中に退院予定としましょう．
腸を休ませるためにも，退院後も高カロリー輸液を続け，食事形態は流動食のままでアップせずに様子をみましょう．腸管の狭くなった部分はそのままで，今後，病気が進行して腸管がさらに狭くなったり，消化液やガスがうまく排出されなかったりして，再びイレウス症状が起こる可能性があります．
また，今後痛みが強くなった場合は，麻薬を増量してコントロールすることができ，退院後は訪問診療の先生が診てくださいます．

26日（水）の午前中に退院予定とのことですが，退院当日が一番ご不安が強いと思いますので，初回の訪問診療を，退院当日の午後に伺えるように調整いたします．15時頃になると思います．何かご心配なことやご希望などがありましたら，気兼ねなく言ってくださいね．

訪問診療医

夫

退院当日に訪問診療の先生に来てもらえるのは，とても安心します．よろしくお願いします．

疼痛など何かつらい症状がありましたら，緩和する治療を自宅でもできます．イレウス症状が再発した場合は，訪問診療でも，胃管を入れたり，サンドスタチン®を投与するなど，ある程度の治療はすることができます．吐気や腹痛など何か症状がありましたら，当院でも訪問看護師さんでもいいので，我慢せずにいつでも連絡をしてください．
訪問診療医

優子さん
家で治療が受けられるなら，なるべく家にいたいです．

もしイレウス症状等がひどくなり入院治療が必要なときは，当院に入院できるように調整します．
主治医

夫
よろしくお願いします．

退院後のHPNの管理について

退院支援看護師
高カロリー輸液については，昨日より在宅用の携帯輸液ポンプに変更していて，退院後はその器械を自宅で使うことができます．あと，今使っているキャリーバッグはサンプル品で，業者にはすでにバッグを注文していて，25日（火）に業者から自宅に宅急便で届けてもらえることになっています．

25日（火）は，私が自宅にいますので，キャリーバッグを受け取ります．
優子さんの母親

ケアマネジャー
介護用ベッドなどの福祉用具も25日に自宅に設置する予定です．

退院後，輸液バッグの交換はご家族が実施されますが，昨日は病棟看護師が輸液バッグを交換する際に，お母さまに見学していただきました．本日から退院まで，ご家族が輸液バッグを交換できるように練習をする予定です．
病棟看護師

優子さんの母親
退院まで日にちがあまりないので，輸液バッグの交換ができるようになるか少し心配です．

退院当日から3日間は訪問看護師が毎日お伺いして，輸液バッグの交換時には一緒にいます．心配なことがあったらいつでも※訪問看護師に電話をいただいて構わないので，退院までに手技を完璧に覚えなくては，と気負われなくても大丈夫ですよ．
訪問看護師

※ 24時間の電話対応や緊急時訪問看護を行える体制整備に対する報酬として，医療保険では「24時間対応体制加算」，介護保険では「緊急時訪問看護加算」があり，今回のケースでは前者を利用しています．

優子さんの母親: それなら安心です．

夫: 今週末は私も一緒に手順を習って，輸液バッグを交換できるようにします．

優子さん: ありがとう．

病棟看護師: ご主人も輸液バッグの交換方法を覚えてくださるのは心強いですね．あと，26日ですが，退院する際は高カロリー輸液のルートは抜針する予定ですので，同日，訪問看護師さんが訪問されたときにルートもつないでいただけますか．

訪問看護師: わかりました．退院当日は，訪問診療の先生が訪問される時間に合わせてお伺いして，一緒にお話をお伺いしたり，今後のことについてご相談や打ち合わせなどをできればと思います．その後に訪問看護師が残って，高カロリー輸液について，ご家族と一緒に輸液バッグの準備と，ルートの接続をしようと思います．

訪問診療医: 初回の訪問診療のときに訪問看護師さんに同席していただけると，都合がよいです．訪問看護指示書は，当院から出します．

主治医: 高カロリー輸液の処方や，在宅療養指導管理料による衛生材料等の払いだし，注射器などの医療廃棄物の回収等と，あと麻薬などの薬の処方も，貴院にお願いしてもよろしいでしょうか．退院当日に訪問していただけるので，その日に必要な高カロリー輸液に関するセット一式や，麻薬などの薬は，退院時に当院から出すようにします．

訪問診療医: よろしくお願いします．初回の訪問診療以降は，当院で行います．

訪問薬剤師: 輸液剤や薬について，ご自宅へのお届けを希望されると伺いましたが，訪問診療後に処方箋を出していただければ，薬剤師が輸液剤や薬をご自宅にお届けします※．その際に，薬のことで何か気になることや，心配なことがありましたら，気軽に相談してください．

※薬剤師が自宅に薬を届ける薬剤師訪問サービスがあり，医療保険・介護保険を利用することができます．

優子さん: いろいろありがとうございます．よろしくお願いします．

優子さんの不安や希望の表出と，家族や多職種によるサポート

夫

今日の午前中，△△病院の緩和ケア病棟の申し込みをしてきました．居心地のよさそうな建物で，スタッフの方々もとても親切でした．

緩和ケア病棟に入る選択肢があるのは，少し安心します．できるかぎり家にいたいけど，この先動けなくなって，母や夫に子どもたちの世話だけでなく，私の面倒まで負担をかけるのはすごく申し訳ないし，子どもたちに私の具合が悪い姿をどこまで見せてよいのかもとても迷います．

優子さん

訪問看護師

癌になったのも，具合がよくないのも，決してあなたのせいではありません．それと，子どもの中には，とくに下のお子さんくらいの年齢だと，何かのエピソードと結びつけて「自分のせいでお母さんの病気が悪くなった」と思ってしまう子もいるので，そうではないことを伝えてあげたほうがよいと思います．
お子さんたちにとって，お母さんが家に帰ってきてそばにいることが大事なことだと思いますし，きっとこの経験を糧にして，他の人のことを思いやれる優しい子に育ちますよ．

そうだよ．あの子たちならきっと大丈夫だし，きみがそばにいてくれるほうがよいよ．僕だって支える．子どもたちには，体の具合のことは僕が話すよ．

夫

優子さん

ありがとう．子どもたちと話をするとき，私も一緒にいて，私からも伝えるね．

昔から自分のことより周りの人のことばかり心配して．私たちのことは心配しないで大丈夫だから，自分がしたいことを優先してよいからね，娘なんだから遠慮なく甘えなさい．

優子さんの母親

優子さん

お母さん，ありがとう．面倒かけるけど，よろしくね．退院したら，お母さんが作った茶わん蒸しが食べたいな．先生，茶わん蒸しも食べて大丈夫ですか？

本日より流動食を始めてとくに問題なさそうですし，退院日の午後に訪問診療の先生に診ていただいて，症状が落ち着いていれば，具が入っていない茶わん蒸しなら食べて大丈夫だと思います．

主治医

訪問診察医

茶わん蒸しのこと，了解しました．ほかにも何か食べたいものがあったら，いつでも言ってくださいね．

よろしくお願いします．

優子さん

退院支援看護師: 本日のカンファレンスでほかに確認したいことがなければこれで終了しますが，退院に向けて適宜個別にご相談させていただきますので，よろしくお願いします．

よろしくお願いします． 　　一同

退院前合同カンファレンスの終了後，夫は夕方からの職場の会議に出席するために，会社に出勤しました．母親は，そのまま病室に残り，16時にHPNの輸液バッグ交換の指導を受けました．昨日は輸液ルートも一緒に交換したため，本日はもう一度病棟看護師が輸液バッグの交換をするのを見学しました．

■ **自宅退院に向けた準備**

9月22日（土）からは，病棟看護師の指導を受けながら，母親が輸液バッグを交換しました．病棟看護師は，HPNの輸液バッグを交換する前の注意点として，ほこりや毛が舞わないように，ペットの犬をケージに入れるよう説明しました．母親には，退院後に輸液バッグを交換するときに使うエプロンを着てもらい，自宅と同じ方法で行いました．夫も手技を覚えるために，22日（土）と23日（日）は優子さんの母親が実施するのを見学し，24日（月）は夫が交換を行いました．夫は手順書を見ながら事前に何度もイメージトレーニングをしており，1回目でうまく交換ができていました．
25日（火）は母親が輸液バッグを交換し，手技を習得できており，そのことを退院支援看護師は訪問看護師に電話で伝えました．
また，HPNのキャリーバッグを，22日（土）の日中から本格的に使い始め，優子さん，夫，優子さんの母親3人ともバッグへのセット方法を覚えました．
なお，入院中は日中にキャリーバッグを使用し，夜間は病棟看護師が巡回時に輸液ポンプの作動を確認するため点滴棒を使用していましたが，退院後は夜間もキャリーバッグを使用することになりました．
病棟看護師は，退院後にキャリーバッグを夜間に使用する際の留意点として，輸液バッグは，キャリーバッグにセットするときに2つ折りにするので，輸液剤の偏りをなくすのに，輸液バッグを1〜2回/日セットし直す必要があるため，寝る前に輸液バッグをセットし直すように本人や家族に指導しました．
自宅の準備は，22日（土）に，家族全員でリビングのソファやテーブルを動かして，介護ベッドが入るようにしました．

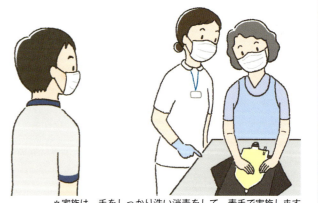
＊家族は，手をしっかり洗い消毒をして，素手で実施します

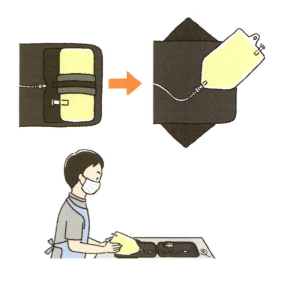

また，夜は優子さんの隣で，平日は母親が，週末は夫が布団を敷いて眠ることとしたため，そのスペースもつくりました．25日（火）に介護ベッド等が搬入され，HPNのキャリーバッグも業者から宅急便で自宅に届きました．

優子さんの病状は落ち着いており，9月26日（水）の午前中に，高カロリー輸液のルートを抜針したあと，夫の車で予定通り退院しました．

■入院中の経過

9月						
月	火	水	木	金	土	日
27	28	29	30	31	1	2
3	④ 入院	5	6	7	8	9
10	11	⑫ 夫との面談	13	⑭ 本人への病状説明	15	16
17	⑱ 自宅退院方針決定 退院支援計画書作成	⑲ 訪問看護師来院	⑳ 家屋調査	㉑ 退院前合同カンファ	22	23
24	25	㉖ 退院	27	28	29	30

退院後の様子

9月26日（水）の退院当日は，優子さんが自宅に着いたあとに子どもたちが小学校から帰ってきて，子どもたちは優子さんに抱きついて喜びました．

15時に訪問診療医と訪問看護師が来て，優子さんの状態が落ち着いていることを確認したあと，心配なことがないか優子さんや家族に尋ねたり，必要物品や療養環境を確認しました．その際，HPNのキャリーバッグをベッド柵にかけたときにペットの犬が届かないよう，バッグの手提げヒモの長さを調整しました．訪問診療医が帰ったあと，訪問看護師はそのまま残り，ヒューバー針を穿刺してHPNを接続しました．輸液バッグの準備は，訪問看護師が見守り，母親が行いましたが，問題なくできていました．キャリーバッグを使用して，トイレや洗面所への移動も支障なくできました．

9月28日（金）は，訪問看護師の訪問時間に合わせて，A総合病院の退院支援看護師が自宅を訪問し，退院後訪問指導

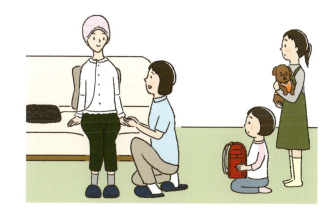

を行いました．その際，女性科病棟の看護師長が勤務を調整してくれて，沢木さんも同行しました．自宅にいる優子さんは穏やかでリラックスしており，洋服姿で，ソファで娘たちの間に座り，楽しそうに娘たちの学校での出来事を聞いていました．

優子さんは，退院後イレウス症状の出現もなく順調に過ごせており，子どもたちが学校に通学する際に見送りと出迎えができることを喜んでいました．

退院後2週目からは，訪問看護は週に2回の訪問となりました．優子さんの母親が，毎週木曜日の昼から金曜日の昼まで，仕事で地元に戻るため，訪問看護師は月曜日と木曜日に訪問し，HPNのヒューバー針，輸液ルート，輸液バッグの交換を行いました．なお，入浴やシャワー浴を，ヒューバー針の交換日である月曜日は抜針しているあいだに，木曜日は輸液ルートを生理食塩水でロックし，訪問看護師が介助して行いました．そのほかの日の輸液バッグの交換は，優子さんの母親と，週末は夫が行っていましたが，本人が交換したり，長女もできるようになりました．

退院してから10月中旬過ぎくらいまでのあいだは，優子さんの体調は落ち着いており，母親と一緒に台所で料理をしたり，子どもたちの髪の毛を編んであげたり，子どもたちと一緒に絵を描いたり，ホットプレートで子どもたちが大好きなパンケーキを焼いたりしました．週末に天気のよいときは，近所の公園に夫の車で出かけたりもしました．週末の夜は，子どもたちも父親と一緒にリビングに敷いた布団で寝ました．また，平日の昼間，子どもたちが学校に行っている間は，母親とテレビのワイドショーを見たり，母親が作った茶わん蒸しを食べたりして，穏やかに過ごしました．介護保険の訪問調査員も来て，その後要介護1の認定がおりました．

しかし，10月下旬にさしかかった頃より，優子さんの容体は日に日に悪くなっていきました．体がさらに痩せ，体のだるさが強くなり，トイレに歩くとき以外は，ベッドやソファで横になっていることが増えてきました．経口摂取は，口や喉の渇きを潤すのに水分を少量摂取するくらいになりました．それでも，優子さんは，子どもたちがリビングで宿題をしたり，遊んでいるのを穏やかな表情で見守り，子どもたちが優子さんに甘えたときは思いっきり抱きしめました．子どもたちも，横になっている優子さんのそばで多くの時間を過ごしました．

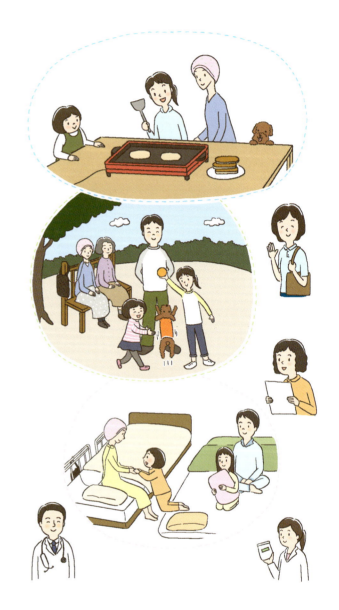

訪問看護師は，訪問回数を週2日から3日に増やし，優子さんの状態を観察して，調子や希望に合わせて入浴・シャワー浴介助や清拭，洗面台で洗髪を行いました．なお，子どもたちは訪問看護師が優子さんの血圧を測ったりするのを見ることで安心する一方で，優子さんや母親は，子どもたちがいないところで訪問看護師に相談したいこともあったため，HPNのルート交換日以外は，子どもたちが学校に行っている11時に訪問することになりました．

訪問中，清潔ケアのときは母親が席をはずすため，そのときに優子さんは母親や夫には言えない不安などを訪問看護師に表出しました．母親も，家の中だと娘がおり，玄関の外だ

と近所の目があるため，気持ちがつらくなったときは，前もって時間の約束をして買い物帰りなどに訪問看護ステーションに寄ったりして，自分の気持ちを訪問看護師に話しました．

訪問看護師は，母親の話を傾聴するとともに，母親が，優子さんの容体が少しずつ悪くなってきていることを認識し，心の準備ができるよう，サポートをしました．また，訪問看護師，訪問診療医，訪問薬剤師，ケアマネジャーなどの在宅支援スタッフ間で連絡を取り合う回数を増やしていき，優子さんの状態の変化に応じ，チームで時宜に適した支援をできるようにしました．

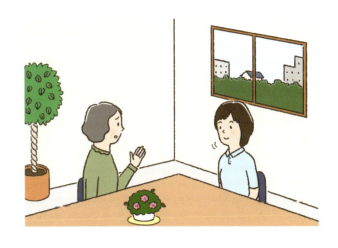

今年は，次女の七五三で，お祝いをしてあげたいと優子さんが強く希望し，11月4日（日）に神社にお参りすることにしました．着物は長女のおさがりだったため，優子さんは，次女のために，母親と一緒にインターネットで髪飾りを選んで購入しました．また，夫の実家は北海道で酪農農家をしており，夫の両親は高齢のため，年の離れた兄が後を継いでおり，家を離れることができませんでした．そこで，兄の娘（夫にとっては姪，子どもたちにとっては従姉）が大学生で，七五三のお祝いと手伝いのために上京してくれました．

4日は晴天でした．従姉は，次女の美容院や，神社に夫や子どもたちと一緒にお参りに行ってくれました．そのあいだ優子さんと母親は家におり，母親はお祝いのパーティのため料理を作りました．優子さんはソファに横になって体を休めながら，ちらし寿司の上に錦糸卵やきざみのりをかけるなど，体に無理のない程度に，料理を作るのに参加しました．夫たちが神社から家に戻ってきた後，優子さんと母親，ペットの犬も車に乗せて近所の写真館に行き，家族で写真を撮りました．家族にとって，とても楽しく，思い出に残る大事な1日となりました．

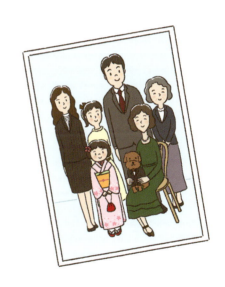

次女の七五三の数日後より，優子さんは下腹部の持続的な鈍痛が強くなり，また，突出痛の頻度や強度も高まりました．そのため，フェントス®テープが6mgに，頓用のアンペック®坐剤が20mg/回に増量されると，痛みは抑えられました．

優子さんは，自分の体の具合や，訪問診療医からの病状の説明から，最期のときが近づいていることを悟り，子どもたちが学校に行っている間に少しずつ，母親に手伝ってもらいながら，娘たちがそれぞれ20歳になるまでの毎年分のバースディカードを作成し，さらにそのカードを持って，メッセージを録画しました．

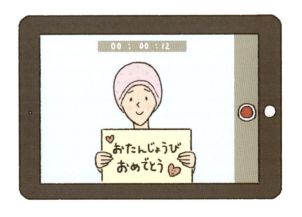

11月中旬になると，優子さんは疼痛はコントロールできていましたが，るい痩が進み，肝機能も徐々に悪化し，腹水による腹部の膨満感や，両下肢の浮腫が増強し，倦怠感もさらに強くなりました．トイレは，ベッド柵につかまって起き上がり，1人で歩いて行けていましたが，それ以外は，ほとんどベッドで横になっているようになりました．

　訪問診療医や訪問看護師は，最期のときのことも含め，これからのことについて本人や家族の意思確認が必要であると判断しました．

　優子さんはできるなら最期まで家で家族と一緒に過ごしたいことと，心臓マッサージ等の延命措置は行わないことを望みました．また，高カロリー輸液について，訪問診療医による「高カロリー輸液を今のまま続けると体が処理しきれず，心臓に負荷がかかって呼吸が苦しくなったり，むくみが強くなったりして，栄養として吸収されずにかえって体に負担をかけ苦痛を強めてしまうので，カロリーと量を落として維持輸液にしたほうがよい」という説明を了承しました．夫や優子さんの母親には，訪問診療医から優子さんの容体がかなり悪くなっており，おそらく年を越すのは難しく，急変する可能性もあることが伝えられたうえで，2人は優子さんの希望を尊重して家で看取ることを決め，夫は介護休業をとることを会社の上司に相談し，申請手続きを行いました．

　11月23日（金）〜25日（日）の3連休中，優子さんの調子は珍しくとても落ち着いていました．そこで夫は，24日（土）の午後，子どもたちを母親に任せ，午後から優子さんと郊外の公園に車で出かけました．黄金色の銀杏並木の通りを，夫が優子さんの車椅子を押して散歩し，久しぶりに2人だけで穏やかな時間を過ごしました．

　連休が終わると，優子さんは，肝機能が急激に悪化してアンモニア値が急増し，黄疸が強くなりました．肝性脳症となり，不明言動など軽いせん妄症状が2日ほどみられた後，傾眠傾向になりました．

　夫は，介護休業の認定がおりるのが間に合わなかったため，有給休暇をとって家にいられるようにしました．訪問診療医は2日おき，訪問看護師は毎日訪問し，優子さんの病状をみながらケアを行い，また，家族に今後予測されることや，そのときの対応方法について伝え，家族が心の準備ができるようにしました．優子さんは，眠っている時間が増えていき，2〜3日で昏睡状態になりました．そして次の日の午後，自宅で家族みんなに見守られて，優子さんは亡くなられました．

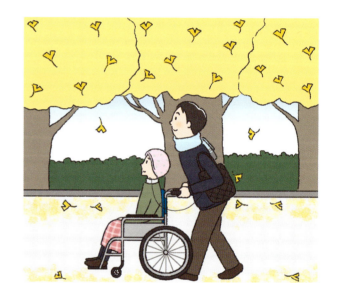

訪問看護師による家族への グリーフケア

　優子さんが亡くなってから少し経ち，訪問看護ステーションの所長が家族のグリーフケアのために連絡をしようと思っていたときに，優子さんの母親から「お世話になったのであいさつをしたい」と電話が来ました．

　訪問看護ステーションの所長が，母親の気持ちを考慮しながら，自宅を訪ねるときに沢木さんも同行できるようにしてくれました．子どもたちは学校に行っている時間で，自宅には優子さんの母親1人でした．母親は，沢木さんが来たことを喜んでくれました．

　そして，「娘のことを思い出すと涙があふれて止まらなくなるが，最期の大切な時間を自宅で娘と過ごせて本当によかった」と言って，退院後に家族で撮った写真を見せてくれました．

　どの写真も，優子さんは穏やかな表情でした．母親は，孫たちがリビングに飾ってある七五三のときに撮った家族写真の母親（優子さん）に向かって，学校に行く前と帰ってきたときに必ず声をかけていることや，孫たちのことが心配なので，婿と相談して当分の間はこの家にいることにしたと話してくれました．

病院内外の多職種で ケースカンファレンスを開催

　沢木さんは，優子さんの入院中より，プリセプターの浦部さんに相談しながら，「退院支援の看護過程の記録」を書き始めました．優子さんが退院してからしばらく経った頃，訪問看護師から優子さんが自宅で穏やかに最期を迎えられたことの知らせを受けました．女性科病棟の看護師長は，沢木さんが作成した情報関連図などの記録をもとに，優子さんの支援について，関与した多職種で振り返りを行うことを提案し，病院でケースカンファレンスが開催されました．

　カンファレンスには，女性科病棟の看護師と看護師長，主治医，緩和ケアチームの医師や認定看護師，薬剤師，退院支援看護師やMSWに加え，外来化学療法室の医師や看護師，婦人科外来の看護師，外来看護師長，訪問看護師，訪問診療医，ケアマネジャー，訪問薬剤師も参加しました．全員で優子さんの冥福を祈った後，1回目の入院時のことから話し合いを始めました．

　とくに，優子さんが外来通院途中で未受診となり，その間に症状が増悪してつらい思いをしたことに対し，意思決定支援のことや，外来化学療法を開始した時点で訪問診療や訪問看護につなぐことができなかったかなど，地域の支援スタッフとの連携について，時間をかけて話し合われました．

　そして，今回の優子さんへの支援がきっかけとなり，病院（病棟，外来）と地域との連携体制の強化に向けて，今後も定期的に話し合いをしていくことが決まりました．

退院支援の院内研修にて，各新人看護師が担当した患者さんの退院支援を発表

　退院支援の院内研修で，各新人看護師が所属病棟で担当した患者さんの退院支援の内容と，退院支援を通して学んだことについて，年度末に報告会を行いました．

　沢木さんは，優子さんの退院支援について，「退院支援の看護過程の記録」は，自宅退院の方針決定後の状況でまとめ，優子さんや家族が自宅退院を意思決定するまでの経緯や多職種による支援内容は，口頭で説明しました．沢木さんの発表に対し，参加者からとくに意思決定支援について質問や意見，感想が多く寄せられ，ディスカッションが活発に続きました．

■ 沢木さんが作成した情報関連図

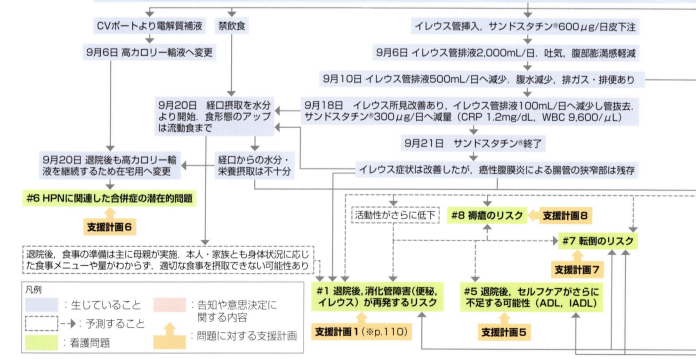

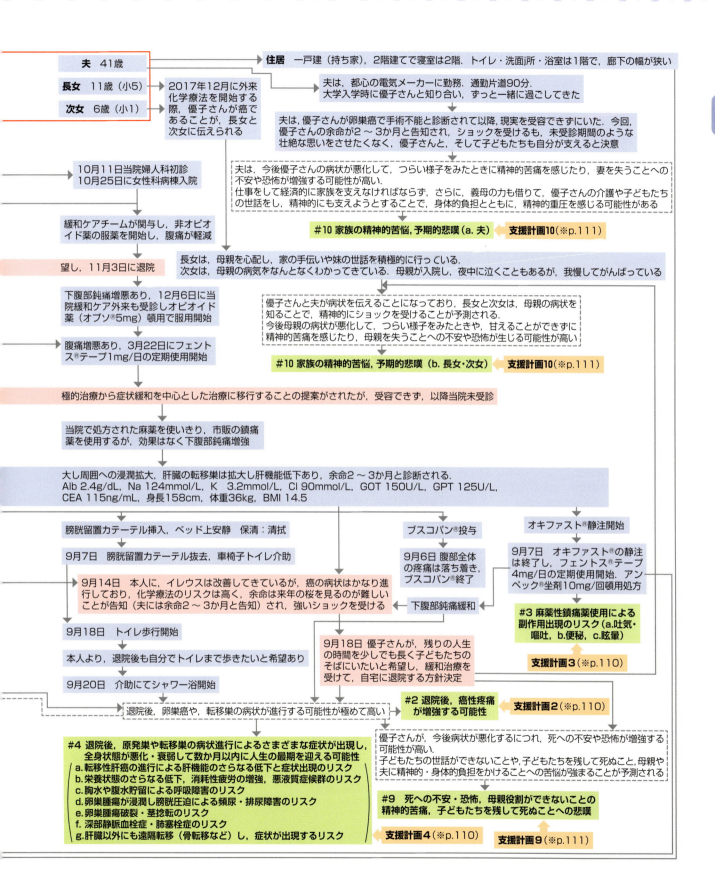

■ 退院後に起こりうる問題に対する支援計画

全支援共通
① 母親に介護保険の申請手続きをしてもらう（退院支援看護師）
② 病院と地域の専門職種間で，必要な情報や，医療管理やケア方法を伝達・共有する（電話や対面での直接会話，診療情報提供書や看護サマリー等の書類の送付）
③ 訪問診療は退院当日，訪問看護は退院当日から3日間連続で訪問予定．その後の各訪問回数は，優子さんや家族の状況により決定・変更される

支援計画1：退院後，消化管障害（便秘，イレウス）が再発するリスク
① 退院後の医療者による病状観察（訪問診療医，訪問看護師）
② 退院後の排便コントロール（訪問診療医，訪問看護師）
③ 本人・家族に食事内容や形態等の指導（入院中：医師，病棟看護師，管理栄養士，退院後：訪問診療医，訪問看護師）
④ 退院後の療養環境の整備（ケアマネジャー，退院支援看護師，訪問看護師，家族）
⑤ 圧迫の除去や安楽な体位の工夫，日常生活の援助と，本人・家族への指導（入院中：病棟看護師，退院後：訪問看護師）
⑥ 退院後のイレウス症状出現・増強時の対応体制整備と，本人・家族への対応方法の指導（退院後の緊急連絡先：訪問診療医，訪問看護師，入院治療が必要になった場合：A総合病院が後方支援病院として対応）

支援計画2：退院後，癌性疼痛が増強する可能性
支援計画3：麻薬性鎮痛薬使用による副作用出現のリスク
① 退院後の医療者による疼痛コントロール
　（麻薬の処方：訪問診療医，麻薬の配送：訪問薬剤師）
　（疼痛の的確なアセスメント，疼痛による日常生活への影響の確認，治療・ケア，麻薬の副作用の管理，治療やケアの効果の評価：訪問診療医，訪問看護師，訪問薬剤師）
② 本人・家族への麻薬（定期，頓用）の使用方法の指導や，副作用についての説明（入院中：病棟看護師，主治医，薬剤師，緩和ケアチームの医師・認定看護師，退院後：訪問診療医，訪問薬剤師，訪問看護師）
③ 退院後の療養環境の整備（ケアマネジャー，退院支援看護師，訪問看護師，家族）
④ 安楽な体位の工夫や日常生活の援助と，本人・家族への指導（入院中：病棟看護師，緩和ケア認定看護師，退院後：訪問看護師）
⑤ 疼痛増強時の対応体制整備と，本人・家族への対応方法の指導（退院までに頓用のアンペック®坐剤を使った経験がないことを情報共有：全員，退院後の緊急連絡先：訪問診療医，訪問看護師）

支援計画4：退院後，原発巣や転移巣の病状進行によるさまざまな症状が出現し，全身状態が悪化・衰弱して数か月以内に人生の最期を迎える可能性
① 退院後の医療者による病状や身体状況の観察と，症状や状態に応じた治療・ケア（訪問診療医，訪問看護師）
② 苦痛の緩和や安楽な体位の工夫，日常生活の援助と，本人・家族への指導（訪問看護師）
③ 退院後に，患者の状態に応じた療養環境の整備（訪問看護師，ケアマネジャー，家族）
④ 患者や家族の不安や希望等の把握，精神的支援（支援計画9，10参照）
⑤ 退院後に患者の状態や時機に応じ，本人や家族に病状の説明や，治療や療養場所等に関する意思決定支援（訪問診療医，訪問看護師）
⑥ 退院後，病状悪化時の対応体制整備と，本人・家族への対応方法の指導（退院後の緊急連絡先：訪問診療医，訪問看護師，入院治療が必要になった場合：A総合病院が後方支援病院として対応，緩和ケア病棟の申し込み：MSW，夫）
⑦ 看取りの準備（訪問診療医，訪問看護師，訪問薬剤師，ケアマネジャー，家族）

※支援計画5〜8は省略

支援計画9：死への不安・恐怖，母親役割ができないことの精神的苦痛，子どもたちを残して死ぬことへの悲嘆

①優子さんの気持ち，病気の理解や受け止め，感情や心理的状態の把握(優子さんの表情や言動，睡眠状況等の確認)
（入院中：病院の支援スタッフおよび地域連携スタッフ，退院後：地域の支援スタッフ）
②退院後に，患者の状態や時機に応じ，本人に病状の説明や，治療や療養場所等に関する意思決定支援(訪問診療医，訪問看護師，家族)
③優子さんの精神的・社会的・霊的苦痛の緩和(入院中：病院の支援スタッフおよび地域連携スタッフ，退院後：地域の支援スタッフ)
・優子さんが落ち着くことができ，気持ちを表出しやすい環境づくり
・優子さんの話の傾聴等により気持ちに寄り添う
・手を握るなど非言語的コミュニケーション
・優子さんの意向に応じた支援体制の整備：
　優子さんが少しでも子どもたちの世話をでき，一緒に穏やかに過ごせるよう，症状コントロールや，支援体制の整備
　優子さんがなるべくADLが自立し，家族の介護負担を軽減できるよう，療養環境の整備や，地域の支援スタッフによる医療やケアの実施
　家族での思い出づくりの支援

支援計画10：優子さんの病状が進行し，予後不良であることへの，家族の精神的苦悩，予期的悲嘆(a. 夫，b. 長女・次女，c. 母親)

①家族の気持ち，病気の理解や受け止め，感情や心理的状態の把握(入院中：病院の支援スタッフおよび地域連携スタッフ，退院後：地域の支援スタッフ)
②家族の身体的疲労や健康状態の把握(入院中：病院の支援スタッフおよび地域連携スタッフ，退院後：地域の支援スタッフ)
③退院後に，患者の状態や時機に応じ，夫や母親に現在の病状や今後起こりうる状態変化の説明や，治療や療養場所，看取り等に関する意思決定支援(訪問診療医，訪問看護師)
④家族の精神的苦痛や予期的悲嘆の緩和(入院中：病院の支援スタッフおよび地域連携スタッフ，退院後：地域の支援スタッフ)
・家族が気持ちを表出できる環境づくり
・家族の話の傾聴等により気持ちに寄り添う
・家族の介護負担の軽減など，身体的負担への援助
・家族が優子さんと穏やかな日々を過ごせ，子どもたちが甘えることができるよう，療養環境の整備や，地域の支援スタッフによる医療やケアの実施
・子どもたちに対し，優子さんや，夫，優子さんの母親が，優子さんの病状の説明や精神的支援等を行うにあたり，必要に応じて，助言やサポートを行う．
⑤家族の看取りの準備への支援(訪問診療医，訪問看護師，訪問薬剤師，ケアマネジャー)

■退院支援の目標

優子さん・家族とも安心して自宅療養を開始することができる．退院後，優子さんが残された人生の時間をなるべく苦痛なく，そのときの状態や意向に応じて家族とともに穏やかに送り，最期を迎えることができる．

■退院後に起こりうる問題と支援の方向性

#1 退院後，消化管障害（便秘，イレウス）が再発するリスク

牧村優子さんは41歳の女性で，約1年前に卵巣癌（明細胞癌，ⅢC期）と診断された．手術での病巣切除が不可能であったため，当院外来で化学療法（TC療法4サイクル，ベバシズマブ2サイクル）を実施するもまったく効果がなく，癌がさらに進行した．3か月前には肝転移が見つかりⅣ期となり，本人に病状と余命が年単位であることが告知された．食事が摂れずに痩せて体力が落ちており，効果がみられないのに通院して化学療法を続けるのは体に大きな負担をかけるため，症状緩和を中心とした治療に移行することを提案されたが，受容できず，その後未受診となった．

今回，8月末より腹部全体の疼痛，腹部膨満感，吐気等の症状が出現・増強したが，子どもたちが夏休み中だったため約1週間我慢し，9月4日に当院外来受診して，癌性腹膜炎によるイレウスと診断され，即日入院となった．入院後，禁食（高カロリー輸液の実施），イレウス管の挿入，サンドスタチン®の使用などにより減圧され，イレウス症状は改善した．イレウス管を抜去，サンドスタチン®を終了し，経口摂取を開始しており，流動食までアップして退院する予定である．

腸管の狭窄部位は残存していることや，麻薬の副作用として消化管蠕動運動が抑制されること，さらに，癌終末期で，今後腫瘍の増大や腹膜播種の進行によって腸管の圧迫や癒着，腹水の再貯留が起こることなども予測され，退院後に便秘やイレウスが再発するリスクがとても高い．

優子さんは，自宅退院後に，母親が作った茶わん蒸しを楽しむ程度でも食べたいと望んでいる．退院後は食事の準備は主に母親が行うが，優子さんが身体状況に応じたメニューや量を食べることができるよう，医師や，病棟看護師，管理栄養士などの病院内の支援スタッフと連携し，本人や母親に食事内容や形態等の指導を行う．

また，訪問診療医や訪問看護師等の地域の支援スタッフとも連携・協力して，便秘やイレウスの予防や，症状出現時に早期発見・対応できるよう支援体制を整備するとともに，退院後に腹部膨満感や絞り込むような腹痛等の症状が出現したときは，我慢せずに訪問看護師等に連絡するよう優子さんや家族に説明を行う．

#2 退院後，癌性疼痛が増強する可能性
#3 麻薬性鎮痛薬使用による副作用出現のリスク

優子さんは，卵巣癌末期で，今回の入院中に実施した検査結果から，余命が2～3か月くらいであると予測されている．入院時にイレウスによる腹部全体の絞り込むような痛みとともに，下腹部の鈍痛があり，腫瘍の増大による痛みと考えられた．未受診期間中に使いきり中断されていた麻薬性鎮痛薬を入院後に再開し，フェントス®テープ4mg/日で下腹部の鈍痛が緩和され，トイレ歩行まで安静度が拡大した．

しかし，今後さらに癌が進行するにつれ，下腹部痛が増強したり，新たな痛みや症状が出現することが予測される．疼痛等の身体的苦痛が続くことで，消耗性疲労が助長されて全身状態の悪化や活動性の低下につながったり，不安を感じたりすることが考えられる．

優子さんは退院後に自宅で家族と一緒に過ごすことを望んでおり，退院後になるべく本人の苦痛がなくQOLを維持できるよう，病院内外の多職種と協力・連携し，疼痛緩和に努める．

#4 退院後，原発巣や転移巣の病状進行によるさまざまな症状が出現し，全身状態が悪化・衰弱して数か月以内に人生の最期を迎える可能性

優子さんは，外来化学療法を行っていたころから，吐気等の抗癌薬の副作用により食事摂取量が低下し，体重減少がみられていた．現在，原発巣・転移巣とも病状が厳しく，さらに，イレウスを起こしたことで体力の消耗が激しい．今後は病状がさらに進行することにより，さまざまな症状が出現し，栄養状態が低下して，全身状態が悪化・衰弱することが予測される．また，転移性肝癌の進行により急激に肝機能障害が起きる可能性や，卵巣腫瘍の破裂によりショック状態になるなど，急激に病状が悪化する可能性も高い．

そのため，病院内外のスタッフと連携・協力し，今後起こりうる病状変化を予測して，患者や家族への指導内容を厳選するなど，タイミングを逃さずに自宅に退院できるように準備を進め，本人や家族の意向もふまえて退院後の支援体制を整備する．

そして，退院後に，優子さんが人生の残された大事な時間をそのときの状態や意向に応じて過ごせ，望む場所で穏やかに最期を迎えることができるよう，優子さんの状態の変化を的確に捉え，なるべく苦痛がないように支援するとともに，時機に応じて優子さんや家族に病状の説明や，治療や療養場所等に関する意思決定支援を行う必要がある．

※#5～#8のアセスメントは省略

#9 死への不安・恐怖，母親役割ができないことの精神的苦痛，子どもたちを残して死ぬことへの悲嘆

優子さんは，約1年前に卵巣癌で摘出手術不能と診断されが，すぐに受容することができなかった．セカンドオピニオンでも同じ見解であったため，当院外来にて化学療法を受けたが，まったく効果がなく癌がさらに進行した．本人に病状と余命が年単位であることが告知され，積極的治療から緩和ケア中心とした治療への切り替えを提案されたが，優子さんは41歳と若く，「なぜ自分だけが」と受け入れることができず，その後未受診となった．

今回イレウスにて入院し，検査の結果，さらに癌が進行し，余命が2～3か月であると診断された．優子さんに余命が「来年の桜をみるのは難しい」と告げられ，子どもたちを残して死ぬことに強い精神的ショックを受けたが，夫のサポートもあり，死への恐怖を感じながらも，「残された時間を少しでも長く子どもたちと一緒に過ごしたい」と意向を示し，自宅に退院することとなった．

しかし，今後癌が進行して状態が悪化することにより，死への不安や恐怖が強まることが予測される．また，子どもが6歳と11歳でまだ幼く，母親として子どもたちの世話ができないことや，自分が死ぬことで子どもたちにつらく寂しい思いをさせてしまうことへの苦悩も強い．自分が癌になり，さらに自宅に退院することで日常生活の介助や医療管理が必要となり，母親や夫に精神的負担とともに，身体的な負担もかけてしまうことも心配している．

そのため，病院内外の多職種と連携し，優子さんと信頼関係を構築し，表情や言動から気持を汲んだり，気持ちを表出しやすいような環境をつくって話を傾聴するなど，精神的な支援を行う必要がある．また，症状コントロールや療養環境の整備を行い，優子さんがなるべくADLが自立し，少しでも子どもたちの世話ができたり，一緒に穏やかに過ごせるようにしたり，訪問看護師が医療処置やケアを担って家族の介護負担を軽減することで，優子さんの精神的苦痛の緩和にも努める．

#10 優子さんの病状が進行し，予後不良であることへの，家族の精神的苦悩，予期的悲嘆
(a. 夫，b. 長女・次女，c. 母親)

　夫と優子さんの母親は，優子さんが卵巣癌で手術不可能と診断されて以降，病状を受容できず，受診せず民間療法にすがったりした．今回の入院で現実を受け止め，自宅に退院してなるべく子どもたちのそばで過ごしたいという優子さんの希望を尊重して，母親はできるかぎりのサポートをし，夫は優子さんと子どもたちを自分が支えると決意している．

　しかし，夫と母親は優子さんの余命が2～3か月であることを知っており，今後優子さんの病状が悪化してつらい様子をみたときに精神的苦痛を感じたり，優子さんを失うことへの不安や恐怖が増強することが予測される．さらに，母親は孫の世話とともに優子さんの介護を中心的に行い，夫は仕事をして経済的にも家族を支える必要があり，身体的負担も生じる可能性が高い．そのため，病院内外の多職種と連携して，状況をみながら，夫や母親の身体的負担の軽減とともに，精神的な支援を行う必要がある．

　優子さんには6歳と11歳の娘がおり，外来化学療法を開始する際に，自分が癌であることを伝えている．長女は母親（優子さん）を心配して家の手伝いや妹の世話を積極的に行っている．次女は母親の病気をなんとなくわかってきており，母親が入院して夜中に泣くこともあるが，我慢してがんばっている．優子さんは自宅退院するにあたり，夫とともに，子どもたちに自分で病状を伝えることになっているが，子どもたちは母親の病状を知ることで，母親を失うことへの精神的ショックを受ける可能性が高い．とくに次女はまだ幼く，死という概念や，大人の話や状況が理解できず，これまでと違う生活や周囲の様子に漠然とした不安や恐怖心を抱くことも考えられる．

　優子さんの退院後，子どもたちは母親がそばにいることをうれしく感じると予測される．しかし，今後病状が悪化するにつれ，母親のつらい様子をみることや，母親に甘えられないことにより精神的苦痛を感じること，自分の気持ちをうまく表出できずに，つらくても我慢してしまうことも予測される．そのため，子どもたちの発達段階や，性格，優子さんの病気に対する理解や受け止め，気持ち，言動や様子も注意してみていく必要がある．

■卵巣癌・卵管癌・腹膜癌手術進行期分類（日産婦2014，FIGO 2014）

Ⅰ期：卵巣あるいは卵管内限局発育	
ⅠA期	腫瘍が一側の卵巣（被膜破綻がない）あるいは卵管に限局し，被膜表面への浸潤が認められないもの．腹水または洗浄液の細胞診にて悪性細胞の認められないもの
ⅠB期	腫瘍が両側の卵巣（被膜破綻がない）あるいは卵管に限局し，被膜表面への浸潤が認められないもの．腹水または洗浄液の細胞診にて悪性細胞の認められないもの
ⅠC期	腫瘍が一側または両側の卵巣あるいは卵管に限局するが，以下のいずれかが認められるもの ⅠC1期：手術操作による被膜破綻 ⅠC2期：自然被膜破綻あるいは被膜表面への浸潤 ⅠC3期：腹水または腹腔洗浄細胞診に悪性細胞が認められるもの
Ⅱ期：腫瘍が一側または両側の卵巣あるいは卵管に存在し，さらに骨盤内（小骨盤腔）への進展を認めるもの，あるいは原発性腹膜癌	
ⅡA期	進展ならびに/あるいは転移が子宮ならびに/あるいは卵管ならびに/あるいは卵巣に及ぶもの
ⅡB期	他の骨盤部腹腔内臓器に進展するもの
Ⅲ期：腫瘍が一側または両側の卵巣あるいは卵管に存在し，あるいは原発性腹膜癌で，細胞学的あるいは組織学的に確認された骨盤外の腹膜播種ならびに/あるいは後腹膜リンパ節転移を認めるもの	
ⅢA期	ⅢA1期：後腹膜リンパ節転移陽性のみを認めるもの（細胞学的あるいは組織学的に確認） ⅢA2期：後腹膜リンパ節転移の有無にかかわらず，骨盤外に顕微鏡的播種を認めるもの
ⅢB期	後腹膜リンパ節転移の有無にかかわらず，最大径2cm以下の腹腔内播種を認めるもの
ⅢC期	後腹膜リンパ節転移の有無にかかわらず，最大径2cmをこえる腹腔内播種を認めるもの（実質転移を伴わない肝および脾の被膜への進展を含む）
Ⅳ期：腹膜播種を除く遠隔転移	
ⅣA期	胸水中に悪性細胞を認める
ⅣB期	実質転移ならびに腹腔外臓器（鼠径リンパ節ならびに腹腔外リンパ節を含む）に転移を認めるもの

日本産科婦人科学会・日本病理学会編：卵巣腫瘍・卵管癌・腹膜癌取扱い規約 病理編．第1版，p.8～9，金原出版，2016．

■ 沢木さんが，優子さんへの退院支援を通して学んだこと

- 卵巣癌の終末期でイレウスにより入院した牧村優子さんの退院支援を担当し，病棟看護師として優子さんの人生の大切な時間にかかわらせていただいた．退院後には，退院支援看護師による退院後訪問指導へ同行させていただき，さらに，自宅で亡くなられたあとには，訪問看護師によるグリーフケアにも同席させていただいた．その際には，優子さんの母親から退院後の様子についてお話を伺い，優子さんと家族の写真も見せていただいた．退院後訪問指導に伺ったときも，写真で見せていただいたときも，優子さんや家族の表情はとても穏やかであった．

- 今回，タイミングを逃さずに退院することができ，優子さんが人生の残された時間を自宅で穏やかに過ごすことができた理由は，一番は，優子さんや家族が厳しい現実を受け止め，優子さんが「人生の残りの時間を子どもたちと一緒に過ごしたい」と希望を明確にし，その意向を家族で支えた，優子さんや家族の愛情や絆の強さであると思うが，多職種がチームとなり連携・協力して入院早期より退院支援を行ったことも大きいと考える．

- 優子さんが入院したばかりのころは，自宅に退院することが私には想像できなかったし，難しいと思っていた．しかし，病棟看護師の先輩方は，優子さんの癌の進行を予測し，退院後のことも見通して，入院早期の病状がまだ安定していない時期から，治療経過や検査結果をみながら退院支援についても検討を始めていた．

- 優子さんへの退院支援を通して，とくに，意思決定支援の重要性と難しさを感じた．優子さんは余命が2〜3か月と予測され，優子さんや家族は，単に退院先だけではなく，「現実を受け止め，命と向き合い，残された人生の時間をどこでどのように過ごすか」という難しい意思決定を要した．優子さんや家族の意思決定を支援するため，多職種で多角的にとらえた情報を共有して話し合い，優子さんや家族のこれまでの人生や生活，家族や社会における立場・役割，価値観・信念，不安や希望などをふまえ，厳しい病状や予後などのつらい情報をどのように伝え，精神的に支えるかや，支援プランの選択肢の検討などが行われた．多職種の中で，病棟看護師は，患者や家族と接する時間が多く，さまざまな情報を得ることができ，また，患者や家族の気持ちに寄り添い一緒に今後のことを考えるのに重要なメンバーであると感じた．

- 自宅退院の方針が決まった後，優子さんの病状に対応できる地域の専門職も退院支援に加わり，病院内外の専門職が信頼関係を築いてチームとして1つになり，引継ぎをしたり退院の準備を進めた．その姿を優子さんや家族がみることで，退院後もしっかり支えてもらえることがわかり，安心して退院することができたと思う．さらに，優子さんの支援を機に，病院と地域の連携体制を強化することになり，私も取り組みに積極的に関わろうと考えている．

- 今回，退院支援における看護過程を展開して，入院中だけではなく，退院後のことや，家族のことなども考えて，退院後の問題を抽出し，退院支援目標や支援計画を立案した．その際，入院している優子さんと話をしたり，面会に来る小学生の子どもたちの姿をみているのに，「数か月以内に人生の最期を迎える可能性」や「看取り」のことも考え，文字にすることがとてもつらかった．しかし，必要な支援を実施するためには，看護師として向き合わなければならないことだと思った．また，優子さんを担当することになり，最初は新人看護師の私で大丈夫かとても不安であったし，1人で気負ってしまうこともあったが，病棟看護師の先輩方から助言やサポートをしてもらい，担当看護師として支援をすることができた．今後，病棟看護師としてもっと成長していきたいと思う．

事例③のまとめ
患者さんや家族の気持ちを想像したうえでつらい情報も伝え，多職種チームで意思決定を支援することが大切

　沢木さんは，牧村優子さんを担当し退院支援を行いました．優子さんは卵巣癌の終末期でかなり状態が悪くなっていましたが，自宅に退院して人生の最期の大切な時間を家族と過ごすことができました．

　それが可能となった理由として，多職種チームで意思決定支援を行ったことがあげられます．なかでも，沢木さんをはじめとする病棟看護師が大きな役割を果たし，日々の病棟での看護が重要であったと考えます．

　ベッドサイドで優子さんや家族と話をし，様子をみている病棟看護師が積極的に関与し，退院後に起こりうる問題を多職種で検討し，さまざまな問題を共通認識しました．そのうえで，優子さんや家族はどうしたいか気持ちを想像して，本人や家族につらい情報を伝えました．さらに，告知後は病棟看護師が優子さんに寄り添って，ショックや葛藤を見守り支えました．

　沢木さんは，優子さんに病状や予後の告知をされた日に夜勤で，優子さんの姿を見て最初は緊張し，動揺もしましたが，先輩看護師のサポートを受けて気持ちを落ち着かせ，優子さんの看護にあたりました．そして，巡回のときに，優子さんがかぶっている布団の隙間から目をのぞかせていることに気づき，「お手洗いは大丈夫か」と声をかけたことが，優子さんと徐々に会話をできるようになるきっかけとなりました．

　優子さんも家族も苦しく大変でしたが，受容過程を経て，つらい現実を受け止め，「残された時間を，少しでも長く子どもたちのそばにいたい」という本人の気持ちや，「優子さんの希望を叶え，支えたい」という家族の気持ちが引き出され，自宅に退院することが意思決定されました．

　その後は，本人・家族，病院内外のスタッフ全員で「家に帰る」という目標に向かっていろいろなことが決まり，準備が進められました．

　なお，今回，沢木さんは，新人ながらも優子さんの担当看護師として責任を自覚して退院支援を行いましたが，交替勤務のために，優子さんの大事な場面に立ち会えないこともありました．その際は，ほかの病棟看護師が立ち会い，情報を共有できるようにしていました．担当看護師が責任をもって役割を果たすとともに，病棟看護師チームで支援をする体制を整えることが重要です．

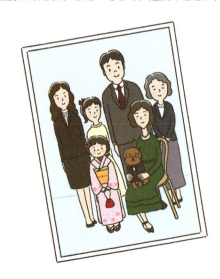
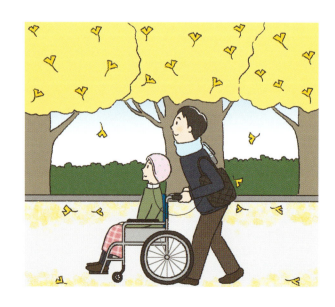

事例④
医療・ケアニーズの高い難病患者に対する退院支援の事例
―新人病棟看護師による退院支援の看護過程の展開―

退院支援を担当する患者さんの決定，挨拶，情報収集

　整形外科病棟に所属する新人看護師の斎藤さん（仮名）は，患者の林美千代さん（仮名）にプライマリナースとして入院時よりかかわり，退院支援も担当することになりました．

　美千代さんは59歳の女性で，腰椎圧迫骨折のために緊急入院した患者さんです．

斎藤さん
（男性看護師）

■斎藤さんが退院支援を担当する患者さんの情報

- **患者**：林美千代さん（仮名）　59歳　女性
- **主訴**：腰痛
- **診断名**：腰椎圧迫骨折，低栄養，脱水
- **既往歴**：パーキンソン病（Hoehn-Yahr重症度分類3度，生活機能障害度2度）
- **家族**：夫（67歳）と2人暮らし．子どもは，息子（32歳）が1人いるが，仕事のためアメリカで暮らしている．
- **住居**：マンションの3階に居住（所有），エレベーターあり．
- **経済状況**：
  ・本人は専業主婦
  ・夫は，以前は商社に勤務していた．60歳で定年退職してからは，年金と株式投資による収入あり．
  ・夫婦ともグルメで，おいしいものを求めて国内外各地を旅することが趣味であった．
- **医療保険**：医療保険：指定難病患者に認定され，医療費助成あり（自己負担率2割．さらに所得に応じて1か月あたりの自己負担上限額あり）
- **介護保険**：要介護3（自己負担率3割）

〈家族図〉

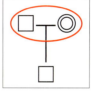

◎：本人
□：男性
○：同居家族

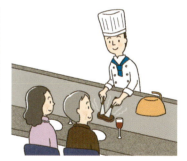

■パーキンソン病の重症度分類

Hoehn-Yahr重症度分類	
0度	パーキンソニズムなし
1度	一側性パーキンソニズム
2度	両側性パーキンソニズム
3度	軽～中等度パーキンソニズム．姿勢反射障害あり．日常生活に介助不要
4度	高度障害を示すが，歩行は介助なしにどうにか可能
5度	介助なしにはベッドまたは車椅子生活

生活機能障害度	
1度	日常生活，通院にほとんど介助を要しない．
2度	日常生活，通院に部分的介助を要する．
3度	日常生活に全面的介助を要し，独立では歩行起立不能．

・現病歴：

パーキンソン病の発症から今回の入院まで

美千代さんは，40歳代後半から体の動きにくさを感じるようになり，少しずつ動きが悪くなって，いくつも病院を受診したが，なかなか確定診断がつかなかった．6年前にパーキンソン病と診断され，内服治療を開始した．その後も徐々に病状が進行して転倒を繰り返すようになり，ADLも低下して，半年くらい前からは，1人では歩行や起立ができなくなり，トイレ，入浴，更衣，食事など日常生活に全面的な介助が必要となった．また，ときどき食事中にむせたり，食べ物を口に含んだまま飲み込まないことがあり，食事摂取量も低下していた．

介護保険にて要介護3と認定されたが，車椅子のレンタルと，訪問リハビリテーション（2回/週）以外は在宅サービスを利用せず，夫が1人で美千代さんの介護をしていた．かかりつけの内科診療所にも，夫が介助して美千代さんを自家用車に乗せて通院（1回/2週間）していた．

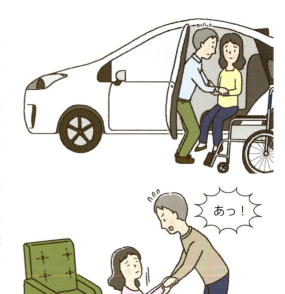

今回，10月1日（月）の15時過ぎ頃に，夫が1人掛け用のソファーから美千代さんを立ち上がらせようと介助したが，支えきれず，美千代さんが床に尻もちをつくような状態で転倒した．その後自宅で様子をみたが，美千代さんは，夫がベッドから起こそうとすると強い痛みを訴え，まったく動けず食事も摂れなかった．

10月3日（水）の朝，夫がかかりつけ診療所の医師に電話で相談すると，A総合病院の整形外科を紹介された．診療所の医師はA総合病院に患者の診察依頼の電話をするとともに，診療所の看護師がケアマネジャーに連絡して，ストレッチャーが使える介護タクシーを急いで手配してもらうように依頼した．そして，同日の昼前にA総合病院に来院した．第1腰椎の圧迫骨折と診断され，また，食事も摂れておらず栄養状態も悪かったことより，安静加療目的にて整形外科病棟に即日入院となった．パーキンソン病については，兼科で神経内科医が診ることとなった．部屋は美千代さんと夫の希望により個室に入った．

入院後の病状・治療経過

10月3日（水）〈入院時〉：美千代さんは，表情が乏しいがやや苦痛様の表情をしていた．腰が痛いか尋ねると，構音障害があるためやや不明瞭ではあるが小さな声で「痛い」と返答した．膀胱留置カテーテルを挿入し，褥瘡防止マットを使用してベッド上安静となり，非オピオイド鎮痛薬の坐薬を定時と頓用で使用することとなった．両下肢に麻痺はみられず，深部静脈血栓予防のため弾性ストッキングを装着した．

また，るい痩著明で，身長162cm，体重39kg，BMI 14.9．仙骨部と両踵部に発赤がみられた．血液データは，TP 6.0g/dL，Alb 2.1g/dL，Na 139mmol/L，K 2.9mmol/L，Cl 101mmol/L，Ca 7.4mg/dL，BUN 15.4mg/dL，Cr 0.55mg/dL．尿中ケトン体（−）．栄養不良で脱水もみられたため，末梢から電解質の補液が行われた．

入院時に美千代さんの口の中に食べ物と溶けかけた薬が残っていたため，食事はとろみをつけた水分やペースト食などを試したが，いずれも飲み込めず口の中で広がってしまうことや，むせ込みもありうまく摂取できなかった．レボドパは確実に投与するために，内服ではなく，点滴で投与された．

10月5日（金）〈入院3日目〉：嚥下内視鏡等で摂食嚥下機能を評価した結果，重度の摂食嚥下障害が認められたため，一旦禁飲食となった．鼻腔より胃管を挿入し，栄養状態を改善するために経管栄養が開始され，末梢からの補液は終了した．レボドパも点滴から内服（ネオドパストン®150mg/日（1回50mg×3回（朝・昼・晩））に変更され，胃管から投与された．

腰椎については，MRI検査の結果，神経の圧迫は認めず安定型の圧迫骨折と診断された．骨粗鬆症はなく，腰に負担のない範

囲で，経管栄養時のギャッジアップや，褥瘡や廃用症候群予防のために介助での体位変換とベッド上での上下肢のリハビリテーションが行われた．鎮痛薬の坐薬の定時挿肛により頓用の薬を使用することなく腰痛は抑えられていた．

10月9日（火）〈入院7日目〉：栄養状態・脱水とも改善してきて，振戦や無動・寡動（かどう）などのパーキンソン病の症状についても，レボドパを確実に投与するようになってから少し改善がみられた．経口摂取を中止しており，嚥下機能のさらなる低下を防ぐため，言語聴覚士により唇や頬のマッサージが開始された．仙骨部と両踵部の発赤も消失した．
排便は，酸化マグネシウムとアローゼン®の使用により2日に1回程度みられるようになったが，ときどき薬が効きすぎて水様便になってしまうことがあった．そのため，アローゼン®をピコスルファートナトリウム水和物錠（ラキソベロン®）に変更し，排便状況によって薬の量を調整することとした．

主治医から美千代さんや夫への説明

10月3日（水）．整形外科病棟入院時：整形外科の医師は美千代さんと夫に，「お尻から床に落ちたことで，腰の骨がつぶれてしまっている．まずはベッドの上で安静にする必要がある．骨折したところの骨のつぶれが悪化した場合，神経が圧迫されるとしびれや麻痺が出てくるので注意してみていく．ベッド上安静により脚の太い静脈に血栓ができるリスクがあるので，予防のために弾性ストッキングを履いたほうがよい．1週間くらいでコルセットができ，その頃

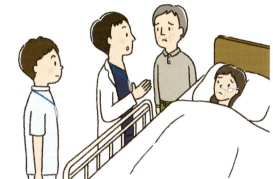

には痛みも軽減していると思うので，コルセットを着けてリハビリを行っていく予定である．また，もともと痩せているうえに，転んでからは食事が摂れておらず脱水と低栄養になっているので，その治療も行う．入院期間はリハビリの進行状況によるが，3〜4週間くらいである」と説明した．
美千代さんは，顔をしかめたままで返事はなかった．夫は，「まさか腰の骨がつぶれているとは思わず家で様子をみてしまったが，もっと早く病院に連れてくればよかった．自分が妻を支えきれずに転倒してしまい，ケガをさせてしまったので，責任を感じている．退院後も自分が妻の面倒をみる」と話した．夫から退院後も妻の介護を行う意向を聞いたため，医師は退院支援看護師のことを紹介した．

10月5日（金）：14時，薬が効いていて美千代さんの動きがよいタイミングに合わせ，整形外科の主治医と，神経内科医の担当医から美千代さんと夫へ病状説明を行った．
まず整形外科の主治医が，「安定型の腰椎圧迫骨折であり，骨折による腰の痛みについては，鎮痛薬で抑えられており，このまま安静で様子をみていく．10月10日（水）にコルセットができる予定のため，経過に問題がなければ，そこから離床を進めていく．リハビリは，家の中を介助で歩けたり，車椅子に安定して座っていられるなど，入院前と同様の状態まで戻ることを目標にする．骨折が完治するには4か月くらいかかる」と伝えた．
次いで神経内科医から，「パーキンソン病が進行して，食べ物を噛んで喉もとまで送る力や飲み込む力が低下しており，そのため，食事量が減って栄養失調になっている．また，食べ物とともに薬も口の中に残っており，薬がきちんと飲めていなかったことでパーキンソン病の症状がひどくなり，さらに食べる力が落ちるという悪循環が起こって，急激に痩せてしまったようだ．この状態で無理に口から食べると，誤嚥して肺炎を起こすリスクがある．鼻から管を挿入して胃に直接栄養剤や薬を入れることで，栄養状態の改善やパーキンソン病の症状のコントロールをはかっていく」と説明した．
美千代さんは，医師たちの説明を理解して同意した．夫は，「ここ半年くらい食事をあまり食べてくれず，どんどん痩せていっていたので心配していた．入院中にしっかり治してほしい．退院後はまた自宅で自分が妻の面倒をみていきたい」と話した．

地域連携センターのスタッフによる支援状況

10月3日（水）：午後，退院支援看護師は，主治医より電話で美千代さんについて相談を受けた．夕方，退院支援看護師が整

形外科病棟に行くと，日勤のリーダー看護師に声をかけられ，美千代さんのことが伝えられた．既往歴にパーキンソン病があることや入院時の状況などから，退院支援が必要であると共通認識された．また，退院支援看護師は，パーキンソン病による公的支援制度利用の相談に対応できるよう，MSWとも連携・協力して支援を行ったほうがよいと判断し，地域連携センターに戻るとMSWに美千代さんの情報を伝えた．

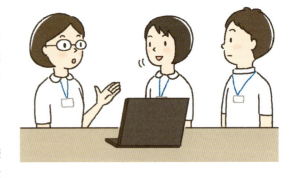

10月4日（木）：入院前に美千代さんを担当していたケアマネジャーが，夫から入院となったことを聞き，また，病院に入院前の情報を提供することの許可を得て地域連携センターに電話をかけた．その電話に退院支援看護師が応じて，ケアマネジャーから，訪問看護の利用などをすすめようと何度かかかわろうとしたが，夫に「妻の世話は自分がするから大丈夫」と言われてかかわれずにいたことなど，美千代さんと夫の入院前の様子について聞いた．そして，美千代さんの治療状況をみながら，自宅退院になる場合は連携して準備を進めていくことを両者で申し合わせた．

なお，ケアマネジャーから「入院時情報提供書」にて，文書でも美千代さんの入院前の生活状況などについて情報提供を受け，退院支援看護師はその情報を病院の多職種と共有した．

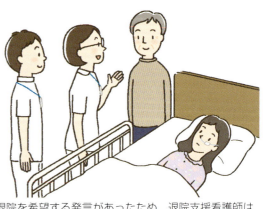

10月5日（金）：14時，退院支援看護師は，主治医が美千代さんと夫に病状説明をする際に同席し，顔合わせをした．夫より自宅への退院を希望する発言があったため，退院支援看護師は，週明けに改めて美千代さんと夫と話をすることになった．

10月9日（火）：午後，退院支援看護師は，美千代さんと夫と病室で面談した．退院支援看護師はいったんほかの病院に転院してから自宅に退院することも可能であることを伝えたが，美千代さんの状態が落ち着いてきたこともあり，2人とも直接自宅に退院することを希望した．

夫は介護意欲が高かったが，退院後の生活について不安の訴えが少なく，訪問看護など利用できる在宅サービスを紹介してもケアマネジャーからの情報のとおり，あまり関心を示さなかった．

退院支援看護師は，夫が介護を抱えこんでしまうことを懸念したが，とりあえず，美千代さんの治療の状況をみながら，自宅退院を視野に入れて準備を進めることになった．

退院支援看護師は，5日（金）の整形外科医と神経内科医からの病状説明の際に話し合われた内容も含めて，退院支援計画書の作成に着手し，美千代さんも振戦のある手で計画書に署名をした．

新人看護師の斎藤さんは，10月5日（金）の医師たちによる病状説明には夜勤で同席できなかったため，カルテで情報を得てから，9日（火）の退院支援看護師と患者・家族との面談に同席しました．

面談が終わったあと，斎藤さんは退院支援看護師とともにナースステーションに戻り，リーダー病棟看護師に面談内容について伝えました．そして，11日（木）の整形外科病棟の定期多職種病棟カンファレンスにて，美千代さんの退院支援について話し合うことを申し合わせました．

退院後に起こりうる問題の抽出と退院支援の方針の検討

　10月11日（木），斎藤さんは日勤でした．前日が休みであったため，朝，電子カルテで情報を確認しました．

　美千代さんは，頓用の鎮痛薬を使用することなく腰痛が落ち着いており，自分で寝返りができるようになってきたことや，コルセットができたことより，予定どおり10日（水）からリハビリテーションが開始され，ベッド上での関節可動域（ROM）訓練とベッドサイドで端坐位の練習を行っていました．

リハビリテーションの見学

　11日（入院9日目）も前日と同じ内容のリハビリテーションで，定期投与されている鎮痛薬とパーキンソン病の薬が効いており，美千代さんの体の動きがよさそうな時間を見計らい，10時頃に病室でのリハビリテーションの予定が組まれていました．そこに，斎藤さんは同席することとしました．

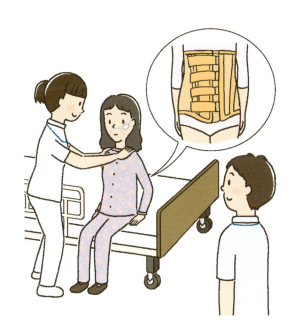

　理学療法士は，美千代さんにコルセットを装着し，両脚に弾性ストッキングをはいていることを確認したあと，パーキンソン病の症状をみながら介助して，ゆっくりベッドから起こしました．美千代さんはめまいを起こすことなく，血圧やSpO_2の変動もなく，腰痛も動いたときに軽度生じる程度で抑えられていました．

　その後5分程度端坐位でいましたが，やや前傾姿勢で四肢やあごの振戦がみられたものの，理学療法士に肩を支えてもらうことで，端坐位の姿勢を保持できていました．

退院支援の方針検討カンファレンスの開催

　11日（木）の午後，整形外科病棟の定期多職種病棟カンファレンスにて，美千代さんの退院支援について話し合いました．整形外科の主治医が依頼して，神経内科の担当医もカンファレンスに同席しました．カンファレンスの進行はリーダー看護師が行いました．

ROM：range of motion，関節可動域

患者の病状，治療・リハビリテーションの状況について

リーダー看護師：林美千代さんについてですが，最初に，先生から病状や治療状況について説明をお願いします．

整形外科の主治医：腰椎圧迫骨折については，安定型であり，下肢の麻痺も出現なく，順調に回復しています．

神経内科の担当医：パーキンソン病についても，経鼻胃管から薬を確実に投与するようになって症状が少し落ち着いてきていますので，現在の薬の内容でこのまま様子をみようと思います．栄養状態や脱水も改善してきています．

リーダー看護師：入院時に比べると体の動きのよい時間が増えてきていると思います．四肢の振戦があり，関節の曲げ伸ばしがぎこちなく，動作は緩慢ですが，タオルを渡すと自分で顔を拭いたりできるようになっています．
あと，病気のため表情が乏しいですが，入院時よりも穏やかに見えることが多くなりました．声が小さく，早口で聞きとりにくいですが，話もするようになったように思います．昨日もご主人が面会にいらしていたときに，ご夫婦で北海道の小樽を旅行されたときのことが話題になって，美千代さんが，「カニがおいしかった」と教えてくれました．

斎藤さん：（先輩看護師たちは美千代さんとそんな話もできていたんだ．自分は，美千代さんの動作は見ていたけど，表情はあまり注意してなかったし，会話も一方的に症状を聞くだけだったな．あと，美千代さんの言葉が不明瞭で聞き取れなくても，聞き返すのは悪いと思って，聞き返さないで曖昧に返事したこともあったな．会話をすることで，美千代さんの状態もわかるし，口を動かすリハビリにもなるのかな）

整形外科の主治医：腰痛も落ち着いてきたので，昨日からコルセットを着けてリハビリを始めました．今後美千代さんの様子をみながら離床を進めていく予定です．

理学療法士：昨日と今日の午前中にリハビリをしましたが，筋肉のこわばりがあり，動かしたときに抵抗がありました．食事が摂れていなかったことや臥床安静により筋力も落ちているので，まずは関節可動域訓練を丁寧に行いました．その後，介助してベッドサイドで端坐位になりましたが，血圧とSpO$_2$とも変化は認めず，めまいを起こすこともありませんでした．
その後5分くらい坐位でいましたが，最初は私が軽く肩を支えていたのですが，だんだん美千代さんが前傾になってきたので，そこでリハビリを終えました．腰痛は，起き上がるときなどに少し訴えがありましたが，それ以外は大丈夫でした．明日は，起立性低血圧や転倒に気をつけながら端坐位で足踏みをして，問題がなさそうなら，立位までしてみようと考えています．

入院中のリハビリは，室内を介助で歩けたり，車椅子で坐位を保持できるなど，入院前と同様の状態まで戻るくらいを目標にしています．今後のリハビリの進行具合にもよりますが，整形外科としては，あと2週間くらいでの退院を目標にしています．
整形外科の主治医

神経内科の担当医
神経内科としては，パーキンソン病が進行して摂食嚥下障害があり経口摂取が難しいので，薬の確実な投与と栄養状態を落とさないために，退院後も経鼻胃管を続けるか，胃ろうを造設することが必要になります．胃ろうを造る場合は，入院期間はあと2週間くらいになります．

嚥下のリハビリをしても，美千代さんは，口からはまったく食べられないの？
病棟師長

言語聴覚士
10月9日(火)より唇や頬のマッサージを開始しています．栄養状態やパーキンソン病の症状がよくなってきて，体の動きが比較的よい時間が増えてきましたし，坐位もとれるようになったので，胃ろうを造設して胃管が抜けたあとに本格的に嚥下訓練を始めて，ポジショニングをしっかりすれば，プリンくらいなら食べられるようになるかもしれません．

本人・家族への意思決定支援について

リーダー看護師
美千代さんは，「食べることが大好きで，何も食べられないのがつらい」と言っていました．少しでも口から食べられるのならうれしいと思います．あと，経鼻胃管は，喉と鼻の違和感を訴えていたので，退院後もずっと続けるのは嫌がるかなと思います．

そうしたら，美千代さんは，胃ろうを造って，摂食嚥下訓練をすることを希望する可能性が高そうですかね．
神経内科の担当医

リーダー看護師
美千代さんは，胃ろうを最初はためらうかもしれませんが，口から食べられるようになることを望んで，最終的には選ぶような気がします．その場ですぐには決められないと思うので，胃ろうを造ることによるメリットやデメリット，必要なケアなどの情報をお伝えしたうえで，夫婦で相談して考える時間が必要でしょう．
あと，夫婦とも自宅に退院することを希望しており，そうすると，ご主人に胃ろう管理の方法などいろいろ指導することが必要になるので，意思決定支援のためのカンファレンスを早めに開いたほうがよいと思います．

私は10月15日（月）の15時半なら時間がとれますが，どうでしょう．
整形外科の主治医

神経内科の担当医
私もその時間なら一緒に入れます．

整形外科の主治医:
意思決定支援のカンファには，退院支援看護師と MSW，理学療法士，言語聴覚士のみなさんにも同席をお願いしたいです．

 退院支援看護師 MSW 理学療法士 言語聴覚士:
大丈夫です．

リーダー看護師:
美千代さんは，その時間なら薬が効いていることが多いと思います．ご主人は午前中に用事を済ませて，自宅から病院までは車で片道 30 分くらいかかるそうなんですが，毎日午後から面会に来られているので，たぶん大丈夫だと思います．ね，斎藤さん．

斎藤さん:
あ，はい．毎日，14〜20 時までの面会時間中はずっといらっしゃいます．たぶん，今日もいらしていると思います．

病棟師長:
そうしたら，私が今，病室に行って，15 日（月）に面談が可能かご主人と美千代さんに伺ってみるわね．

リーダー看護師:
ご主人，いつも大きなカバンをかけていっぱい荷物持ってきますね．私が病室に行ったときは，たいてい病室のソファーに座って，イヤホンでクラシックやジャズを聴きながら，株や小説，絵画の本なんかを見て過ごされています．

斎藤さん:
あと，美千代さんのそばにもよくいて，手や足をずっとマッサージしたりしています．

退院後に起こりうる問題と，必要な支援について

リーダー看護師:
美千代さんのことをとても愛されており，一緒に過ごされたいんだと思います．昔，美千代さんが会社の受付にいて，ご主人が美千代さんの笑顔を見て一目ぼれをしたって，ご主人が教えてくれました．美千代さんにぜいたくをさせたいし，そばにいてくれればそれで十分なんですって．美千代さんの面倒をみるのはまったく苦ではないそうなんですが，それで，入院前は介護を 1 人で抱えこんでいたようです．

病棟師長:
ご主人と，あと美千代さんにも，15 日（月）の面談について了承が取れました．
退院後は，自宅退院で，ご主人 1 人で介護は大丈夫かしら？

リーダー看護師:
ご主人はこれまで美千代さんの介護をがんばってされていらしたと思いますが，もし自宅に退院するようでしたら，ご主人への介護指導がいろいろ必要になります．たとえば，腰痛を悪化させないようコルセットの装着方法の指導や，今回，美千代さんを立ち上がらせる際に転倒させてしまったので，どのように移動介助をしていたかを確認して指導が必要でしょう．あと，入院時に，口腔内に食べ物や薬が残っていましたし．確か斎藤さんが，美千代さんが緊急入院してきたときに受け持ちましたよね．

はい．とくに奥歯のところや舌の裏側に薬と食べ物がかなり残っていました．それを，ご主人に伝えたところ，「毎食後にうがいはさせていた」と言っていました．たぶん，うがいをしたあとに口腔内の確認はしていなかったように感じます．

斎藤さん

リーダー
看護師

退院後は訪問看護を利用したほうがよいと思います．病院と環境が異なる自宅で，ご主人が適切にケアをできるか確認してもらえますし．あと，美千代さんは半年くらい前から嚥下障害のために食事量が減ってきていましたが，今回の入院がきっかけで低栄養への対応ができたことや，腰椎圧迫骨折についてもご主人が受傷後にすぐ受診せずしばらく様子をみていたことなどを考えると，医療者によって美千代さんの日々の病状や状態を観察してもらうことや，緊急時にご主人が相談できるところが必要だと思います．

美千代さんのことを大切にして，今までご主人1人でこれだけ面倒をみてこられたことは，私たち専門職からみたら足りないところがあったとしても，すごいことですよね．薬も美千代さんの状態によってうまく飲めないことがあったにせよ，一度も欠かさずに服薬させていたんですって．
訪問看護の利用に関しては，10月9日（火）に美千代さん，ご主人と退院後のことについて話をしたときにすすめてみましたが，ご主人は美千代さんの面倒は自分でみられるようなことを言って，あまり関心を示されませんでした．入院前もケアマネジャーが訪問看護の利用を提案したようですが，訪問リハビリだけは美千代さんがもっと動けるようになればということで利用することになったようです．

退院支援
看護師

斎藤さん

確かに，ご主人は介護をできていないところばかり気にしていましたが，自分だったらこれだけの介護を1人でできないと思います．

私も，ご主人に利用できる医療・福祉制度や費用の助成などについてお話ししたときに，訪問看護についてもお伝えしましたが，とくに質問もなかったです．

MSW

リーダー
看護師

入院後，美千代さんの状態が落ち着いてきて，本人から病気の受け止めについても少しずつ聞けるようになってきましたが，美千代さんはパーキンソン病が進行することで，ご主人に介護の負担をかけてしまうことを気にされていました．在宅サービスの利用についてはご主人の判断に任せているようですが，ご本人は訪問看護を利用したほうがよいと思っているかもしれません．

今後の退院支援の方針について

退院支援
看護師

9日（火）に面談をしたときご主人は話の内容について飲み込みが早かったので，根拠とともに，適切なケア方法をお伝えすれば，ある程度のことは比較的早くできるようになる気がします．訪問看護も必要性を認識されれば利用されるようになるでしょうが，ご自分でやってきたという自負もあると思います．そこで，入院前にリハビリを利用されたきっかけと同様に，訪問看護を利用することで美千代さんのプラスになる点を認識してもらえるようにはたらきかけるのはどうでしょうか．

そうですね．15日（月）の面談のときは，病棟看護師による入院中の美千代さんへのケアと結びつけて，訪問看護を利用することの利点を，ご主人やご本人がわかるように説明しようと思います．

あと，入院前より介護量が増えていますので，そのことがわかるように，美千代さんのケアで可能なものは，ご主人がいらっしゃる時間に行うようにしてはどうでしょうか．その際，ケアを行ううえでどんなことに注意したらよいかや，訪問看護師などの専門職にみてもらったほうがよいところなども美千代さんやご主人に説明すると，具体的なイメージができるようになるでしょう．

現在，病棟看護師による口腔ケアと言語聴覚士による口腔マッサージは，ご主人がいらっしゃるときに行っていますが，リハビリも午前中から午後に時間の変更は可能ですか？

リーダー看護師

理学療法士
スケジュールとしては，リハビリの時間を午後に変更することはできます．

リハビリを午後に変更して疼痛が出るようなら，頓用の鎮痛薬を使ってください．

整形外科の主治医

病棟師長
病室は個室ですし，ご主人のケアの見学は必要であれば面会時間外でも認めますので，美千代さんの体に負担のないようにしてください．

わかりました．では，午後にケアが集中しすぎて美千代さんが疲れてしまわないよう，また，ご主人のご都合も伺って時間を調整しながら，気をつけて行っていきましょう．

リーダー看護師

退院支援看護師
あと，もし退院後に訪問看護を利用することになった場合，美千代さんの自宅の近くに，神経難病や終末期など医療ニーズの高い患者を受けてくれる訪問看護ステーションがあり，昨日，所長さんに個人情報を伏せて相談したところ，退院後に受けてくれることができるそうです．

そこは，関連施設に140床ほどの地域に密着した病院があり，神経内科の専門医と整形外科医がいるのと，外来だけでなく訪問診療も行っています．一般急性期病棟や回復期リハビリ病棟，地域包括ケア病棟があり，入院も受けてもらえます．

入前前にかかっていた診療所は24時間対応や訪問診療をしていないため，退院後に，美千代さんのことを引き続き診ることが難しいようでしたら，新たなかかりつけの候補の1つとして，△△病院はいかがでしょうか．

診療所の先生とも，△△病院の神経内科医とも面識があります．確かに，胃ろうを造設することになったり，今後の病状進行などを考えると，診療所の先生は，退院後に美千代さんを診るのは難しいと言われるかもしれません．その場合，美千代さんやご主人の承諾が得られれば，△△病院の医師に私から連絡して依頼しますよ．

神経内科の担当医

リーダー看護師
わかりました．15日（月）に美千代さんとご主人と話し合いをして，その結果により，その後のことについてまた相談させていただきますので，よろしくお願いします．

斎藤さんは，カンファレンスで話し合ったことをほかのスタッフと情報共有できるよう電子カルテに記録しました．

患者・家族の意思決定支援と，退院支援計画の立案

斎藤さんは，10月12日（金）の夕方から13日（土）の朝まで夜勤，14日（日）は休みで，15日（月）に日勤で出勤しました．その間の美千代さんの状況は，12日より，リハビリテーションと口腔ケアが夫の面会時間に合わせて行われるようになりました．リハビリテーションは，ベッド上の関節可動域訓練，端坐位で足踏み運動をしたあと，つかまり立ちをするところまで順調に進んでいました．

15日（入院13日目）は，美千代さんの起き上がり時の疼痛がだいぶ軽減したため，午前中に，膀胱留置カテーテルが抜去され，紙おむつからリハビリパンツへ変更になりました．その後，美千代さんは尿意があり，介助でベッドサイドのポータブルトイレへ移動すると自尿がみられました．

午後に美千代さんと夫との意思決定支援のためのカンファレンスが予定されていたので，午前中に口腔ケアと口腔マッサージを行いました．

夫の面会時間にあわせてリハビリテーションを実施

15日（月）のリハビリテーションは，14時に夫が来院してから実施され，斎藤さんも同席しました．

理学療法士がポイントや注意事項を説明しながら，美千代さんが端坐位になるところまでリハビリテーションを進めると，夫は，「リハビリの方は，妻や私よりも体が小さいのに，妻を簡単に起き上がらせることができますね．私は起立性低血圧のことを気にしていなかったので，今まで腕の力だけで一気にやっていました．だから，今回の入院前，立ち上がらせようとしたときに妻がお尻から落ちてしまったのですね」と話しました．

斎藤さんが「そんなやり方をしていたのか……」と思っていたところ，理学療法士がすかさず「男性だと力がおありになるから，その方法をする方がいらっしゃいますね．でもご自身のお体に負担がかかりませんか」と夫に返しました．すると夫は，「そうなんです．妻と私の体の大きさがあまり変わらないから，介助しているとどうしても腰と肩が痛くなってね．実は私も市販の湿布と腰のバンドを購入して着けているんです」と，シャツをめくって腰のバンドを見せてくれました．

理学療法士は，「それは大変でしたね．なるべくご主人の肩や腰に負担をかけない方法をお伝えできますよ．それに，美千代さんの腰も治りかけているところなので，悪化させないよう適切な方法で介助する必要がありますしね」と言うと，夫から「それはぜひ伺いたい．ここ数日，みなさんが妻を介助するところを，要点を教えていただきながら見せていただいて，専門家は素人の私とは違うなと感じていました」と返答がありました．そして，理学療法士がリハビリテーションのときに夫に介助方法を少しずつ教えることで合意しました．

リハビリテーションは，端坐位を5分程度維持したあと，つかまり立ちをしながら足踏みをして終えました．

斎藤さんは，病院で行っているケア方法を介護者が適切にできるように指導することを考えていましたが，介護者の健康などにも配慮する必要があり，介護者の状況に合わせてケアや指導の方法を変える必要があることを実感しました．

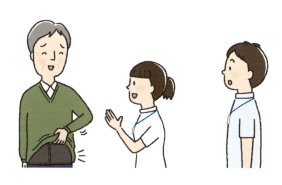

美千代さん，夫の意思決定支援のためのカンファレンスの開催

15日（月）の15時半より，意思決定支援のためのカンファレンスが，美千代さんの病室で行われました．

今後の治療方針や目標の決定について

まず整形外科の主治医と神経内科の担当医が，現在の病状・治療状況と今後の経過について説明しました．美千代さんが口から食べたいと希望し，今後，胃ろうを造設して経口摂取の訓練をすることと，自宅退院の方針が決定しました．

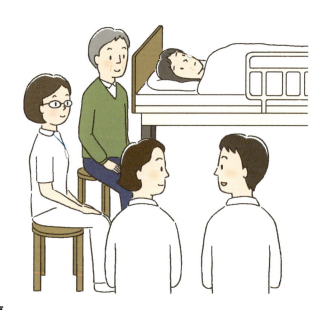

■今後の治療方針や目標が決定するまでの話し合いの概要

整形外科の主治医：腰椎圧迫骨折については順調に回復しており，コルセットを着けてリハビリを行い，介助でベッドサイドまで動けるようになり，明日には看護師の介助でシャワー浴を開始する予定であることを伝えた．また，入院中のリハビリは，介助により家の中を歩ける程度まで動けるようになることを目標としており，このまま順調に進めば，来週末には退院できると説明した．

骨折の完治にはあと3〜4か月くらいはかかり，腰に過度の負担をかけて悪化させないよう，退院後も起きあがる際や移動する際には，コルセットの装着と介助を適切に行う必要がある．そのため，訪問看護を利用して，美千代さんの状態や自宅環境に応じたケア方法を教わり，安全のために，シャワー浴は訪問看護師に介助してもらったほうがよいことを伝えた．

↓

神経内科医：経鼻胃管から薬や栄養剤，水分を入れるようにしてから，パーキンソン病の症状をコントロールでき，栄養状態や脱水が改善してきたことを伝えた．しかし，摂食嚥下機能を再度評価した結果，機能低下がひどく，経口摂取をすると誤嚥性肺炎を起こすリスクがあることや，薬の確実な投与と栄養状態を落とさないようにするためには，退院後も経鼻胃管を続けるか，胃ろうを造る必要があることを話した．

経鼻胃管と胃ろうをそれぞれ選択した場合に必要な管理や，長所と短所などについても説明し，その際，胃ろうを造設して経口摂取の訓練をしていけば，楽しみとして数口食べる程度なら，プリンやゼリー，ペースト状のものくらいなら食べられるようになるかもしれないことも伝えた．

↓

美千代さん，夫：美千代さんはおいしいものを食べることが大好きで，また，おいしいものを食べ歩くことが夫婦の趣味であり，美千代さんの病状が落ち着いたらまた以前のように食べることができるようになると思っていたため，夫婦とも現実がわかり，「そんなぁ」と落胆した．美千代さんは，味を楽しむ程度でもよいから口から食べたいと強く希望し，経鼻胃管が挿入されていることに不快感があることから，胃ろうを造設して，経口摂取の訓練をすることを選び，夫も同意した．

↓

神経内科医：事前に消化器内科医に打診して，美千代さんが胃ろうを選択した場合は，10月17日（水）に実施可能であることを確認していたため，美千代さんと夫に日にちを伝え，17日でよいと2人の承諾を得た．

退院先は自宅にすることを夫婦に再度確認し，胃ろうを造設したあとは，まず水分を入れて問題がなければ，水分と薬を入れて様子をみて，19日（金）頃より栄養剤を開始すること，順調にいけば2週間くらいで退院となることを伝えた．

自宅退院に向けて必要な準備と退院後の生活について

　今後の方針や目標が決定したため，次に，自宅退院に向けて必要な準備や，退院後の生活について話し合われました．

経口摂取に関する取り組みについて

神経内科の担当医

口から食べる練習については，言語聴覚士が口や舌のマッサージを，筋肉を動かして柔らかくして動きをよくしたり唾液が出やすいように，開始してくれていますが，入院中にペースト状のものまで食べられるようになるのは難しいと考えます．退院後も，美千代さんの状況をみながら嚥下訓練を進められるように訪問看護などを利用したほうがよいでしょう．

食べる練習については，経鼻胃管が抜けたあとも，しばらくは口や舌のマッサージや運動を行う予定です．その後は，美千代さんの状態をみながら適宜嚥下機能を評価して，段階的に時間をかけて訓練を進めていく必要があり，退院後も続けていくことが大事です．
あと，口や舌のマッサージや運動をすると，筋肉がほぐれて，しゃべりやすくもなります．食べる練習とともに，言葉を出しやすくする練習もしていきましょう．

言語聴覚士

退院支援看護師

誤嚥をしないように食べるためには，食べ物の形状とともに食べるときの姿勢が大事で，姿勢を整える際に，美千代さんは腰椎を骨折されているので，腰の痛みが出ないように考慮することも必要です．また，食べたあとに誤嚥をしていないか胸の音を確認してもらえるよう，私も退院後は訪問看護を利用されることをおすすめします．退院後，美千代さんとご主人ともに落ち着いたときに，訪問看護師さんにみてもらいながら口から食べる練習を進めたり，美千代さんの状況に応じた食事介助の方法を教えてもらったりするのはいかがでしょうか．

食べる練習と，言葉の練習もがんばります．

美千代さん

夫

妻は，お取り寄せをしている，お気に入りの果物のゼリーがあって，それを食べさせてあげたいので，退院後も食べる練習を続けてもらえるよう訪問看護などを利用したいです．あと，言葉もときどき私がうまく聞き取れなくて，妻にもどかしい思いをさせてしまうので，リハビリをお願いします．

地域の専門職による退院後の支援体制について

退院支援看護師

訪問看護ステーションの候補の1つとしては，ご自宅の近くに〇〇訪問看護ステーションがあります．そこは，当院の患者さんを何名かお願いしたことがあり，美千代さんと同じ病気の方もいました．ステーションには，リハビリスタッフとして言語聴覚士と理学療法士がいるので，訪問看護師と連携をして退院後も食べる訓練や体のリハビリを行ってもらうことができます．

あと，そのステーションの同一法人に△△病院があり，神経内科の専門医と整形外科医がいるのと，外来だけでなく訪問診療もされています．緊急時は24時間対応してくれ，必要時は入院できる体制も整っています．
私は，診療所の先生と，△△病院の神経内科医とも面識があるのですが，胃ろうを造ることが決まったので，診療所の医療体制では，退院後もかかりつけになるのは難しいと言われるかもしれません．その場合，もしほかに心当たりの病院がなければ，新たなかかりつけとして△△病院はいかがでしょうか．よろしければ，私から△△病院の神経内科の先生に頼んでみます．

神経内科の担当医

整形外科の主治医

もし退院後，△△病院が神経内科のかかりつけになるようでしたら，整形も一緒にその病院で診てもらえるように手続きをしますよ．

〇〇訪問看護ステーションにお願いしたいです．あと，△△病院も知っています．車なら家から10分かからずに行けますし，知人が足を骨折して入院したときに見舞いに行ったことがあります．とくに悪い評判も聞かないですし，神経内科と整形のお医者さんがいて，何かあったときは24時間診てもらえるのは安心です．

夫

神経内科の担当医

では，まずは，私から診療所の医師に連絡をして，退院後のことについて相談してみます．それで，かかりつけをほかにと言われたら，△△病院に依頼するようにします．

よろしくお願いします．

夫

夫が手技を習得する必要がある医療管理やケアについて

リーダー看護師: あと，ご主人に，退院までにコルセットの着け方や，移動介助の方法，胃ろうの管理の方法など，いろいろ習得していただきたいことがあります．今その話をすると時間が長くなりますので，明日の午後ご主人がいらしたときに，リハビリスタッフや退院支援看護師と一緒に，今後のスケジュールなどについてご相談させていただきます．

夫: わかりました．よろしくお願いします．

退院支援看護師: ご主人がされるケアがいろいろありますが，ご主人のほかにケアを手伝っていただけそうなご家族はいらっしゃいますか？

夫: 息子は仕事のためアメリカで暮らしていますし，私は出身が宮城県で，妻は福岡県なので近くに親戚もいないです．妻の世話はまったく負担に感じていませんし，今まで私1人でしてきたので大丈夫です．

斎藤さん: あ，でも，さっきご主人から腰や肩の痛みがあることを教えてもらいました．症状が悪化しないよう無理はしないほうがよいと思います．

ご自宅で奥様と一緒にずっと暮らせるよう，ご主人も健康にお過ごしいただきたいので，ケアの方法や，あと退院後に訪問看護師にお願いする内容など，ご相談しながら決めていきましょう．
退院支援看護師

美千代さん: 夫は，すごく私の面倒をみてくれてうれしいけど，夫の体が心配です．ずっと一緒にいたいので，少し楽をしてほしいです．

夫: 確かに，腰や肩は痛いので，妻の世話を続けていくためにも，自分の健康にももっと気をつかうようにします．

美千代さん: ありがとう．そうしてくれるの，うれしい．

　カンファレンスは美千代さんが疲れないように30分で終了しました．

退院支援計画の立案

今後の方針が決まったことにより，退院支援看護師は，話し合った内容をもとに退院支援計画書を更新し，美千代さんと夫の同意を得ました．

関係職種への正式な依頼

カンファレンスの終了後，神経内科医が消化器内科医に正式に胃ろう造設の依頼をして，17日（水）に実施することが決まりました．また，神経内科医は入院前のかかりつけ診療所にも電話をしたところ，退院後も美千代さんを診るのは体制が整っておらず難しいと返答がありました．そのことを美千代さんと夫へ伝え，退院後は△△病院をかかりつけ医に変更することになりました．

退院支援看護師も，○○訪問看護ステーションに電話して，所長へ正式に退院後の訪問を依頼し，患者さんの名前や詳細な情報を伝えました．その後，ケアマネジャーにも電話して，退院日の目途や，退院後に利用することが決まった訪問看護ステーションや病院を伝えました．

夫に指導が必要な医療管理・ケア内容の検討と確認

また，カンファレンスのあと，病棟看護師（リーダー看護師と斎藤さん），理学療法士，言語聴覚士，退院支援看護師で集まり，夫への指導が必要な医療管理やケアを特定し，退院までの指導スケジュールや担当について15分くらい相談しました．

その際，夫の負担が過大にならず，また，退院までに無理のないスケジュールで手技を習得できるよう，何をどこまで習得してもらえばよいかを，家屋の状況や訪問看護師に依頼できることなどをふまえて検討しました．

その内容をもとに，明日の美千代さんと夫との話し合いに向け，斎藤さんが，リーダー看護師にみてもらいながら，指導のスケジュール表を作成しました．

10月16日（火）（入院14日目）の午前中，美千代さんは病棟看護師に車椅子で浴室に連れて行ってもらい，入院後初めて介助でシャワー浴を行いました．腰痛が増強することもなく，「シャワーのほうが，体を拭いてもらうのよりも気持ちいい」と喜んでいました．

14時に夫が面会に来てから，美千代さんと夫，病棟看護師（リーダー看護師と斎藤さん），理学療法士，言語聴覚士，退院支援看護師で，今後夫が手技の習得が必要な医療管理やケアについて，打ち合わせをしました．斎藤さんが，前日に作成した指導スケジュール表をもとに説明を行ったことで，わかりやすく，美千代さんや夫からとくに質問もなく，10分程度で終了しました．

打ち合わせのあと，美千代さんの状態をみながら，理学療法士がリハビリテーションを行いました．その際，理学療法士が夫に，コルセットの装着方法と，ベッドからの起こし方，立ち上がらせ方について，手本を見せて説明しました．

なお，口腔ケアなどの指導は，胃ろうを造設し，経鼻胃管を抜去してから始める予定となりました．

■夫への医療管理・ケア方法の指導内容

- 胃ろうの管理・トラブル時の対応方法，与薬・栄養剤の注入方法（病棟看護師）
- 薬の効果や副作用の説明（薬剤師）
- 疼痛出現時に頓用で使用する鎮痛薬（坐薬）の使用方法（病棟看護師，薬剤師）
- 口腔ケア，口腔マッサージ・運動の方法（言語聴覚士）
- コルセットの装着方法（理学療法士）
- 起き上がり，立位，椅子への移乗，歩行介助の方法（理学療法士）
- トイレ介助の方法（病棟看護師）
- 更衣，リハビリパンツの交換方法（病棟看護師）

注1）（　）は指導を担当する専門職
注2）左記はすべて腰痛が増悪しない方法で指導
注3）陰部洗浄の指導は，自宅トイレにウォシュレットがあることや，訪問看護師が介助してシャワー浴をすることなどにより，退院後に訪問看護師が必要に応じて指導することになり，入院中は実施しない

自宅退院に向けた準備の実施

　自宅退院の方針決定後，美千代さんの治療やケアの経過をみながら，自宅退院に向けた準備が進められました．

■入院治療・ケアの経過

- **胃ろう**：10月17日（水）にバンパー・チューブ型の胃ろうが造設され，経鼻胃管が抜去された．胃ろうから水分と薬の注入が行われ，19日（金）には経鼻胃管で行っていたのと同じ栄養剤に変更となり，20日（土）からは半固形化栄養剤（ラコール®）が開始されたが，とくに問題はなかった．
- **排便**：毎日酸化マグネシウムの投与を行い，2日間排便がなかった場合に，2日目の晩にラキソベロン®を4滴使用することで翌日に排便があり，下痢症状はみられなかった．
- **摂食嚥下の状況**：毎日，唇や頬のマッサージや，のどのアイスマッサージ，嚥下体操などの間接訓練が行われ，24日（水）に嚥下機能の再評価を行った．その結果，口や喉の動きは少しよくなってはいるものの，むせを認めた．実際にとろみのついた水分や食べ物など口にする直接訓練はまだ難しいと判断され，入院中は間接訓練を続けることとなった．

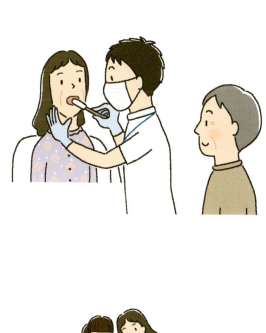

- **身体のリハビリテーション**：順調に進み，19日（金）からはベッドサイドで立位になったあと，屈曲姿勢や小刻み歩行などのパーキンソン症状があるため転倒に注意して，介助で個室内のトイレまで歩行した．22日（月）には病室から廊下に出るまで介助で歩行ができるようになった．そのため，トイレも日中は病棟看護師による介助で個室トイレへ歩行し，夜間はポータブルトイレを使用することになった．腰痛も落ち着いてきたため，鎮痛薬の定時挿肛も終了したが，痛みが増強することはなかった．23日（火）からは，ベッド上でROM訓練をしたあと，車椅子でリハビリ室に行き，平行棒につかまって足踏みをしたり，介助で歩行練習をしたりするようになり，入院中のリハビリテーションの目標を達成したと判断された．29日（月）に退院予定となり，退院までは廃用症候群予防のために同内容でリハビリテーションを続け，あとは病棟看護師の介助によるトイレ歩行でリハビリテーションを兼ねることとなった．

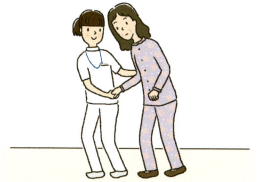

医療・福祉制度やサービスの調整

訪問看護師，ケアマネジャーとの連携

　10月16日(火)の16時頃，ケアマネジャーは，美千代さんの現在の状態を把握するため，夫が病院にいる時間に合わせてさっそく病院に来てくれました．ケアマネジャーが来院したとき，美千代さんは動きや反応が鈍くなっているタイミングでした．退院支援看護師は，ケアマネジャーと，退院までに必要な準備について確認しました．

　また，退院支援看護師は，訪問看護師とも，美千代さんの状態や，夫への介護指導の状況などに応じて連絡をとり，医療管理やケアについて，訪問看護師が担当する内容を相談したり，夫への介護指導をどこまでどのように行うか調整したりしました．

　たとえば，退院後は胃ろうからの栄養剤の注入を3回/日とも夫が実施する予定でしたが，手動で半固形の栄養剤を入れるのは多少の握力が必要なため，3回とも手動で行うのは夫の負担になると訪問看護師は考え，退院支援看護師に入院中の指導方法を確認しました．夫には加圧バックを使ってラコール®を注入する方法を指導されていたため，このままの方法で夫への指導や退院後の物品の準備などを進めることになりました．

　なお，訪問リハビリテーション(摂食嚥下，身体)についても，○○訪問看護ステーションの言語聴覚士と理学療法士が担当することになり，退院支援看護師は，所長を介してや，専門スタッフと直接電話で話をして調整を行いました．

かかりつけとなる病院との連携

　退院後のかかりつけとなる△△病院については，神経内科の担当医師が，△△病院の知り合いの神経内科医に連絡して依頼をしたあと，規定の手順に則って退院後に整形外科と神経内科を受診できる手続きをとりました．

　退院支援看護師も，△△病院の退院支援看護師が外来患者の在宅療養支援も担当していることを知っていたため，連絡をとり，美千代さんの状態と，退院後は△△病院にかかりつけをお願いするために主治医が手続きを行っていることを伝えました．

　△△病院の退院支援看護師は，自病院の神経内科医や外来看護師などと連絡をとりながら退院後に美千代さんを受け入れる体制を整えてくれ，訪問診療部の医師がかかりつけ医になってくれることになりました．

　なお，MSWは，美千代さんが利用できる医療福祉制度について説明し，身体障害者手帳が未申請だったため，夫が申請手続きをできるようにしました．

夫への医療管理・ケア方法の指導

　胃ろう造設後，栄養剤の注入は，薬の時間や入院前の生活を考慮して，昼は12時半から実施されることになりました．昼の注入の際に夫が同席して手技を習得できるよう，夫の面会時間を12時から許可し，また，夫の負担が増大しないよう，早く来るようになった分，18時に帰宅するようにしました．

　医療管理やケアの手技を習得する際，夫は，1回目は医療者が行う手技や説明を小型タブレットで録画し，それを見てイメージトレーニングや復習を行いました．また，医療者が渡した指導パンフレットや，医療機器や薬品メーカーのホームページに掲載されている資料や動画も熱心にチェックし，不明な点は医療者に質問をしました．

　夫は飲み込みが早く，指導を受けてコツをつかみ，退院までにうまく介護ができるようになりました．また，介護指導を通して，夫は，専門職からいろいろ助言をもらえることを経験し，退院後に訪問看護などを利用することの必要性をますます感じるようになりました．

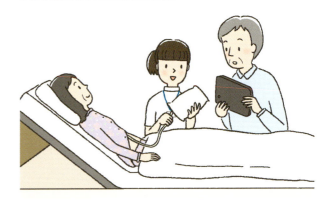

退院後の療養環境の準備（家屋調査）

　10月23日(火)（入院21日目）の午前中，家屋調査のために病院からは退院支援看護師と理学療法士，斎藤さんが，地

域からはケアマネジャーと福祉用具専門相談員が自宅を訪れ，夫と退院後に利用する福祉用具の内容と配置場所などを決定するために打ち合わせを行いました．美千代さんは腰の具合を考えて一時帰宅はしませんでした．

建物や居室内の間取りと動線について

自宅は，美千代さんがパーキンソン病を発症したあと，3年前に一軒家からユニバーサルデザインのマンションに住み替えており，ストレッチャーが入る広さのエレベーターが設置されていました．マンションのエントランスからの共有スペース，居室内とも段差はありませんでした．

居室内の間取りは車椅子で移動できるほど余裕があり，玄関以外のドアはすべて引き戸でした．玄関を入ると，奥にあるリビングに向かって廊下があり，廊下をはさんで右手は寝室，左手はトイレや浴室でした．

寝室の出入り口は，廊下側と，隣接したリビング側にもありました．寝室とリビングを移動しやすくするのと，寝室のベッドにいる美千代さんの様子を夫がリビングから見ることができるよう間の扉を外し，退院後に落ち着いてから夫がロールスクリーンを家具専門店にオーダーすることにしました．

トイレや浴室について

トイレや浴室は，寝室やリビングから歩行介助で移動できる距離で，どちらにも手すりが設置されていました．美千代さんの希望により，退院後は訪問入浴は利用せず，訪問看護師が介助してシャワー浴をすることになりましたが，浴室は暖房機能が備わっており，入院前に自費で購入したシャワーチェアもあったため，このままの環境で大丈夫であると判断されました．

寝室について

寝室は洋室で，美千代さんは入院前は普通のシングルベッドを使用していましたが，胃ろうからの栄養剤の注入や，起き上がりが楽なように，介護保険制度を利用して，介護ベッドに入れ替え，褥瘡防止マット，サイドレール，ベッドサイドテーブルをレンタルすることになりました．また，夜間のために，家具調で肘掛けがはね上がるタイプのポータブルトイレを設置することにしました．

■ 美千代さんの住むマンション（イメージ）

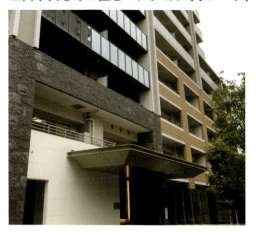

■ 美千代さんの家の間取り図

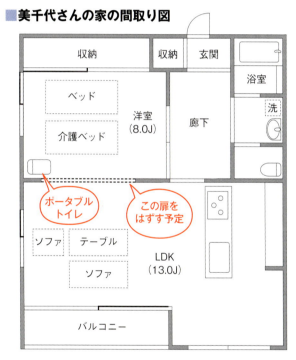

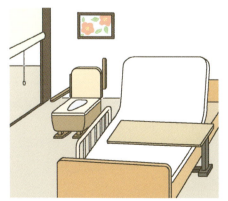

地域の支援スタッフがリハビリテーションやケアを見学

10月25日（木）（入院23日目）は，午後に退院前合同カンファレンスが予定されていましたが，○○訪問看護ステーションの看護師（所長），理学療法士，言語聴覚士と，ケアマネジャーが早めに来院しました．そして4人は，美千代さんと顔合わせをしたあと，身体リハビリテーションを見学し，コルセットの装着方法や移動介助の方法などを病院の理学療法士が実際に実施するのを見て，手技や注意点を確認しました．なお，この日の身体リハビリテーションは，リハビリ室には行かず，病室を出るところまで介助で歩行をしました．

身体リハビリテーションのあと，病院の病棟看護師や言語聴覚士から，体が動きやすい時間帯や動きにくい時間帯など美千代さんの状態や，摂食嚥下リハビリテーションや医療管理・ケア方法について説明を聞きました．たとえば，腰痛について，30°までのギャッジアップあるいは端坐位になってしまえば問題ないが，30°以上の半端な角度のギャッジアップは痛みが生じるため，胃ろうからの栄養剤あるいは薬の注入や，摂食嚥下リハビリテーションを行うときに気をつけることなどの情報提供がありました．

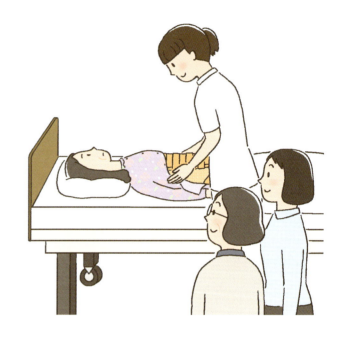

退院前合同カンファレンスの開催

退院前合同カンファレンスには，△△病院の訪問診療部の看護師と，在宅訪問をしてくれる薬局の薬剤師も来院してくれました．

はじめに参加者全員で改めて自己紹介をしました．そのあと，整形外科の主治医が，腰椎圧迫骨折について，これまでの病状や治療経過から話を始めました．

退院前合同カンファレンスでは，時間も限られているため，そこですべてのことを話し合うのではなく，事前に電話や別の機会を利用して病院と地域のスタッフで話を詰めておき，退院前合同カンファレンスでは確認作業を行うこともあります．

■ 退院前合同カンファレンスの参加者

- 美千代さん，夫
- 病院：病棟看護師（リーダー看護師，斎藤さん），整形外科の主治医，神経内科の担当医，理学療法士，言語聴覚士，退院支援看護師，MSW
- 地域：訪問看護ステーションの看護師・理学療法士・言語聴覚士，△△病院訪問診療部看護師，ケアマネジャー，薬局の薬剤師

腰椎圧迫骨折の病状・治療経過と，退院準備や退院後のことについて

整形外科
の主治医

今回，自宅で転倒して，腰椎圧迫骨折にて入院となりましたが，骨折については安静加療を行い，入院1週間後からはコルセットを着けてリハビリをしており，順調に回復しています．しかし，完治にはあと3か月くらいはかかり，半年間くらいまでは経過観察のために定期的に整形外科を受診したほうがよいでしょう．
自宅に帰っても，起き上がる際は必ずコルセットを着け，安静度も病院と同様に，まずは家の中を介助で歩行するくらいにして，腰に過度の負担がかからないようにしてください．退院時には，念のため，整形外科からは頓用の鎮痛薬を処方しておきます．

現在，地域の支援スタッフの方々とご主人で，自宅の療養環境の準備を進めてくださっていますが，寝室やリビングからのトイレの距離は病院と変わりなく，トイレには手すりも設置されています．

退院支援
看護師

リーダー
看護師

ご主人は，コルセットの装着方法や，起こし方，移動介助の方法も習得されています．

病院のスタッフのみなさんに正しい介助方法を教わるまでは自己流でやっていて，起立性低血圧のことも知らなかったので，立ち上がらせる際に，妻を転倒させてしまいました．退院後は教えていただいたとおりに，気をつけながら介助を行います．

夫

ケアマネ
ジャー

ご自宅の準備については，介護保険にて，介護ベッドと，夜間のために寝室にポータブルトイレも設置する予定です．車椅子も用意します．

退院時の移動手段について整形外科の先生にご相談したいのですが，病院から自宅までは車で30分くらいかかるそうです．ご自宅の車はセダンタイプで，ご主人が車の画像を撮ってくださり，これがそうですが，この車でも大丈夫ですか？ もしくは，ストレッチャーが使える介護タクシーのほうがよければ，退院時は介護保険が使えず自費になりますが，ご主人がご負担してくださるとのことです．

退院支援
看護師

整形外科
の主治医

退院時の移動手段については，リハビリですでに坐位は行っていますし，お金のかかることですので自家用車でも構いませんが，できればストレッチャーを使って臥位の状態で自宅まで帰ったほうが，椅子に座るより腰への負担が少ないので，そのほうがよいです．

妻の腰への負担がなるべくかからないよう，介護タクシーを使いたいです．

夫

退院支援
看護師

承知しました．では，ストレッチャーが使える介護タクシーを退院時に手配いたします．

パーキンソン病に関連する病状・治療経過と，退院準備や退院後のことについて

神経内科の担当医：次に，神経内科医からパーキンソン病に関することについて説明いたします．今回の入院時に低栄養と脱水症状があり，パーキンソン病の病状が進んで嚥下障害が起こって薬や食事が摂れなくなったことが原因と考えられ，神経内科が兼科して治療をしてきました．
入院後，経鼻胃管から薬と栄養剤を確実に投与したことで，パーキンソン症状と，栄養状態とも改善してきています．10月17日（水）に胃ろうを造設しましたが，とくに問題はなく，予定どおり10月29日（月）の午前中に退院して大丈夫でしょう．

△△病院訪問診療部看護師：退院後は当院の訪問診療部の医師がかかりつけ医になりますが，胃ろうの管理や，栄養剤や薬の処方等も行うとのことです．初回の訪問診療は，美千代さんとご主人とも退院当日が一番心配でしょうし，病院から自宅へ移動されたあとの美千代さんの腰の具合を診たり，自宅内での動線を確認するために，退院当日の午後に予定を入れております．私も同行しますので，なにか心配なことなどがありましたら，遠慮なく言ってください．

訪問看護ステーションの看護師：訪問看護師も退院当日のお昼に訪問して，退院後初回の栄養剤と薬の注入のときに同席させていただきます．

夫：退院日に訪問診療の先生と訪問看護師さんに来ていただけるのは，ありがたいです．

△△病院訪問診療部看護師：退院当日は，訪問看護師さんがケアを終えられる頃に訪問診療が伺えると思いますので，その際に，ご自宅での療養生活についてご本人やご家族も一緒に打ち合わせや相談ができればと思います．

ケアマネジャー：私も退院当日，その時間にお伺いして，打ち合わせに同席いたします．

神経内科の担当医：退院当日に訪問診療の先生が診察されるので，退院時は，神経内科から当日分のパーキンソン病に関する薬と緩下薬，ラコール®を出そうと思います．初回の訪問診療以降の薬や栄養剤の処方は，訪問診療の先生にお願いできますでしょうか．あと，訪問看護指示書も初回は当院から出しますので，次回以降の発行をお願いしたいです．これらのことは診療情報提供書にも記載して，事前に貴院の訪問診療と神経内科の先生宛にお送りいたします．

△△病院訪問診療部看護師：自院に戻りましたら，各担当医に本件について伝えます．

薬局の薬剤師：薬剤師の訪問サービスを希望されていると伺いました．△△病院の医師からの院外処方を受けたら，当日中に薬剤師がお薬とラコール®をご自宅にお届けいたします．お薬のことで何か気になることなどがありましたら，遠慮なくご相談ください．

地域の支援スタッフによる退院後のサポートについて

△△病院
訪問診療部
看護師

あと，訪問診療とともに，専門外来として整形外科と神経内科の外来にもかかれるように院内で調整しております．

よろしくお願いします．整形外科外来は，退院2週間後くらいに初回受診を入れていただければと思います．そのときは，ご自宅の車で送迎していただいて大丈夫です．その後のことは貴院の整形外科の先生にお任せいたします．

整形外科
の主治医

神経内科
の担当医

訪問診療が退院当日から入ってくださるので，神経内科の受診も，美千代さんの状態がとくに変わりなければ，整形外科外来の受診に合わせて初回は2週間後くらいで構いません．

そうしましたら，退院2週間後くらいの同じ日に，当院の整形外来と神経内科外来を受診できるようにして，美千代さんの体の負担を考え，なるべく待ち時間がないように，各外来の予約時間を入れるように手配します．

△△病院
訪問診療部
看護師

退院支援
看護師

退院後の診療や薬などのことなどはひととおり話が出たと思いますので，ご自宅でのリハビリやケアについての相談に移ります．退院後は，〇〇訪問看護ステーションから，看護師，理学療法士，言語聴覚士の方が訪問されますが，美千代さんの医療管理やケアの留意点や，リハビリの状況等については，すでに病院と地域の専門職間で引継ぎを行いました．

美千代さんとご主人と相談して，当ステーションより，月曜日と木曜日に看護師，水曜日に言語聴覚士，金曜日に理学療法士が訪問することになりました．なお，退院後の最初の週については，訪問看護師が10月29日（月），30日（火），11月1日（木）の3日間お伺いする予定です．言語聴覚士や理学療法士と連携をとりながら，看護師が訪問したときも，身体や摂食嚥下のリハビリを行います．

訪問看護
ステーション
の看護師

訪問看護
ステーション
言語聴覚士

口から食べるのはまだ難しいようですが，適宜，摂食嚥下機能を評価しながら，安全に適したリハビリメニューを考えるので，一緒にがんばりましょう．

ひと口でいいから，主人と同じものを食べて，同じ味を楽しみたいです．リハビリがんばるので，よろしくお願いします．

美千代
さん

△△病院
訪問診療部
看護師

当院では嚥下造影検査や嚥下内視鏡検査などの設備があり，神経内科の医師が訪問診療医と相談しながら，美千代さんの状況に応じて嚥下機能検査を行うと申しておりました．言語聴覚士さんや訪問看護師さんにもご自宅での嚥下訓練の状況を教えていただいて，連携できればと思います．

訪問看護
ステーション
の看護師

あと，急に具合が悪くなったり，夜間に何かあったときの対応についてですが，訪問看護ステーションの緊急用携帯に連絡をいただければと思います．ただし，胃ろうの管が抜けてしまうなど緊急性が高いときは，直接△△病院に連絡してもらってよいですか．

△△病院
訪問診療部
看護師

平日の日中でしたら，当院の訪問診療部に連絡をいただければと思います．休日や夜間は救急外来に連絡をください．その際に，訪問診療部がかかりつけになっていることを伝えていただければ，救急外来のスタッフがわかるようになっています．

訪問看護
ステーション
の看護師

よろしくお願いします．訪問看護ステーションと△△病院のどちらに連絡するか判断に迷われたときは，ステーションに連絡してください．

夫

わかりました，よろしくお願いします．妻が転んだとき，どうしたらよいのか不安でした．何かあったときに相談できる先があるのは，心強いです．

10月26日(金)には，自宅に介護ベッドなどの福祉用具が搬入されました．そして，10月29日(月)に予定どおり退院しました．

■ 入院中の経過

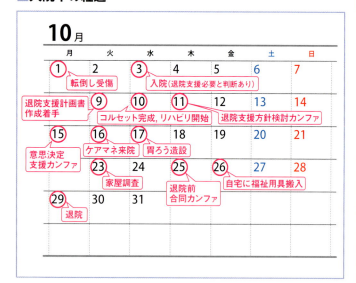

TOPICS

今回，美千代さんは，レボドパ内服薬を胃ろうから確実に投与することにより効果がみられたことや，今後，嚥下訓練を続けることで摂食嚥下機能が改善して経口摂取ができるようになり，胃ろうからの経管栄養を終了する可能性もあるため，パーキンソン病の治療薬として内服薬が選択されました．

なお，近年，胃ろうを介して小腸内にパーキンソン病治療薬（レボドパ・カルビドパ水和物，販売名：デュオドーパ®配合経腸用液）を持続的に投与する，新しい治療法に医療保険が適用されるようになりました．本剤は，レボドパ含有製剤を含む既存の薬物療法で十分な効果が得られないパーキンソン病の症状の日内変動（wearing-off 現象）に対する治療薬です．1日最大16時間薬を持続的に注入することができ，血中濃度を一定に保てます．また，朝起床時に薬を専用の小型ポンプにセットして日中は携帯し，夜寝る前にはずせばよいため，今後は本治療法を導入するケースが増えることが予測されます．

アッヴィ医療関係者向けポータルサイト"A-CONNECT"．デュオドーパについて．
https://a-connect.abbvie.co.jp/products/duodopa.html
厚生労働省HP．中央社会保険医療協議会 総会（第335回）議事次第，医療機器の保険適用について（総－4），p13〜16．
https://www.mhlw.go.jp/stf/shingi2/0000134104.html
（2019年7月10日閲覧）

退院後の様子

　退院後は，夫による介護はとくに問題なく，地域の支援スタッフのサポートも受け，順調に自宅での生活が送られていました．

　美千代さんが退院して1か月後に，斎藤さんは，美千代さんと夫に快諾してもらい，退院支援の院内研修の一環として，訪問看護師に同行して自宅を訪ねました．美千代さんは，腰の具合はだいぶよくなり，クラシック音楽が流れるリビングで，コルセットを着けて1人掛けのソファーに座っていました．斎藤さんは，洋服姿の美千代さんを見て，病院でパジャマを着ていたときとは見違えるように思いました．

　摂食嚥下機能は少し改善がみられ，訪問看護師が口腔マッサージをしたあと，経口摂取の練習を行いました．美千代さんと夫で，お取り寄せしたゼリーの中から，洋ナシのゼリーを選びました．訪問看護師は，経口摂取時の注意点を説明したあとに，ゼリーをスプーンに1/2程度（1.5mL程度）すくって美千代さんの口に入れました．美千代さんはゆっくりですが，むせることなくゼリーを飲み込むことができ，「おいしい」とうれしそうに笑いました．

　美千代さんが数口食べた残りのゼリーを夫が食べ，2人で味の感想を話していました．斎藤さんはその様子を見て，「入院患者や家族にも暮らしがあり，病気や障害があってもその人らしく楽しみや生きがいをもって暮らせるように退院支援を行う」ことの重要性を実感しました．

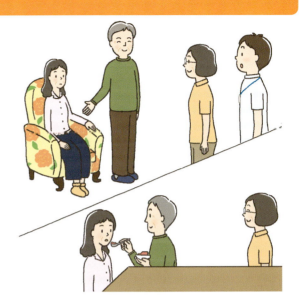

　さらに退院後半年が経過すると，腰椎圧迫骨折は完治して，経過観察のための整形外科外来の定期受診も終了となりました．パーキンソン病に関しても状態が落ち着いていて，口から食べられる量も増えてきており，神経内科外来は3か月に1回受診し，その間は訪問診療医が2週間に1回診てくれていました．訪問看護師からパーキンソン病の患者会を紹介され，美千代さんと夫とも関心を示し，今後参加することを検討しています．天気がよい日には，車に車椅子を積んで，夫婦で近郊の美術館に出かけたりして過ごしています．

退院支援の院内研修にて，各新人看護師が担当した患者さんの退院支援を発表

　斎藤さんは，林美千代さんの入院中から「退院支援の看護過程の記録」の作成を始めました．実際に美千代さんの退院支援を行いながら，プリセプターや看護師長から助言をもらって記録で情報を整理することで，理解を深めることができました．

　美千代さんの退院後には，整形外科病棟で，斎藤さんがまとめた記録を使って，美千代さんの治療やケアにかかわった多職種により支援の振り返りを行いました．

　斎藤さんは，さらに記録を洗練させて，新人看護師を対象とした退院支援研修の年度末報告会で美千代さんへの退院支援と学んだことについて発表しました．

■斎藤さんが作成した情報関連図

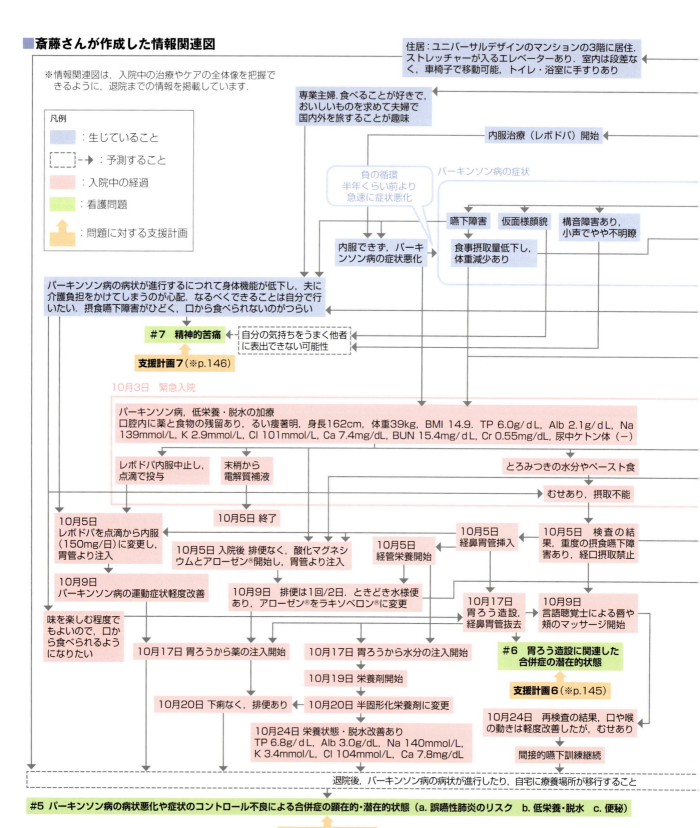

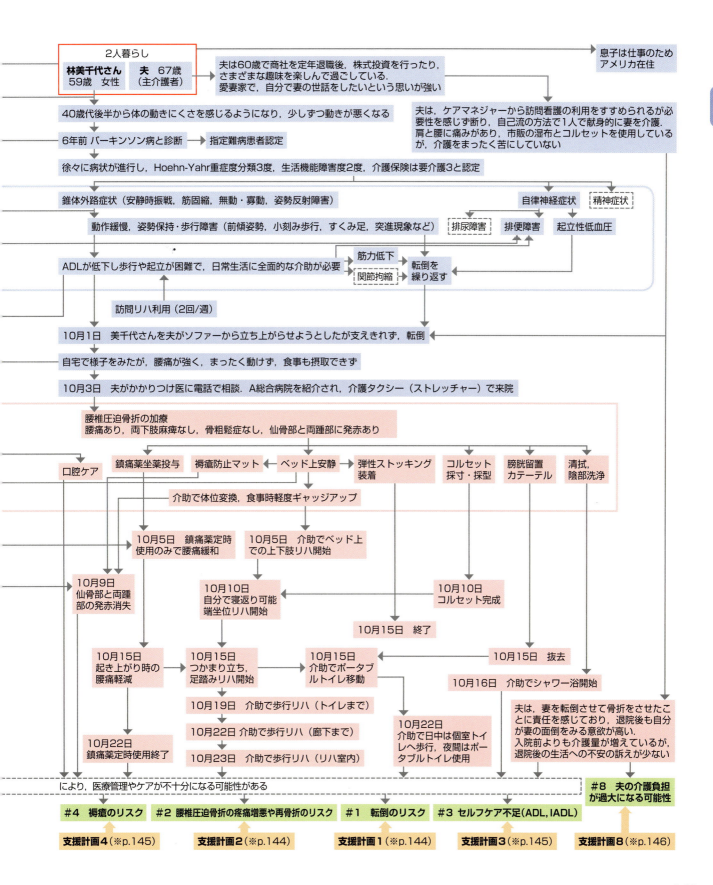

■ 退院後に起こりうる問題に対する支援計画

※「退院後に起こりうる問題に対する支援計画」は，情報関連図と同様に，退院までの情報をもとに支援内容を掲載しています．

全支援共通
①腰椎圧迫骨折やパーキンソン病の病状に応じて支援を実施
②病院と地域の専門職種間で，必要な情報や，医療管理やケア方法を伝達・共有する（電話や対面での直接会話，診療情報提供書や看護サマリー等の書類の送付）

支援計画1：転倒のリスク
①身体リハビリテーションによる筋力や姿勢の改善（病院の理学療法士）
②介助で室内とポータブルトイレ移動（病棟看護師）
③美千代さん，夫に日常生活における注意点の指導（病棟看護師，病院の理学療法士，整形外科医）
④夫に介護方法の指導（病棟看護師，病院の理学療法士）
⑤自宅の環境整備（夫，ケアマネジャー，福祉用具専門相談員，病院の理学療法士と退院支援看護師）
⑥退院後の身体リハビリテーションの継続（訪問看護ステーションの看護師・理学療法士）
⑦退院後の美千代さんの日常生活の過ごし方や，夫の介助方法の確認（訪問看護ステーションの看護師・理学療法士，△△病院の訪問診療部の医師・看護師）
⑧転倒事故発生時など緊急時の連絡・対応先（訪問看護師，△△病院）

支援計画2：腰椎圧迫骨折の疼痛増悪や再骨折のリスク
①美千代さん，夫に腰痛出現時の鎮痛薬の使用方法の指導（病棟看護師，整形外科医，病院薬剤師）
②美千代さん，夫に日常生活における注意点の指導（病棟看護師，病院の理学療法士，整形外科医）
③コルセットの装着方法など夫に介護方法の指導（病棟看護師，病院の理学療法士）
④自宅の環境整備（夫，ケアマネジャー，福祉用具専門相談員，病院の理学療法士と退院支援看護師）
⑤退院時，病院から自宅への移動に介護タクシー（ストレッチャー）を利用（退院支援看護師）
⑥退院後の腰椎圧迫骨折部の病状観察や，鎮痛薬の使用状況の確認（△△病院の整形外科医・訪問診療部の医師と看護師，訪問看護ステーションの看護師・理学療法士，訪問薬剤師）
⑦退院後の美千代さんの日常生活の過ごし方や，夫の介助方法の確認（訪問看護ステーションの看護師・理学療法士，△△病院の訪問診療部の医師と看護師）
⑧腰痛増悪時など緊急時の連絡・対応先（訪問看護師，△△病院）

支援計画3：セルフケア不足（ADL，IADL）

	入院中	退院後
移動	要介助	①退院後の身体リハビリテーションの継続（訪問看護ステーションの言語聴覚士・看護師） ②トイレ歩行など室内移動介助（夫） ③△△病院の専門外来へ介助にて自家用車で通院（夫），車椅子レンタル（ケアマネジャー） ④市販のベッドを，介護ベッドに変更し，ベッド柵を設置（ケアマネジャー，福祉用具専門相談員，夫）
排泄	要介助	①夫が介助し，日中はトイレ歩行，夜間はポータブルトイレ使用
食事摂取	要介助	①胃ろうより半固形化栄養剤と水を注入（夫）（3回／日） ②退院後，直接嚥下訓練（経口摂取）が開始された場合は，訪問看護ステーションの言語聴覚士・看護師の訪問時に実施
清潔	要介助	①シャワー浴介助（訪問看護師）（2回／週） ②ウォシュレット使用介助（夫） ③退院後，必要に応じ夫に陰部洗浄等の指導（訪問看護師）
口腔ケア	要介助	①夫，訪問看護ステーションの言語聴覚士・看護師が実施
更衣	要介助	①夫，訪問看護師が介助
洗濯	要介助	①夫が実施
調理	要介助	①半固形化栄養剤使用
買い物	要介助	①夫が実施 ②半固形化栄養剤は訪問薬剤師が配達
掃除	要介助	①夫が実施（家，ポータブルトイレ）

※入院中の身体リハビリテーションと夫への介護指導は，「支援計画1・2・4・5」と重複するため省略．

支援計画4：褥瘡のリスク

①退院後の医療職による状態観察（訪問看護師，△△病院の整形外科医・神経内科医・訪問診療部の医師と看護師）
②介護ベッドと褥瘡防止マットの使用（ケアマネジャー，福祉用具専門相談員，退院支援看護師）
③日中の離床や寝返りなど，美千代さん，夫に日常生活における注意点の指導（入院中：病棟看護師・整形外科医，退院後：訪問看護師，△△病院訪問診療部の医師と看護師）
④保清（支援計画3参照）

支援計画5：パーキンソン病の病状悪化や症状のコントロール不良による合併症の顕在的・潜在的状態
支援計画6：胃ろう造設に関連した合併症の潜在的状態

①夫に胃ろうの管理方法やトラブル時の対応方法，栄養剤・薬剤の注入方法の指導（病棟看護師）
②美千代さんと夫に，薬の効果や副作用の説明（神経内科医，薬剤師）
③夫に口腔ケア，口腔マッサージ方法の指導（病院の言語聴覚士）…夫は直接嚥下訓練は実施しない
④退院後の薬剤や栄養剤の処方と配送（処方：△△病院の訪問診療部の医師，配送：訪問薬剤師）
⑤退院後の医療職によるパーキンソン病の病状観察や，パーキンソン病薬の作用・副作用の状況の確認，栄養状態や脱水症状の確認（△△病院の神経内科医・訪問診療部の医師と看護師，訪問看護ステーションの看護師・理学療法士・言語聴覚士）
⑥退院後の胃ろうの管理（△△病院の神経内科医・訪問診療部の医師と看護師，訪問看護ステーションの看護師，夫）
⑦退院後の摂食嚥下リハビリテーションの継続（訪問看護ステーションの言語聴覚士・看護師）
⑧退院後の口腔ケアの実施（訪問看護ステーションの言語聴覚士・看護師，夫）
⑨緩下薬の使用など退院後の排便コントロール（△△病院の神経内科医・訪問診療部の医師と看護師，訪問看護師，夫）
⑩退院後の病状悪化時や緊急時の連絡・対応先（訪問看護師，△△病院）

支援計画7：精神的苦痛

①美千代さんの気持ちの傾聴，声かけ（全員）
②言語訓練（病院の言語聴覚士，訪問看護ステーションの看護師・言語聴覚士）
③美千代さんの意向をふまえてケア方法を工夫（全員）

支援計画8：夫の介護負担が過大になる可能性

①夫の話の傾聴，声かけ（全員）
②夫の心身の状況を確認（全員）
③介護方法の工夫（病棟看護師，病院の理学療法士・言語聴覚士，訪問看護ステーションの看護師・理学療法士・言語聴覚士）
④多職種による支援体制を整える（全員）

■退院支援の目標

　美千代さんの腰痛が増強することなくADLが入院前の状態まで改善し，嚥下機能のさらなる低下を予防して，安心・安全に自宅での療養生活に移行できる．また、退院後，パーキンソン病や腰椎圧迫骨折の状態に応じた医療やケアを受け，夫婦で穏やかに楽しみをもって療養生活を続けることができる．

■退院後に起こりうる問題と支援の方向性

※「退院支援の目標」の設定と「退院後に起こりうる問題と支援の方向性」のアセスメントは，患者・家族への意思決定支援をして自宅退院の方針が決定したとき（10月15日）の状況で，退院支援看護師の立場になって行っています．

#1　転倒のリスク

　林美千代さんは59歳女性で，パーキンソン病（Hoehn-Yahr重症度分類3度，生活機能障害度2度）のため，夫の介護を受けて自宅療養していた．訪問看護は，ケアマネジャーがすすめたものの，夫が必要性を感じなかったため利用していなかった．夫は，腕の力だけで美千代さんを一気に立ち上がらせるなど，自己流の方法で介助を行っていた．

　美千代さんには自宅で複数回の転倒歴があり，今回，夫がソファから立ち上がらせようとした際に転倒して腰椎圧迫骨折にて入院となった．安静加療によって下肢の筋力が低下しており，骨折の回復状況に応じてリハビリテーションを行っているものの，転倒のリスクが高い状態である．

　そのため，病棟看護師や理学療法士等と連携・協力して，パーキンソン病や腰椎圧迫骨折の治療経過や，身体の状態に応じたリハビリテーションを行って下肢筋力の回復・維持をはかる．同時に，本人や夫が転倒に注意できるよう，適切な移動方法や介助方法の指導等を行う．

　また，退院後もリハビリテーションが継続できるよう，夫や本人が専門職による支援の必要性を認識できるように働きかける．さらに，訪問看護ステーションの看護師や理学療法士等につないだり，ケアマネジャーとともに自宅の療養環境を整えたりする必要がある．

#2　腰椎圧迫骨折の疼痛増悪や再骨折のリスク

　入院後は腰椎圧迫骨折の保存療法が行われ，安静臥床と非オピオイド鎮痛薬の使用によって腰痛の軽減がみられた．治療経過は順調で，入院一週間後からはコルセットを装着して患部を固定してリハビリテーションを実施した．介助によりベッドサイドのポータブルトイレを使用できるまでになり，腰痛も増強することなく過ごせている．しかし，骨折の完治にはあと3～4か月くらいを要する．

　退院後は自宅で療養する予定であるが，不適切な体動や体位により骨折部に負荷がかかり，腰痛の増悪や再骨折のリスクがある．そのため，病院内外の支援スタッフと連携して，退院後も定期的に整形外科医による診察や腰椎圧迫骨折やパーキンソン病の症状に応じたリハビリテーションやケアを受けられるようにする．また，介護ベッドなど福祉用具を利用できるようにする必要がある．

　また，本人や夫には，自宅で腰痛の増悪がなく安楽に過ごせるように，コルセットの装着方法やADL介助の方法を指導したり，「腰をひねるような動作はしない」といった日常生活での注意点を説明したりする．合わせて，疼痛出現時には適切な対応ができるよう，鎮痛薬の使用方法も指導する．

#3　セルフケア不足（ADL，IADL）

　美千代さんはパーキンソン病にて，ADL，IADLとも夫に介助してもらって生活していた．今回，腰椎を圧迫骨折したことで，疼痛や安静加療により身体機能がさらに低下しており，入院前よりもセルフケアが不足している．また，夫は愛妻家で入院前から妻のことを献身的に介護していたが，口腔内に食物残渣があるなどケアが不十分な点がみられた．一方美千代さんは，夫に自分の介護のために負担をかけることを心配しており，できることは自分でしたいと思っている．

　そのため，入院前と同様に介助による室内歩行と車椅子で保持ができるようになることを目標に，腰椎圧迫骨折やパーキンソン病の状況をみながら，理学療法士による身体のリハビリテーションや，病棟看護師による排泄などの日常生活動作の援助を行っている．

　自宅に退院する予定となったが，病院内の支援スタッフと連携して，リハビリテーションを続けるなど美千代さんのADLが回復・維持できるように支援する．また，自宅退院に向けて，必要なケアを継続でき，かつ，本人のもっている力を活かしたり伸ばしたりすることができるよう，自宅の状況に応じた方法にアレンジして本人や夫に指導を行ったりする必要がある．

　地域の支援スタッフとも連携して，リハビリテーションやケアの引継ぎ，自宅の療養環境の準備を行う．

#4　褥瘡のリスク

　腰椎圧迫骨折の疼痛による体動困難，パーキンソン病による身体機能の低下や低栄養により，入院時に仙骨部と両踵部に発赤があった．褥瘡防止マットを使用し，徐々に離床をすすめ，栄養状態の改善をはかり，発赤は消失した．しかし，退院後は自宅に療養環境が移ることや，腰椎圧迫骨折の完治までにあと3～4か月を要すること，パーキンソン病の進行により身体機能がさらに低下することも予測され，褥瘡が再発するリスクがある．

　そのため，病院内外の支援スタッフと協力して，退院後も褥瘡を予防できるよう支援する必要がある．

#5　パーキンソン病の病状悪化や症状のコントロール不良による合併症の顕在的・潜在的状態
#6　胃ろう造設に関連した合併症の潜在的状態

　美千代さんは，5年前にパーキンソン病と診断され，近医にて内服加療していた．病状の進行により嚥下障害が起こり，内服や食事摂取を十分にできなくなった．そのため，パーキンソン症状がコントロールできず，低栄養と脱水を起こして全身状態が悪化するという悪循環を生じていた．

　今回，腰椎圧迫骨折により入院したために，このことが明らかとなり，整形外科とともに神経内科が兼科して美千代さんの状態に応じた治療を行っている．

　嚥下内視鏡検査等の結果，美千代さんは重度の摂食嚥下障害を認め，誤嚥性肺炎を起こすリスクが高いと判断された．そこで経口摂取を中止し，経鼻胃管よりレボドパや栄養剤が投与された．現在はパーキンソン病の症状が落ち着いてきて，栄養状態や脱水も改善してきている．便秘についても，酸化マグネシウムの定期投与とラキソベロン®を頓用で使用して，下痢症状なく排便がみられている．

　今後，薬の確実な投与と栄養状態の維持のため，また，美千代さんの希望により嚥下訓練を行ってゼリーなど味を楽しむ程度でもよいから口から食べられるようになるために，胃ろうを造設して，自宅に退院する予定となった．

　退院後は，パーキンソン病の病状の進行や薬の副作用の出現等により状態が悪化する可能性や，自宅に療養場所が移行することにより医療管理やケアが不十分となることで誤嚥性肺炎等の合併症を生じる可能性が考えられる．

　そのため，地域の神経難病の専門医や訪問看護師等と連携し，退院後もパーキンソン病の状態に応じて治療やケア，嚥下訓練などを受けられるようにする．また，状態が悪化したときには早期発見・対応ができるよう，支援体制を整備する．

　さらに，胃ろうの管理など今回の入院から新たに加わった医療管理やケアもあるため，病棟看護師など病院の支援スタッフとも連携して，本人や夫に日常生活における注意点の説明や，夫への介護方法の指導，退院後の療養環境の準備などを行う．

#7　精神的苦痛

　美千代さんは，5年前にパーキンソン病の診断を受けて以降，徐々に病状が進行してADLが低下し，夫が介護を行っている．今後も病状の進行が予測されるため，美千代さんは，夫に介護負担をかけてしまうことを心配している．

　また，美千代さんは食べることが好きで，夫婦でおいしいものを求めて国内外を旅することが趣味であった．摂食嚥下障害がひどくなり，経口摂取が困難なことがわかって落胆したが，味を楽しむ程度でよいので口から食べられるようになることを望み，胃ろうを造設して，退院後も嚥下訓練を続けることとなった．

　美千代さんは，仮面様顔貌で表情が乏しく，言語障害もあって声が小さく不明瞭なため，自分の感情や気持ちを他者にうまく伝えられない可能性もある．

　そのため，病院内外の支援スタッフと協力し，退院後も訪問看護ステーションの言語聴覚士等により嚥下訓練とともに言語訓練を受けられるようにつなぐ必要がある．

　さらに，美千代さんの体の動きがよいタイミングを見計らって話を聞くなど，気持ちを表出できるような支援を行う．また，ケアの方法を工夫して夫の介護負担を軽減したり，美千代さんができることはなるべく自分でできるようにしたりすることによっても，精神的苦痛の緩和をはかる．

#8 夫の介護負担が過大になる可能性

美千代さんは67歳の夫と2人暮らしで，息子は仕事のためにアメリカにおり，介護者は夫だけである．夫は，妻の世話を自分でしたいという希望が強く，入院前にケアマネジャーから訪問看護の利用をすすめられても断り，1人で献身的に介護をしていた．

美千代さんと夫の希望により自宅に退院する予定である．夫は妻を転倒させて骨折をさせたことに責任を感じており，退院後も自分が面倒をみる意欲が高い．夫はこれまで自己流の方法で介護を行っていたために，肩や腰を痛めて市販の湿布とコルセットを使用している．しかし，そのことを苦にしていない様子である．また，今回の入院から，胃ろうの管理など新たな医療管理やケアが増えているが，退院後の生活について不安の訴えは少ない．こうしたことから，退院後に夫の介護負担が過大になる可能性がある．

そこで，病棟看護師などの病院の支援スタッフが夫に働きかけ，ケアやリハビリテーションを見学してもらいながら，「専門職にみてもらうことで美千代さんのプラスになる点」を認識してもらうようにした．こうした取り組みにより，退院後は訪問看護等を利用することとなった．

一方で，夫には，これまで妻の介護をやってきたという自負もあるため，夫の意向を尊重しつつ，夫の介護負担を軽減するような指導を行う必要がある．

また，訪問看護師等と連携して，美千代さんとともに夫の状況もみてもらえるようにし，夫が気軽に相談できる体制を整える必要がある．

■斎藤さんが，美千代さんへの退院支援を通して学んだこと

- これまでも転倒により腰椎圧迫骨折や大腿骨頸部骨折等で入院した患者がいたが，とくにクリニカルパスが適応される患者だと，パスに従い，あまり考えずにケアを行っていた．また，転院する患者が多く，自宅に退院する場合でも，退院支援は，退院後の療養環境の準備やリハビリテーションの継続など，退院支援看護師やMSW，理学療法士や作業療法士の役割が大きく，病棟看護師の役割は疾患に応じた日常生活の指導や，家族への介護指導くらいだと思っていた．しかし，美千代さんの退院支援を通して，入院中だけでなく，患者や家族の退院後の生活にも目を向けたことで，なぜ転倒が起きたのかなど，入院にいたった理由を考えて対応策を講じないと，せっかく退院してもまた同じ理由で再入院するリスクが高くなることを強く感じた．

- また，入院はしないに越したことはないが，入院という機会は，入院前の生活を見直すきっかけになると思った．今回，美千代さんが腰椎圧迫骨折で入院したことで，摂食嚥下障害によりパーキンソン病の内服コントロールが不良で，低栄養と脱水にもなっていることが判明した．
  さらに，私は美千代さんが入院したばかりのころ，夫の介護力について，「介護経験があり意欲も高いため問題ない」と評価したが，病棟看護師の先輩方は，患者や家族の入院前の生活の情報を得たり，入院時や入院中の状況を細かくとらえ，他の専門職とも情報交換をして，患者や家族が自覚していない入院前の生活の問題点に気づいていた．

- 患者のベッドサイドにいる病棟看護師は，患者のパーキンソン症状の1日の変化やできることを把握したり，患者や家族の意向もふまえ，きめ細かい支援をするために欠かせない存在であると思った．

- 美千代さんを担当して，「夫婦のきずなの強さや，夫の妻への愛情の深さ，介護をすることは負担だけでなく喜びや生きがいにもなること」を学び，「退院後に夫婦が穏やかに楽しみをもって自宅で療養生活を送れること」を願って退院支援を行った．退院後に自宅を訪問させていただくことができ，実際にご夫婦が穏やかに暮らしているのをみて，退院支援の重要性を実感した．

事例④のまとめ
入院した理由を追究し，患者さんのもっている力やQOLも考慮して，入院前の生活を見直しましょう

　斎藤さんが担当した林美千代さんは，転倒による腰椎圧迫骨折で整形外科病棟に入院し，低栄養と脱水も起こしていました．

　斎藤さんは，美千代さんの退院支援を通して，入院病名の治療やケアを行うだけでなく，「なぜ転んだり，脱水や低栄養になったりしたのかなど，入院に至った理由を追究して対応すること」の重要性を学びました．

　美千代さんは，パーキンソン病が進行して摂食嚥下障害が起こり，セルフケアや介護も不十分で，内服や食事が摂取できず，そのためにパーキンソン症状が急激に悪化し，低栄養と脱水も起こして全身状態が悪化するという"悪循環"を生じていました．

　パーキンソン病は進行性疾患ですが，専門医による治療や，訪問看護師等の専門職によるケアやリハビリテーションを受け，適切なセルフケアや介護を行うことで，症状をうまくコントロールすることができます．そのため，美千代さんの入院前の悪循環の状態を改善する必要がありました．病棟看護師や理学療法士，言語聴覚士等の専門職により，美千代さんの残存機能や，パーキンソン症状の日内変動，薬の効果などを把握し，腰椎圧迫骨折の状態もみながら，入院早期から身体リハビリテーションを開始して徐々にADLを拡大したり，嚥下機能の低下防止のために嚥下訓練を行ったりしました．

　また，美千代さんや夫に対し，訪問看護師など専門職によるケアの必要性や，介護方法を見直す必要性を自ら感じられるように働きかけ，入院前の療養生活を見直し，自宅退院の準備を進めました．

　斎藤さんは，「本人のもっている力や，楽しみなどのQOLも考慮して支援をすること」の必要性も認識しました．

　美千代さんは摂食嚥下障害がひどく経口摂取が難しいことが検査でわかり，食べることが好きな美千代さんは，その事実を知ることでショックを受けることが予測されました．

　多職種でそのことを踏まえて意思決定を支援すると，美千代さんは落胆しましたが，「味を楽しむ程度でよいので口から食べられるようになりたい」ことと，「なるべくできることは自分でしたい」と意向を明確に示し，胃ろうを造設して，退院後も嚥下訓練や身体リハビリテーションを続けることになりました．

　退院半年後には，美千代さんは口から食べられる量が増え，夫と近郊の美術館に出かけられるようになっています．退院支援の内容によって，患者や家族の退院後の生活が変わることを意識しましょう．

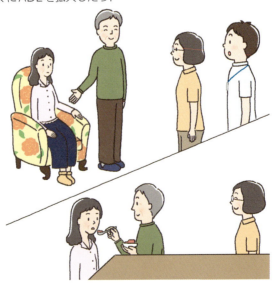

第3章

退院支援教育の実践例

1 看護学生への退院支援教育の実践例
　①首都大学東京健康福祉学部看護学科
　②東京女子医科大学看護学部

2 看護学生の退院支援実習を
　受け入れている病院の実践例
　①東京都立大塚病院
　②医療法人財団健和会柳原病院

3 臨床における退院支援に関するしくみ
　と看護師の教育の実践例
　九州大学病院

1 看護学生への退院支援教育の実践例
—退院支援に関する実習を中心に—

①首都大学東京健康福祉学部看護学科：
病院の退院支援部門での実習により，退院支援看護師の視点から
退院支援の全体像をとらえる

執　筆　戸村ひかり
共同執筆　島田 恵（首都大学東京大学院 人間健康科学研究科 看護科学学域 在宅看護学領域 准教授）
　　　　　清水準一（東京医療保健大学 千葉看護学部 看護学科 教授，
　　　　　　　　　　前・首都大学東京大学院 人間健康科学研究科 看護科学学域 在宅看護学領域 准教授）

首都大学東京健康福祉学部看護学科の概要

　首都大学東京は，東京都により設立された総合大学です．健康福祉学部看護学科は，1986年に設立された東京都立医療技術短期大学が前身で，その後，1998年に4年制の東京都立保健科学大学保健科学部に拡充されました．さらに，2005年に，東京都立保健科学大学や東京都立大学など都立の4つの大学が統合され，現在の形となりました．看護学科の学生定員は1学年につき80名です．

看護学科に関するカリキュラム

　現在，日本社会は少子高齢化など急速な変化を遂げています．とくに本学が位置する首都東京都には約1,380万人が住み，保健・医療・福祉において大都市ならではの多様なニーズや課題を抱えています．本学科は，東京都が設立した大学の看護学科として，病院や地域の多様な場で，リーダーシップを発揮し，科学的視点をもった看護を実践できる人材の育成を目指しています．

　そのため，幅広い専門領域における知識や技術を身につけることができるよう，在宅看護学をはじめ，さまざまなカリキュラムを用意しています．看護学科の学生は，1年次には東京都八王子市にある南大沢キャンパスで他学部の学生とともに教養科目を学びます．2年次からは東京都荒川区にある荒川キャンパスに学びの場を移し，本格的に専門科目の学修が始まります．

在宅看護学領域のカリキュラムにおける退院支援に関する教育について

　本学科では，在宅看護に関する教育について，本学の前身である東京都立保健科学大学のときから継続して，在宅看護に精通した専任の教員を配置して注力してきました[1]．退院支援に関する教育についても，早期よりその重要性を認識し，15年以上前より在宅看護学において授業や実習を行っています．

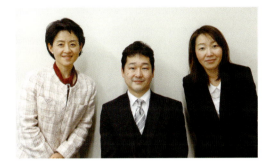

左から鳥田惠先生，清水準一先生，筆者

■ **本学科3年次の退院支援に関する学修の全体像**

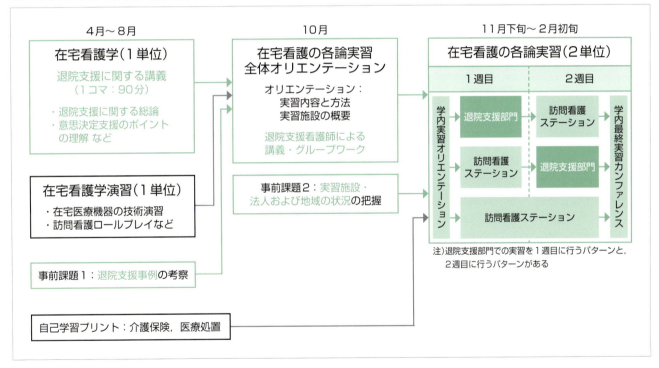

退院支援に関する授業

退院支援に関する授業の具体的な内容

退院支援に関する授業については，3年次前期の「在宅看護学（1単位）」の授業において，在宅看護学領域の教員が，退院支援に関する講義を1コマ（90分）行っています．

授業の前半（30分）は，退院支援に関する世の中の動向や政策，退院支援が必要な患者さんの特徴，退院支援のプロセスといった総論について教員が説明します．

授業の後半（60分）では，事例を使って，退院支援におけるアセスメントや，意思決定支援のポイントについて学びます．退院支援におけるアセスメントの事例については，第2章に掲載しています．意思決定支援については，認知症で末期癌の高齢患者の家族が，病院から急性期治療が終わったので退院先を自分たちで探して退院するように突然迫られたケースについて，ディスカッションをします．事例を通して，退院支援における意思決定は，単に退院後の療養先を選択することではないことを，学生が学べるようにしています．

退院支援に関する授業の学びを深めるための工夫

❶退院支援に関する授業の時期を考慮

「在宅看護学」の授業は4月に始まりますが，退院支援の授業は，例年5月中旬頃に行っています．退院支援は病院と在宅をつなぐ"移行・継続期の看護"のため，病院と在宅の両方について基本的な知識が必要です．

そのため，在宅介護に関する活動や制度，在宅療養者の特徴などを先に学び，学生が訪問看護師やケアマネジャー，介護保険制度といった言葉に慣れた頃に，退院支援の授業を組んでいます．

❷学生が主体的に学べるようアクティブラーニングを実施

授業は，学生が主体的に学ぶアクティブラーニングを心がけています．退院支援の総論については，事前課題として，教科書[2)]の該当箇所を読んでもらい，10問程度の穴埋め問題に解答してもらっています．そうすることで，学生が総論の授業内容を理解しやすくなるとともに，基本事項の説明時間を短縮でき，その時間を事例検討にあてています．

❸在宅看護学演習により，患者さんや家族の退院後の在宅療養生活のイメージづくりを促進

3年次前期には，「在宅看護学」の授業と並行して「在宅看護学演習（1単位）」を組んでいます．演習では，携帯型輸液ポンプなど在宅療養で使用する医療機器を用いて技術演習をしています．また，在宅看護の実習で使用している記録用紙を使い，神経難病で在宅療養をしている事例について在宅における看護過程展開の演習を行い，さらにこの事例について，学生が訪問看護師や療養者役となってロールプレイを行ったりしています．

これらのことは，学生が患者さんや家族の退院後の生活をイメージしたり，医療処置やケアの指導について考える際に役立ちます．

退院支援に関する実習

在宅看護の実習における，退院支援に関する実習の位置づけ

退院支援に関する実習は，「在宅看護の各論実習（2単位）」で行っています．在宅看護の実習は，成人急性期や小児などほかの各論実習とともに3年次後期（10月〜翌2月初旬）に実施しており，統合科目という位置づけも考慮して後期の後半（11月下旬頃〜）に組まれ，学生が他領域の実習をいくつか経験したあとに臨めるようにしています．

在宅看護の実習では，1クールあたり22〜24名くらいの学生が，1施設につき2名ずつに分かれて2週間実習を行います．実習目標を達成するため，2通りのタイプの実習があり，学生の約半数は"病院の退院支援部門と訪問看護ステーションで1週間ずつ"の実習を行い，残りの半数は"訪問看護ステーションで2週間"の実習を行います．前者のタイプの実習では，学生は各実習施設につき1名ずつの療養者について看護過程を展開し，看護計画の立案まで行います．後者のタイプの実習でも，学生は療養者1名について看護過程を展開しますが，看護計画を立案し，さらに，訪問中に計画した看護を実施し，評価するところまで行います．どちらのタイプの実習になるかは，教員が，学生の自宅と実習施設との距離や，自転車を利用できるかなどの条件によって選んでいます．

なお，本学科では4年次に統合実習として学生が希望する領域で実習を4週間行っています．在宅看護学領域では実習

先の1つに病院の退院支援部門を用意しており，3年次に退院支援部門での実習を行わなかった学生が，希望により選択できるようにしています．

今回，本書では3年次の退院支援の実習についてご紹介しますが，訪問看護の実習については文献1をご参照ください．

■本学科の在宅看護の実習目標（退院支援実習用）

1. 退院支援が必要な患者の特徴と，退院後の療養環境を理解することができる．
2. 実習する退院支援部門について学ぶ．
3. 退院支援の一連のプロセスについて学ぶ．
4. 在宅などに移行する患者に対する看護過程の展開を学ぶ．
5. 退院支援が必要な患者が利用可能な社会資源やチームの活動について学ぶ．

注）在宅看護全体の実習目標を抜粋し，一部表現を修正した

退院支援の実習に向けた事前準備

本学科では，在宅看護の実習に向けていくつか事前課題を出しています．退院支援に関するものとしては，3年次の夏季休暇の間に，第2章に掲載している事例1（p.26，誤嚥性肺炎で入院した高齢者の事例）を用いて，退院支援をふまえた看護過程の展開のポイントについて考えてもらいます．

また，10月上旬に3年生全員を対象に在宅看護の実習オリエンテーションを行い，実習病院1施設の退院支援看護師の方に病院の退院支援の取り組みについて紹介してもらったり，退院支援事例のグループワークをしています．

これらのことで，学生が退院支援の授業で学修した内容とこれから実習で学ぶべきことを関連づけることができ，スムーズに実習環境に入れ，実習を効果的に行えるようにしています．

在宅看護の実習初日の学内実習オリエンテーション

各クールの在宅看護の実習初日は，翌日からの各施設での実習に向け，学内でオリエンテーションを行います．

❶在宅看護の実習目標の確認

午前中は，そのクールの学生全員に対して在宅看護の実習目標の確認や，実習の進め方や注意点などの説明をしています．本学科では，在宅看護の実習の目標を5つあげており，さらに，目標ごとに4〜5個ずつ下位の到達目標も示しています．これらは，実習の自己評価の項目とも合致しており，学生が本実習で獲得してほしい能力を理解できるようにしています．

❷実習施設ごとのオリエンテーションと個人目標の設定

午後は，実習施設ごとに教員と学生でオリエンテーションを行います．実習施設によって特徴や，服装や持ち物などの注意事項などが異なるため，説明を受けます．その際に，各学生は，自身の関心や実習施設の特徴などをふまえて個人目標も立てます．

病院の退院支援部門と訪問看護ステーションの2か所で実習を行う学生は，それぞれ目標を立てますが，2か所の実習の学びがつながるような目標を設定します．たとえば，「家族の介護負担も考慮した退院支援について学ぶ」ことを目標にした場合は，訪問看護の実習でも「家族の介護負担」に着目した目標を立てます．

個人目標を設定することで，学生は，翌日からの施設での実習で自分がどのように行動したらよいかイメージしやすくなります．また，実習指導者である退院支援看護師の方々も，個人目標を参考にして，学生が看護過程を展開する患者さんを選んでくれています．

病院の退院支援部門での実習について

❶特徴が異なる5か所の病院での実習

退院支援の実習は，東京都内および近郊の5か所の病院で行っています．病院によって，病床数が約80〜800床と規模が違い，また，がんや神経難病の専門病院や，急性期治療を中心とした病院，地域包括ケア病棟がある病院など特徴もさまざまです．病院によって退院支援に関するしくみや退院支援が必要な患者さんの特徴も異なるため，実習指導者が病院実習初日のオリエンテーションで説明してくれています．

学生にも，実習前に課題として，実習施設（病院および退院支援部門）や，実習施設の運営母体の法人，地域の状況についてインターネット等を使って調べてもらっており，準備をして実習に臨むことで，学生がこれらの特徴を意識するようになります．

❷病院の退院支援部門において，退院支援看護師の立場からの実習

本学科の退院支援に関する実習の具体的な内容については，第2章で紹介していますが，学生は退院支援部門において，退院支援看護師の立場から実習病院の退院支援について学びます．学生は，退院支援看護師と一緒に病院内を縦断的に移動し，退院支援看護師が患者さんや家族と話をしている姿や，定期多職種病棟カンファレンスで病院内の多職種が話し合いをしている様子など，さまざまな退院支援の場面を見ることができます．

また，学生は退院支援部門にいるときも，退院支援看護師が訪問看護師やケアマネジャーなどと電話でやりとりをしている内容について知ることができます．さらに，退院支援が必要な患者さん1名について退院支援における看護過程の展開をすることで，患者さんの入院から退院までの退院支援のプロセスを理解することができます．

患者さんや家族への，病院内外の多職種による支援の全体像もみえ，退院支援看護師と病棟看護師の各役割を認識します．こうして，学生は1週間の実習を通し，病院の退院支援について全体的・多角的にとらえることができるようになります．

在宅看護の実習最終日の学内最終実習カンファレンス

各クールの実習最終日は，学内で「最終実習カンファレンス」を開いています．さまざまな実習施設で実習を行ってきた学生たちは，それぞれの実習施設の紹介や学んだことを発表し，そして学生同士で質問や意見交換をして考えを深めます．

病院の退院支援部門での実習を経験しなかった学生たちは，実習を行った学生の発表を聞いたり，質問をしたりすることで，学んだ内容を共有します．

一方で，訪問看護ステーションで2週間実習を行った学生たちは，多くの利用者宅を訪問看護師と一緒に訪問したり，自らも担当した患者さんへの支援を実施しており，個別性に応じた在宅での看護を経験し，豊富なアイデアをもっています．そのため，退院支援部門で実習をした学生が発表した担当患者さんの退院支援計画に対し，より実現的で具体的なプランを提案することもあります．

このように，いずれの実習タイプの学生とも，有意義なカンファレンスとなっています．

退院支援に関する実習の学びを深めるための工夫

❶学生が主体性をもち，学生同士で協力して実習を進めていけるようサポート

在宅看護の実習では，同時期に12か所ほどの病院や訪問看護ステーションで実習を行います．教員は各実習施設を巡回して指導を行っており，1施設あたり1日に60〜90分程度しか学生と接する時間がありません．学生が主体性をもち，同じ施設で実習を行う学生同士で協力し，自分たちから実習指導者に希望を伝えたり質問をするなど，積極的に実習を進めていくことが必須となります．

そのため，実習初日の学内実習オリエンテーションで，学生に主体的に実習を行うよう強調して伝えるとともに，実習で必要になる事柄は資料として配布し，学生があとで確認できるようにしています．

また，学生が適宜教員と連絡をとりながら学びを深めることができるよう，教員の巡回スケジュール表を実習初日に渡したり，実習専用の携帯電話にて教員が実習指導のために学外にいても連絡がとれるようにしています．

❷学生が退院支援における看護過程を展開できるようサポート

退院支援部門での実習で，学生は退院支援の看護過程の展開をはじめて実際に行いますが，特有のアセスメントの視点や問題の特定方法のコツをつかむのに，時間がかかることがあります．退院支援を必要とする患者さんも，癌術末期や難病などで医療ニーズが高いことや，介護上の問題や社会的な問題など，複雑な問題を有することが多いため，患者さんの疾患の重症さや，把握が必要な情報の多さに，学生が圧倒されることもあります．

さらに，退院支援部門での実習期間は実質的には4日間しかなく，担当する患者さんの退院支援の時期も，急性期の状態を脱してこれから退院に向けて患者さんや家族への意思決定支援をしていく時期であったり，退院間近で退院前合同カンファレンスが開かれるような時期であったり，さまざまです．

担当する時期にかかわらず，学生がより幅広い時系列で患者さんに必要な退院支援を理解できるよう，教員が実習場所に毎日足を運び，実習指導者と協力・連携しながら，学生に

助言や指導を行っています．

　また，実習期間中に1度は学内で面接指導を行っており，学生の話をじっくり聞いて，実習に対する思いを確認したり，学生が見てきたことや頭の中の情報を整理したりする時間としています．

　なお，手厚い実習指導体制を整えるために，非常勤の教員にも協力してもらっていますが，在宅看護の常勤教員と交互に学生指導にあたるようし，双方で情報交換を密に行うことで，指導の一貫性を保つようにしています．

退院支援に関する教育の今後の発展に向けて

　本学科では，在宅看護の授業から実習へと退院支援について系統的・計画的に学べるように教育に取り組んできました．在宅看護の実習まで経験した学生たちは，患者さんが病院で急性期治療を受けている状態のときから，退院後まで視野を広げて思考して，より多くの情報を収集できるようになるため，現行の教育方法で一定の成果は得られていると考えます．

　しかし，退院支援の重要性はますます高まっており，診療報酬改定のたびに退院支援に関する加算が新設され，それに合わせて病院の退院支援に関する体制もどんどん変わってきています．そのなかで，学生が退院支援に関してニーズに応じた知識やスキルを学修できるよう，実習病院の看護管理者や実習指導者などと相談や調整をしながら，時宜を得た教育方法に変えていきたいと考えています．

■退院支援実習を経験した学生の感想

自宅での生活を見据えた，新しい対象のとらえ方を学んだ

（首都大学東京健康福祉学部看護学科 2013年度卒業　田村彩）

　私は大学3年生のときに，医療法人財団健和会柳原病院で退院支援の実習をさせていただきました．

　退院支援の実習では，在宅に戻るにあたって，患者さんと家族がもっている力を把握したうえでそれに応じて支援を行うことが大切だと学びました．私が実習中に担当させていただいた方は，癌末期で麻薬も使用しており，認知症もある方でした．私自身は，薬は訪問看護師に管理してもらって，身の回りのサポートをヘルパーに……と考えました．しかし実際は，"訪問看護は導入するが，薬は夫が管理し，その時点では患者本人のADLは自立であったため，ヘルパーはまだ導入しない方針"となりました．患者さんと家族がもっている力をしっかりと見極めて支援をしているということを学びました．

　就職してすぐは入院病棟の看護師として働きました．退院支援実習で，自宅での生活を見据えてのカンファレンスに同席させていただいたことで，自分が病棟看護師として働く際にも，入院している患者さんの生活について考える視点をもつことができました．これまでどんな生活を送っていたか？　入院してどう変化しているか？　といった視点をもてたことで，退院に際してどんな支援が必要か考えることができました．

　私は大学卒業後，病棟看護師として約4年間臨床を経験し，現在は訪問看護師として働くことを希望して，就職した病院の関連施設である訪問看護ステーションに在籍しています．退院支援実習のことを振り返ると，対象者の生活をより考えなければいけないという点で，ほかの実習と異なっていた記憶があります．新しい対象のとらえ方を経験でき，新鮮な感じがしました．

病院・地域と患者さんをつなぎ，疾患と生活の両方をみる

(首都大学東京健康福祉学部看護学科 2017年度卒業　櫻木小春)

　私は東京都立大塚病院の退院支援部門で1週間実習させていただきました．

　実習では，実習指導者である退院支援看護師の方々とともに，退院前合同カンファレンスに参加したり，病棟ラウンドに同行させていただいたりしました．実際に退院支援看護師による支援を見学させてもらい，患者さんの個別性を考慮した支援を行うためのアセスメントの重要性について学ぶことができました．退院支援看護師は，病棟看護師や医師などから依頼や相談を受けたり，患者さんやその家族からも相談を受けて退院支援を行っており，短時間で必要な情報を得るために目的意識をもって情報収集したり，入院にいたった原疾患以外の部分も含めて，その人の全体をとらえてアセスメントしたりと，さまざまな工夫をされていました．

　また，退院支援看護師は，病棟看護師や医師，ケアマネジャーや地域包括支援センターのスタッフなど，病院と地域を結ぶ仲介役となっていることも学びました．そのため，患者さんの現在の状態や治療方針を訪問看護師やケアマネジャーに伝えるなど，病院・地域と患者さんをつなぐために常に報告・連絡・相談を徹底しているという印象を受けました．

　そして，退院支援看護師は，多職種連携において，病院だけではなく地域のさまざまな専門職から得た情報ももとにしてアセスメントし，退院後患者さんがどのような支援が必要であるかを，介護者となる家族のことも考慮したうえで方向性を決定していく役割があるのではないかと感じました．これは，病院から在宅へと医療の場は変わっても患者さんが十分なケアを受け，安全に安心して生活していくためにとても重要なことだと考えました．

　私はこの実習で，大腸癌の術後の患者さんを受け持ち，退院支援看護師の立場になって看護過程を展開し，退院支援計画の立案まで行いました．そのことで，病院で実際に行われている患者さんへの支援について深く理解することができました．

　患者さんは術後にADLと認知機能の低下がみられましたが，退院支援看護師は術後の状態を予測し，退院後の生活を見据えて多職種と連携してかかわっていることに気づきました．

　具体的には，患者さんは手術によって入院の前後で身体状況の変化がみられても，退院後の生活を見据えたリハビリテーションを受けることで，ADLを入院前の状態にまで回復することができていました．リハビリテーションの内容も自宅での生活を想定したものとなっていて，退院支援看護師と理学療法士が患者さんとともに同じ目標に向かって行動しているということがわかりました．

　また，私の受け持ち患者さんは認知機能の低下がみられたため，社会資源を利用する際には，患者さんはもちろんのこと，家族の経済的な負担への配慮をすることも重要であると学びました．同時に，患者さんにとってなぜそれが必要なのかということを説明することで，患者さんや家族の理解を得られるように介入していくことが大切であることも，実習指導者である退院支援看護師の方が教えてくださいました．

　このように，患者さんが在宅でも安定した生活を過ごせるように，必要なサービスの利用や環境整備について患者さんや家族に介入することも，患者さんの疾患と生活の両方をみられる退院支援看護師の重要な役割であることを学びました．

　実習中は，学生同士で，お互いの受け持ち患者さんへの支援の方向性について相談したり，疑問点を共有して実習指導者さんや学校の先生に確認するなど，協力しながら臨みました．また，退院支援看護師の方々とともに行動することで，退院支援看護師の活動の実際や，コミュニケーション技術を直接学ぶことができ，とても充実した実習となりました．

②東京女子医科大学看護学部：
病院の入退院支援部門や外来部門での実習により，保健医療福祉チームとしての統合的な看護を学ぶ

執筆：坂井志麻（杏林大学 保健学部看護学科 高齢者看護学 教授
前・東京女子医科大学 看護学部）

東京女子医科大学看護学部の概要

東京女子医科大学は，創立者吉岡彌生の座右の銘である「至誠と愛」を理念として，女子に医学ならびに看護学の理論と実際を教授し，創造的な知性と豊かな人間性を備え，社会に貢献する女性医療人を育成するとともに，深く学術を研究し，広く文化の発展に寄与できる人材の養成を目的としています．

1998年度に看護学部が設立されました．看護学部では，科学的思考と人間性に基づく優れた看護実践者を養成するため，静岡県にある大東キャンパスでは地方における地域密着型の保健医療を，東京都の河田町キャンパスでは都会における先進的医療を学びます．

2020年度には河田町キャンパスに医学部・看護学部新校舎が竣工する予定で，新カリキュラムのもと1学年から4学年まで一貫した教育を行います．

看護学部に関するカリキュラム

変動する社会のなかで看護の役割を認識し，責任を自主的に果たしうる看護実践者を育成するために，初年度は大東キャンパスにおいて，地域の人々との交流を通し人間そのものを理解する「人間の本質を問う」から学びます．次いで，身体のつくりや機能，栄養代謝，人間関係などについて学びます．そして，生活環境・健康障害を学び，看護の専門性の高い科目にシフトし，学びを進めます．

河田町キャンパスでは，百年余の歴史を有する東京女子医科大学病院を中心とした大学附属関連病院で，先進的な医療を受ける人々に対する看護を学ぶほか，各専門的領域にわたる豊富な教育陣による講義・演習，多方面の実習施設での少人数制による実習を通して，専門的な看護の学習を深めていきます．1年次から4年次までの看護職のキャリアを積み上げていく科目や，医学部や早稲田大学との協働教育があります．学生が主体的に学ぶ基礎的な能力を養うため，アクティブラーニングを取り入れ，個々の学生がもつ疑問や課題にともに取り組むきめ細かな指導を行っています．また，米アルバーノ大学やハワイパシフィック大学，韓国梨花女子大学との国際交流にも力を注いでいます．

2020年度より新校舎で始まる新カリキュラムにおいては，これまでのカリキュラムに加えて，医学部・看護学部合同で行う協働教育を進めるとともに，チーム医療や医療安全についての教育を充実させます．さらに，地域包括ケアを担う人材育成や女性医療人として生涯発達し続ける人材の育成を強化します．

退院支援に関する教育について

退院支援に関する授業

退院支援に関する授業の具体的な内容

　退院支援に関する授業については，3年次前期の「老年看護学各論（2単位）」と「在宅看護論（2単位）」の授業においてそれぞれ2コマずつ行っています．

❶老年看護学各論

　老年看護学各論では，退院支援が求められるようになった社会の動向，退院支援を必要とする患者・家族の背景，看護師が実践する退院支援プロセスについて，講義形式で1コマ行います．

　次のコマでは，慢性疾患の入院治療によりADLが低下した高齢患者の事例を用いて，病棟看護師として患者・家族へどのようにアプローチしながら退院支援を実践するか個人ワークを行い，そのあとにグループディスカッションを行います．

　事例検討の焦点として，以下の2点を個人ワーク，グループディスカッションで学生が意識して考えてアプローチできるように，教員はファシリテートしていきます．

　1つめは，患者本人・家族それぞれの現在の疾患に対する受け止めや認識，その疾患をこれまでどのように治療・対処・管理して生活してきたのか，今後その疾患をもちながらどのように暮らしていこうと考えているのかについて把握すること．

　2つめは，医師の治療方針や入院期間，リハビリテーション的なゴール，継続する医療管理について医療チームとして情報共有することです．これらの焦点が患者・家族への意思決定支援として重要なプロセスとなります．

　また，事例検討を通して以下の5つのポイントを解説していきます．
①療養先を決めるのが目標ではなく，どのような暮らしをするのか合意形成することが大事であること
②本人ができること，援助が必要なことを整理すること
③本人の生活と家族介護者の生活に配慮し，社会資源の活用について検討すること
④本人の家族に対する思い，家族の本人に対する思いの橋渡しを必要時に行うこと
⑤キーパーソンの揺れる気持ち（退院へのプレッシャー）を受け止め，地域医療福祉職と連携し支援すること

❷在宅看護論

　在宅看護論では，地域包括ケアシステムにおいて求められる退院支援，退院支援に関する診療報酬の動向，院内外の多職種連携による退院支援，外来からの在宅療養移行支援について，講義形式で1コマ行います．

　老年看護学各論では，看護師が実践する退院支援プロセスの概観や意思決定支援について学習を深めますが，在宅看護論では，社会保障制度や地域包括ケアシステムなどの施策の理解も含めて，院内外の多職種とどのように連携をして退院支援をすすめていくのか，病棟・外来・地域との連携における看護師の役割について考えていきます．

　2コマめは，疾病増悪の入院により退院後も引き続き医療的管理が必要となる高齢患者の事例について，病棟看護師として院内外の多職種とどのように連携を行い，患者・家族へ退院支援を実践するか，個人ワークを行い，そのあとにグループディスカッションを行います．入院前の生活と比較して退院後に変化が予測されること，その変化に患者・家族が対応可能であるか，支援が必要なことについて院内外の多職種と調整していくことについて，学生が意識して考えてアプローチできるように教員はファシリテートしていきます．

　さらに，事例検討を通して以下の5つのポイントを解説していきます．
①患者・家族・医療者間で退院に向けたゴール（退院先，治療方針，ADLなど）の共通理解をもつこと
②患者・家族の退院後の生活に合わせて，医療管理の方法について簡便にすること
③患者のもてる力を発揮できるよう多職種と連携して環境を整えること
④在宅生活に必要な支援について，ケアマネジャーや訪問看護師などの地域支援者と情報共有すること
⑤外来と病棟で継続支援する患者の情報共有をすること

退院支援に関する授業の学びを深めるための工夫

❶授業の順序性について

　授業の組み立てとして，老年看護学各論では「保健福祉医療制度とケアマネジメント」で高齢者を取り巻く保健・医療・福祉制度の概要について理解し，チームの中での看護の役割について考える講義コマに引き続き「高齢者と家族の退院支援」の授業を行うことにより，退院支援が求められるようになった社会の動向について導入しやすいように工夫しています．

　また，老年看護学各論の後半の時期に在宅看護論が開講するため，地域包括ケアシステムや介護保険制度について講義を行ったあとに「退院支援のプロセスと地域連携システム」の授業を行うことにより，病院・地域連携システムを理解したうえで院内外の多職種とどのように連携をして退院支援をすすめていくのか，院内外の多職種チームによるアプローチ方法について学習を深めることをねらいとしています．

❷アクティブラーニングを取り入れた学習方法

　本学では，学生が主体的に学ぶ基礎的な能力を養うため，アクティブラーニングを取り入れた授業の展開を行っています．

　学生にこれまでの授業で学んだ知識に関する問いをクイズ形式で出題するスライドを作成し，クリッカーを使用し回答してもらいます．クリッカーは学生からのレスポンスを瞬時に集計し，フィードバックすることができるツールで，双方向型授業を実施するための有効な手段として多くの教育現場で活用が広がっています．このツールを使用し，社会の動向や医療保健福祉制度に関する知識の確認を行いながら，講義を進めていきます．

　さらに，患者・家族へのケアのアプローチについて意見が分かれた場合には，なぜそのように考えたのかグループディスカッションを行います．それにより，多様な考え方やアプローチ方法があることへの気づきを促します．

　講義で知識として学んだことを，事例を用いて個人ワーク，ディスカッションすることにより，学生が学んだ知識を実践でどのように活用して患者・家族へアプローチしていったらよいのかを考え，イメージできるように取り組んでいます．

退院支援に関する実習

退院支援に関する実習の具体的な内容

　退院支援に関する実習は，主に4年生の統合実習において展開しています．統合実習は，基礎看護学，成人看護学，老年看護学，母性看護学，小児看護学，精神看護学，地域看護学，看護職生涯発達学・看護管理学の8領域より学生が希望する領域で実習を行います．

❶入退院支援部門や外来部門における実習

　成人看護学，老年看護学，看護職生涯発達学・看護管理学を選択した学生は，保健医療福祉チームの連携を理解するために，入退院支援部門や外来部門における実習を行います．

　実習導入のオリエンテーションとして，入退院支援部門の組織における位置づけや看護師の役割について，師長や主任が講義を行います．そして，学生が事前学習するなかで生じた疑問や学びたい事柄について，実務スタッフと学生4～5人のグループディスカッションを通して学習を深めていきます．

　さらに，入退院支援部門に所属する退院支援看護師へのフォローイング実習を行います．外来における予定入院患者への入院時支援の実践や，病棟で患者さんや家族とかかわる場面，病棟における多職種カンファレンスや退院前カンファレンスへ同席することにより，入退院支援部門の看護師の役割として，以下の5つのポイントを学べるように，教員はファシリテートしています．

　①患者やその家族の思いを尊重する必要があり，病棟看護師と連携してその思いを引き出し，患者やその家族とともに整理する役割があること
　②患者・家族・医療チームの意見が同じ方向へと向かうようにすり合わせ，調整・計画していく役割があること
　③患者と24時間かかわることのできる病棟看護師と連携し，継続的にケアを続けていくこと
　④疾病を抱えながらも生活していく患者やその家族を支えていくために，地域の介護支援専門員や訪問看護師などと情報共有を行うこと
　⑤入院前の外来時に退院支援の必要な患者を早期に把握し，入院病棟の看護師や地域の介護支援専門員や訪問看護師などと情報共有を行うこと

❷統合実習

統合実習では学習項目として「保健医療福祉チームとしての統合的な看護」を掲げており，各看護領域の8領域でさまざまな実習方法により学習を深めています．

受け持ち入院患者さんへの看護過程の展開や，外来看護師のフォローイング実習，地域包括支援センターでの実習や訪問看護師へのフォローイング実習などを行い，以下のようなポイントを学習のねらいとしています．

①看護の継続性の実践的な理解
②看護チームの一員としての行動
③看護の専門的役割に基づく他職種との協働の理解

退院支援に関する実習の学びを深めるための工夫

退院支援は日頃の看護実践そのものであると考えます．患者さん本人が今後どのような治療や療養支援を受けたいか，病いや障害をもちながらもどのように生活したいか，希望と現実をすり合わせながら自己決定するための支援のプロセスであると考えます．

患者さんにはこれまで生きてきた生活史があり，その過程で築き上げてきた生活スタイルがあります．看護師はそのような人々の多様な価値観を尊重し，病いを抱えながら地域社会で生活し続ける人々の暮らし方を理解して，個別のニーズに合わせた支援を行っていく必要があります．つまり，目の前にいるその人を理解しようとする姿勢でかかわり，その人がかかえるニーズをキャッチして，その人の自律性を最大限に引き出す援助を考えていくことが大切であると考えます．

本学のカリキュラム構成は，ディプロマポリシーに「豊かな人間性を育み生活者としての人間を理解する基礎能力を有する」「地域における保健・医療・福祉・教育などの関係者および市民と連携し，チーム医療を主体的かつ協調的に担う能力を有する」ことをあげています．

1年次は，人へのかかわり方の理解を深めたうえで，より健康的な日常生活への援助を看護過程の展開をふまえ実践することを到達目標として，幼児施設や高齢者施設での実習を通して，生活者としての人間理解を深めることから看護活動を始めています．

2年次3年次では，病院での実習を通して対象者の成長発達段階および健康レベルに応じ，科学的根拠をふまえた，個別性のある看護の実践を目指しています．そして，統合分野における実習を通して，看護専門職者として対象の生活する場に応じた科学的根拠のある援助を，患者さんのニーズに沿って行い，多職種連携の理解に基づき看護実践することをねらいとしています．

このようなカリキュラム構造による実習の積み上げを行うことにより，学生が患者さんを生活者としてとらえ，病いや障害をもちながらも地域でその人らしく暮らせるように，個別のニーズに合わせた支援を行っていく視点を養うことを大事にしています．

退院支援に関する教育の今後の発展に向けて

少子高齢社会と地域包括ケアへの移行という社会と医療情勢の変化から，看護教育においても地域包括ケアを担う人材の育成が求められています．今後は，慢性疾患をかかえ入退院を繰り返しながら地域で生活する高齢者の増加が予測されます．病院・地域の医療福祉チームがお互いの専門性を理解しながら，協働して患者・家族支援に取り組むことが大切であると考えます．

本学でも医学部・看護学部の協働教育として，事例検討会を通して事例の問題解決にあたり，医師の視点，看護師の視点を互いにディスカッションすることによりそれぞれの役割や専門性を理解し，協働の必要性と方法の学びを深める取り組みを行っています．退院支援において医師・看護師間の協働は重要であり，学生のときから医師・看護師間だけでなく多職種の専門性への理解を深めチーム医療を促進していくために，他学部とのディスカッションやグループワークを取り入れた協働教育を積極的に取り入れていきたいと考えています．

2 看護学生の退院支援実習を受け入れている病院の実践例
―退院支援実習の指導体制について―

①東京都立大塚病院：
退院支援部門を拠点として，病院全体の退院支援の体制，退院支援看護師の視点や役割を学ぶ

執　筆：戸村ひかり
取材協力：玉川美貴（前・東京都立大塚病院 看護部 患者支援センター 看護師長）

大塚病院の概要

　当院は，東京都豊島区にある二次救急医療機能を担う公立の急性期病院です．地震などの災害発生時には，地域との連携をより強化し，災害拠点病院としての役割を果たすことが求められています．医療法許可病床は508床，看護職員数は約420名，急性期一般入院料1，平均在院日数は約12日です（2019年1月現在）．

　周辺地域には，昔からの古い町並みが残っていることから，外来受診および入院患者は高齢者が多くなっています．また，東京の3大ターミナル駅の1つである池袋駅が近く，周辺の繁華街には外国人も多く働いており，外国人患者が年々増加傾向にあります．国籍や使用言語が多様ななか，母国語しか話せない方への対応が課題となっています．

　また，当院は都内有数の総合周産期母子医療センターとして，未受診妊婦や身体的ハイリスク妊産褥婦に対する高度かつ専門的医療を提供し，母体・新生児搬送を積極的に受け入れています．

患者支援センター部門の概要

　患者支援センターには，入院前から退院後までワンストップで医療福祉相談，看護相談，医療連携などの対応を行うことができるように，窓口に専任の看護職員を患者支援コーディネーターとして配置しています．

　退院支援部門は，患者さんと家族が住み慣れた地域で安心して療養生活ができるように，入院早期から多職種が情報を共有し，退院支援・調整をしています．このような退院支援業務のほか，医療連携事務職員による地域医療機関からの紹介患者対応など，さまざまな相談窓口を設けており，気軽に相談できる体制を整えています．

　退院支援部門には，成人・高齢患者を対象とした退院支援・調整業務を担当する社会福祉士（MSW）4名と専従の退院調整担当副看護師長1名，専任の退院支援看護師3名が配置さ

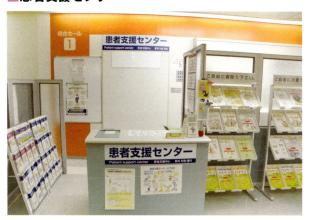

■患者支援センター

れ，そのほかに病棟専任の退院支援看護師5名が各病棟の退院支援・調整業務を担当しています．毎日，退院支援部門の看護師全員でミーティングを行い，情報共有をはかっています．

周産期サポート部門には，専従・専任の担当者としてMSW2名と専従のNICU入院児支援コーディネーター1名，母性看護専門看護師1名が配置されています．NICU入院児支援コーディネーターは，NICU（新生児集中治療室）やGCU（発育支援室）などを経て退院する，医療的ケアが必要な子どもと家族が安心・安全に退院できるように，出生後早期からかかわっています．とくにハイリスク妊婦は，不安なく出産ができるように，産科外来通院時あるいは母体搬送時から，産科外来や産科病棟などの看護職が協力して支援しています．また，産科医師，新生児科医師，助産師，NICU・GCU看護師，MSWが連携し，退院支援をしています．

病院の入退院支援の体制

当院は，入院サポートセンター担当看護師が，予約入院患者が入院する前に，入院目的やADL，服薬，食事，アレルギー情報などの患者さんの基本情報を聴取し，入院前から退院支援が必要な患者さんのスクリーニングを行っています．

病棟看護師は，患者さんの入院後に追加情報などを聴取し，入院後3日以内に「総合評価・退院支援シート」を記入し，退院支援が必要な患者さんをスクリーニングします．スクリーニングで退院困難要因が1項目でも該当した場合や退院支援が必要と判断される患者さんについて，病棟看護師と病棟専任の退院支援職員が退院支援・調整の必要の有無を検討し，退院支援計画書を作成します．

退院支援が必要と判断した場合は，入院後1週間以内に，医師と病棟看護師が，患者さんや家族と退院後の生活と意向などを確認します．それをもとに，病棟看護師，病棟専任の退院支援職員，退院支援部門の看護師とMSWの4者によるカンファレンスで，退院時目標や支援内容，地域連携の有無などを検討し，患者さんや家族の合意を得て，退院支援・調整を開始します．なお，入院後1週間以内には患者さんが急性期の状態を脱しておらず，患者さんや家族と退院後のことについて話をするのは早尚であると判断した場合は，退院支援計画書の作成は保留し，時期をみて患者さんや家族と合意を得ながら進めています．

各病棟では定期的に多職種カンファレンスも開催しており，医師，病棟看護師，病棟専任の退院支援職員，退院支援部門の退院支援看護師とMSW，理学療法士，作業療法士，言語聴覚士，薬剤師，管理栄養士などの多くの専門職が会し，入院患者の退院支援について話し合いをしています．

病院での退院支援に関する学生実習の指導体制

退院支援に関する看護学生の実習は，患者支援センターで首都大学東京1校を受け入れています．当院の実習内容は，学校の実習要項に沿い，当院の特徴もふまえて教員と相談して決めています．

学生は2名ずつ受け入れており，各実習グループの病院での実習は3日間と短いですが，学生が質問や発言をしやすい雰囲気をつくり，たくさんの学びができるようにさまざまな工夫をしています．

退院支援に関する取り組みの全体像を学生が学べるようなはたらきかけ

学生が，当院の退院支援の体制や，多職種による入院前から退院後までの支援の全体的な流れがわかるように，退院支援に関与する専門職によるオリエンテーションや，取り組みの場面を見学してもらっています．

❶患者支援センターの看護師長によるオリエンテーション

実習初日には，まず患者支援センターの看護師長が，オリエンテーションを行います．当院の特徴や，患者支援センター

NICU：neonatal intensive care unit，新生児集中治療室
GCU：growing care unit，発育支援室

の概要，退院支援に関する病院のしくみや関与する専門職の役割，当院での実習スケジュールや注意事項などを説明しています．

❷病院内を見学

退院支援の実習では，患者支援センターの看護師長がオリエンテーションのあとに病院内を案内します．学生が病棟専任の退院支援看護師と病院内を縦断的に移動するからです．複数の病棟を案内し，たとえば脳外科病棟と整形外科病棟のトイレや浴室の違いを比較できるようにしています．1つの病棟だけでは，学生が患者さんの疾患の特徴に応じて病棟内の設備が工夫されていることに気づかず，患者さんのADLが自立していると誤った評価をする可能性があります．そのため，入院環境にも注意をはらえるようなきっかけづくりをしています．

❸入院サポートセンターの看護師によるオリエンテーション

学生に，入院前から必要な退院支援に関する取り組みも学んでほしいため，入院サポートセンターの看護師から，入院サポートセンターの役割や患者さんから情報を得るときのポイントなどについて説明しています．

❹周産期サポート担当者によるオリエンテーションと，NICUなどを見学

当院は，母子医療に力を入れており，その取り組みや各役割などについて，周産期サポート担当の看護師とMSWによるオリエンテーションを行っています．また，NICU，GCU，小児科病棟の見学も行っています．

NICUやGCUにお子さんが入院しているときから，家族が退院後の生活状況をイメージして在宅医療機器などに慣れるように，当院には院内外泊練習用の部屋があります．学生が外泊練習用の部屋を見学することで，生まれながらに医療的ケアが必要な子どもが安心・安全に退院するためには，どのような支援が必要か，考察できるようにしています．また，学生は実習の事前課題として「東京都のNICUの状況と退院支援の取り組み」を調べてくるので，深い学びができているように感じます．

❺定期多職種病棟カンファレンスへの参加

退院支援看護師と同行し，さまざまな病棟で実施している多職種カンファレンスに学生に参加してもらっています．病棟によって，入院患者さんの疾患の違いなどにより，参加している専門職や話し合われている内容が異なっていることを，学生に気づいてもらえるようにしています．

❻退院支援部門内での所属スタッフの役割を見学

学生は，休憩時間や病棟などにいる以外の時間は，患者支援センターに滞在し，実習記録の作成もしています．センター内にいることで，退院支援看護師間の会話や，退院支援看護師とMSWとのやりとり，退院支援看護師やMSWと病院内外のスタッフとの電話などでのやり取りの内容を耳にすることができます．

❼外来患者の在宅療養管理指導を見学

外来患者が在宅酸素療法など在宅療養管理指導のために患者支援センターに来たときは，患者さんや家族の許可が得られた場合，学生が同席をさせてもらっています．退院後に外来で在宅療養管理指導を受けている患者さんも多く，学生は，退院後の患者さんの様子や，退院支援看護師による継続的な支援について知る機会となっています．

退院支援をふまえた看護過程を学生が学べるようなはたらきかけ

❶退院支援の看護過程を展開する担当患者の決定

実習中に学生は患者さんを1名受け持ち，退院支援をふまえた看護過程を展開しますが，退院支援看護師2名が実習指導者として，学生に1名ずつペアでついて，手厚く指導やサポートができるようにしています．実習期間が短いため，担当する患者さんは，学生が看護過程を展開しやすいよう，退院前合同カンファレンスが予定されている患者さんや，退院支援の方向性がほぼ決まっている患者さん，家族の意向が明確になっている方をなるべく選ぶようにし，患者さんや家族と入院病棟の看護師長に事前に同意を得ています．

❷退院支援部門を拠点として行動

担当する患者さんが決まったら，学生が情報収集のポイントをわかるように，退院支援看護師が，最初に簡単に患者さんの情報を2～3分で説明しています．その後，学生は指導者とともに担当の患者さんのところにあいさつに行きます．

患者さん，家族のニーズや，退院後の問題をとらえたり，必要な支援を考えるために，情報収集を行いますが，学生が

患者支援センターの電子カルテで担当する患者さんの情報を閲覧できるようにしています．退院支援看護師は，学生の思考の幅が広がるよう，学生の情報収集の状況をみながら，学生からの質問に答えたり，カルテには記載しきれない細かい情報や，知っておいたほうがよい情報などを伝えたりしています．退院支援看護師が，患者支援センターから，学生が担当する患者さんのかかりつけの医師や訪問看護師，ケアマネジャーなどに電話をする際にも，学生にこれから誰と話をするのかを伝え，学生が少し離れたところで，会話の内容に注意をはらえるようにしています．

また，退院支援看護師は，限られた時間の中で，患者さんや家族と関係を構築して話を聞いたり，病院内の多職種から情報を得たりしています．学生が退院支援看護師の視点や動きを学べるように，患者支援センターを拠点に実習をしています．そして，学生が，患者さんや家族と話をしたり，患者さんのリハビリテーションや食事時の様子，病棟看護師による患者さんや家族への医療処置やケア方法の指導などの見学をしたりする際は，なぜ，どのような情報を得たいのかなど目的を明確にしたうえで，退院支援看護師と一緒に病棟へ行くようにしています．

なお，学生と退院支援看護師とで毎朝5分ほどミーティングを行っています．学生にその日の実習目標と行動計画を発表してもらい，学生が患者さんのケアの見学などができるよう，病棟に時間を確認して依頼し，1日の実習スケジュールを調整します．

実習最終日には，学生が実習記録を提示して，担当する患者さんの退院支援の看護過程を展開した結果を発表しますが，患者さん，家族の気持ちや，生活に関する情報も情報関連図に記載できており，それをもとに退院支援計画を立てることができていると思います．学生がまとめる情報関連図を見せてもらうことで，実習指導者にとっても，患者さんの退院後に起こりうる問題や支援の全体像を一目で把握することができ，自分たちの仕事を振り返る機会にもなっています．

退院支援に関する学生実習の課題や今後の発展に向けて

短い実習期間の中で多くの実習内容が組まれていますが，学生のみなさんは主体的に実習を行い，質問もよくして，3日間とは思えないほどたくさんのことを学んで，笑顔で実習を終えています．現行の実習内容で一定の効果を得ていると評価していますが，今後も学生がよりよい学びができるように，教員と相談しながら実習方法について検討・決定する必要があります．

■東京都立大塚病院における退院支援の学生実習スケジュール例

	病院実習1日目		病院実習2日目	病院実習3日目
午前	●あいさつ，学生実習目標・行動計画発表 ●看護師長によるオリエンテーション，病院見学（病棟，NICUなど） ●入院サポートセンターの看護師のオリエンテーション ●担当患者の決定，患者へのあいさつ	学内実習日	●あいさつ，学生実習目標・行動計画発表 ●周産期サポートの看護師，MSWによるオリエンテーション ●電子カルテにて担当患者の情報収集	●あいさつ，学生実習目標・行動計画発表 ●電子カルテにて担当患者の情報収集，患者とのコミュニケーション ●定期多職種病棟カンファレンスへの参加
午後	●昼休憩（1時間） ●電子カルテにて担当患者の情報収集 ●担当患者とのコミュニケーション ●日々の実習記録の提出 　あいさつ，実習終了		●担当患者の食事時の様子を見学 ●昼休憩（1時間） ●担当患者のリハビリテーションの見学，コミュニケーション ●外来患者の在宅療養管理指導の見学 ●日々の実習記録の提出 　あいさつ，実習終了	●昼休憩（1時間） ●担当患者の退院前合同カンファレンスへの参加 ●実習施設での最終学生カンファレンス ●患者へのあいさつ 　日々の実習記録の提出 　あいさつ，実習終了

注1）学内実習日，各専門職によるオリエンテーションや，患者のリハビリテーションやケアの見学などのスケジュールは実習グループや学生により異なる．
注2）退院前合同カンファレンスは実習中に開催される場合は参加する．

②医療法人財団健和会柳原病院：
病棟に滞在して，退院支援における患者や家族のニーズや必要な支援，多職種の役割を学ぶ

執　筆：戸村ひかり
取材協力：守田直子（医療法人財団健和会北千住訪問看護ステーション 訪問看護師
　　　　　　　　　前・柳原病院 看護部 退院支援看護師）

柳原病院の概要

　柳原病院は，病床数は90床で，一般病棟（45床）と地域包括ケア病棟（45床）の2つの病棟があります．一般病棟は，急性期入院基本料2，平均在院日数が約15日で，地域包括ケア病棟は，地域包括ケア病棟入院基本料1，平均在院日数が約23日です（2019年3月現在）．

　当院は東京の下町である足立区の南部にあり，基本診療圏の柳原・千住地域は，荒川と墨田川に囲まれた半径1.5kmの地域です．足立区の高齢化率は24.8%（2018年1月1日現在）で，23区内で2番目に高く，当院の入院患者もほとんどが高齢者で，平均年齢は78.8歳です．また，担送患者（自力での移動が困難でストレッチャーなどで移送する患者）が約3割，護送患者（移動に介助が必要で車椅子などで移送する患者）が約4割おり，入院患者の6割以上はADLの低下など何らかの理由でリハビリテーションを実施しています．独居の方が約2.5割，生活保護受給者が約2割いるなど，医療上の課題だけではなく，介護上の課題や経済的な課題を抱えている患者さんも多く，入院患者の半数以上は退院支援看護師やMSWがかかわって退院支援を行っています．

　なお，柳原病院のほかに，法人の関連機関として，病院2施設，医科診療所9施設，歯科診療所3施設，訪問看護ステーション12施設，老人保健施設1施設，研究所2施設があります．当院は，1人暮らしでも障害があっても住みなれた地域で暮らし続けたいという住民の希望に根ざして，法人の事業所を中心に，地域の医療機関や福祉施設とネットワークを構築し，地域医療・福祉・介護の充実に向けて取り組みを行っています．

退院支援部門および在宅診療部の概要

退院支援部門

　病院組織上，退院支援部門には，退院支援専従看護師1名と，MSW2名がいます．MSWは1名が病棟専従者として，もう1名が病棟専任者として，1病棟ずつを担当し，入退院支援加算1を算定しています．退院支援看護師は，病棟を担当はしていませんが，支援中の患者さんに会うために2つの病棟に毎日何度も足を運んでいます．

在宅診療部

　当院の外来には，内科や外科といった専門外来のほかに，在宅診療部が設置されています．在宅診療部の所長は医師で，専従で訪問診療に従事しています．ほかには数名の医師が，専門外来や病棟業務などと兼任して訪問診療を行っています．看護師は3名所属しており，そのうち1名は皮膚・排泄ケア認定看護師で，皮膚科医の訪問診療に同行して褥瘡の程度を評価したりしています．入院中に褥瘡ケアをしていた患者さんを，退院後も継続してみることができています．

　建物の都合上，退院支援看護師の正規の机は看護部内にあ

り，MSWと部屋が分かれているため，連携がとりやすいように，普段はMSWの部屋の向かい側にある在宅診療部に滞在しています．在宅診療部は1階の玄関を入ってすぐのところにあり，退院後に外来通院をしている患者さんや，入院患者さんの家族が面会に来たときに，気軽に立ち寄って声をかけてくれることや，在宅診療部のスタッフと連携がとりやすく，退院支援看護師にとって在宅診療部にいることでさまざまなメリットを得ています．

病院の退院支援の体制

病院内の退院支援に関する取り組み

❶病院内の多職種による定期的なカンファレンスを開催

当院では，毎週水曜日に各病棟で「多職種カンファレンス」を開催しています．医師，看護師，理学療法士・作業療法士，管理栄養士，薬剤師，退院支援看護師，MSWらが参加し，入院患者さんの退院支援についても話し合いをしています．なお，毎週金曜日にも，病棟看護師，退院支援看護師，MSWの「3職種による退院支援カンファレンス」を開催しています．患者さんの入院後7日以内に，2つのうちいずれかのカンファレンスにおいて，退院支援の必要性を判断し，支援の方向性を多職種で検討できるようにしています．

❷病棟看護師の中から退院支援係を選出

病棟看護師の係業務の1つとして退院支援係を設け，各病棟で2名ずつ係員を選出しています．退院支援係となった病棟看護師たちは，所属病棟で退院支援に関してリーダーシップを発揮し，関連する書類を見直すなど，自分たちで考えて活動をしてくれています．

また，退院支援係と退院支援看護師で定例会を開催し，退院支援係をサポート・育成しています．たとえば，定例会で退院支援看護師が退院支援係に情報提供したことを，さらに退院支援係から所属病棟の看護師に伝えてもらったりしています．

地域連携に関する取り組み

❶管轄区内にある法人の医療機関や介護施設の多職種と定期的にカンファレンスを開催

隔週の月曜日に当院において，管轄区の柳原・千住地域内にある法人のリハビリテーション病院，介護老人保健施設，居宅介護支援事業所，訪問看護ステーション，診療所のスタッフとカンファレンスを開催しています．当院からは退院支援看護師らが参加し，地域からはさまざまな職種が参加しています．各医療機関や介護施設の空床状況を報告したり，医療機関の入院患者や介護施設の入所者，在宅で医療・介護サービスを受けながら生活をしている人の中で，医療上の課題や生活上の課題などがある人について情報交換をしています．このカンファレンスにより，地域内のことが把握でき，患者さんの入退院時に地域との連携が円滑にできています．

❷診療所などからの入院患者の相談・紹介の電話に看護師が対応

地域の診療所などから患者さんの入院に関する相談や紹介の電話が来たときに，退院支援看護師と看護師長が輪番で受けています．看護師が電話を受けることで，そのときに患者さんの疾患に関する情報だけではなく，家族構成や生活のこと，今回の入院の目的なども確認をするので，退院支援の早期開始につながっています．

■**多職種カンファレンス**

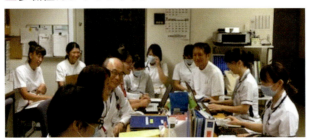

病院での退院支援に関する学生実習の指導体制

　当院では，退院支援の学生実習については，首都大学東京1校を15年以上前より受け入れています．

　当院は地域に密着しており，病棟看護師をはじめ，どの職種も患者さんの地域での生活のことなどもよく把握しています．また，退院支援や地域連携に関するさまざまなカンファレンスを開催しています．当院の特徴をいかして効果的な学生実習となるよう，学生が，患者さんや家族，さまざまな専門職とかかわることができ，関連するカンファレンスにも参加できるように実習スケジュールを組んでいます．

退院支援学生実習スケジュール表を作成

　実習指導者である退院支援看護師が，実習クールごとに実習期間中のスケジュール表を作成し，実習初日のオリエンテーション時に学生に渡しています．スケジュール表には，病棟の多職種カンファレンスへの参加などすでに日時が確定している予定と開催場所が記載されています．学生がこのスケジュール表を見ることで，当院における実習全体のイメージがもて，空いている時間のスケジュールを自ら考え，主体的に行動できるようにしています．

　予定が入っていない時間は，学生は，基本的には担当する患者さんが入院する病棟に滞在し，担当患者さんや家族との会話や，ケアやリハビリテーションの見学などを通し，患者の退院後の問題や必要な支援について考えたり，病棟看護師など退院支援に関与する専門職の具体的な役割について学んだりできるようにしています．

退院支援看護師が病院実習初日にオリエンテーションを実施

❶病院の紹介，当院で実習を行ううえでの注意点などを説明

　実習初日の朝，最初に退院支援看護師が実習オリエンテーションを行っています．資料を用意し，病院の概要や患者の特徴，退院支援の体制などとともに，当院で実習を行ううえでの注意点などを伝えています．

　学生は2名で，担当する患者さんによって別々の病棟になる場合があり，個々の学生がどう行動するかによって，実習期間中の学びの深さに差が生じます．学生が病棟に滞在している間は，退院支援看護師は学生の側にはつきません．各クー

■柳原病院における退院支援の学生実習スケジュール例

	病院実習1日目（月）	病院実習2日目（水）	病院実習3日目（木）
午前	●あいさつ，退院支援看護師によるオリエンテーション，担当患者の決定，電子カルテの説明，病院案内 ●病棟にて，病棟看護師長，日々の受け持ち看護師，患者へのあいさつ ●担当患者の情報収集	●あいさつ，病棟看護師の申し送り・病棟ラウンド・ミニカンファレンスへの参加 ●担当患者のケアやリハビリテーションの見学 ●地域包括ケア病棟の定期多職種カンファレンスの参加	●あいさつ，病棟看護師の申し送り・病棟ラウンド・ミニカンファレンスへの参加 ●担当患者ののケアやリハビリテーションの見学 ●担当患者の退院前合同カンファレンスへの参加
午後	●昼休憩（1時間） ●担当患者や家族とのコミュニケーション，情報収集 ●地域の法人事業所スタッフとの会議への参加 ●退院支援看護師に日々の実習記録の提出 あいさつ，実習終了	●担当患者の食事時の様子を見学 ●昼休憩（1時間） ●一般病棟と地域包括ケア病棟の定期多職種カンファレンスの参加 ●担当患者や家族とのコミュニケーション，情報収集 ●退院支援看護師に日々の実習記録の提出 あいさつ，実習終了	●昼休憩（1時間） ●退院支援看護師の話　MSWの話 ●実習施設での最終学生カンファレンス ●担当患者や家族，病棟看護師への実習最終日のあいさつ ●退院支援看護師に日々の実習記録の提出 あいさつ，実習終了

（病院実習2日目の列の左に「学内実習日（火）」の縦書き表記あり）

注1）患者のリハビリテーションやケアの見学などのスケジュールは学生により異なる．
注2）退院前合同カンファレンスは実習中に開催される場合は参加する．

ルの実習開始前に，退院支援看護師が，病棟看護師やリハビリスタッフ，MSWに学生の実習スケジュール表を渡し，学生が担当する患者さんについて伝え，学生が学びやすいように多職種と協力して体制を整えています．

一方，学生には，積極的にベッドサイドに足を運んで担当する患者さんや家族と話をしたり，病棟スタッフに質問やケアなどの見学の相談をしたりするように助言をしています．また，病棟からリハビリ室へなど別の場所に移動する際は，必ずどこに行くのかをその場のスタッフに伝えて所在を明らかにすることを，学生に指導しています．

❷学生が担当する患者さんを紹介

学生は患者さんを1名受け持ち，患者さんの退院支援について看護過程を展開します．学生が担当する患者さんについては，学校の教員が事前に各学生の実習目標を知らせてくれるため，実習初日までには決めて，患者さんや家族に同意を得ています．

オリエンテーション時に，担当する患者さんについて必要最低限の情報を提供し，電子カルテの使用方法の説明や病院内の案内などを行い，学生がスムーズに実習を進められるようにしています．

担当する患者さんの入院病棟を拠点として，退院支援の実習を実施

実習オリエンテーションのあと，学生は，退院支援看護師と一緒に担当患者さんの入院病棟に行きます．ナースステーションで病棟看護師長と，その日の受け持ち看護師にあいさつをしたあと，担当の患者さんのもとに行き，あいさつと自己紹介をします．ここで退院支援看護師は学生と離れ，学生は，病棟で病棟師長や受け持ち看護師に相談・報告しながら，退院支援の実習に取り組みます．

なお，実習2日目と3日目の朝も，退院支援看護師が学生と一緒に病棟へ行き，その日の受け持ち看護師に声をかけて学生をお願いしています．一方，学生にも実習初日に日々の受け持ち看護師の確認方法を教え，ケア見学の相談をしたいときなど主体的に動けるようにしています．

退院支援看護師は，毎日実習開始時と終了時には必ず学生と顔を合わせ，日中も毎日カンファレンスなど何かしらの予定が入っており，そこで学生と会えるので，困っていることはないかなど確認をしています．学生のほうも実習スケジュール表で退院支援看護師と会える時間がわかっているため，質問したいことなどをまとめて準備しています．

❶学生が担当患者さんのベッドサイドにいる機会を多くもつ

病棟では，学生は担当する患者さんの病室に自由に出入りでき，患者さんと接する時間を多くもち，気持ちや家での生活のことなどを聞けるようにしています．

当院の患者さんは，地元の方が多く，家族も面会に来やすいため，学生が家族に会える機会も多いです．また，高齢の患者さんが多く，脳梗塞などの疾患による後遺症や認知症などにより会話でのコミュニケーションが難しい方もおり，最初は戸惑う学生もいますが，ベッドサイドで時間を過ごすことで，患者さんの表情やしぐさから徐々に気持ちを汲めるようになったり，家族から患者さんの好みや入院前の生活を聞くことで，患者さんならどうしたいかを考え，退院支援計画を立てることができています．

❷病棟看護師による，患者さんの退院後の生活を見据えた看護を学べるような取り組み

病院実習2日目と3日目の朝，学生は，病棟看護師の朝の申し送りやミニカンファレンスに参加し，病室ラウンドにも同行しています．

病室ラウンドでは，病棟看護師は入院患者にあいさつをして状態を観察したり，医療機器の点検などを行ったりしており，学生にとって，担当以外の入院患者の様子や，病棟看護師によるかかわりを直接見ることができる機会となっています．

また，学生が電子カルテからの情報収集や記録などのためにナースステーションにいるときも，病棟看護師たちが，患者さんの疾患に関することだけでなく，家族のことや，入院前の生活のことなども普段の会話の中でよく話をしているのを聞くことができます．

病院内外の多職種が関与した退院支援を学べるような取り組み

❶定期多職種病棟カンファレンスなどに学生が参加

毎週水曜日に開催している一般病棟と地域包括ケア病棟の両方の定期多職種カンファレンスに学生に参加してもらい，学生の担当する患者さんを含め，入院患者について，多職種で治療の方向性の確認や，退院に向けての課題を検討したり

しているのをみてもらうようにしています．実習中に，地域の法人事業所のスタッフとの会議が開催されるときには，その会議にも学生に参加してもらっています．

❷患者さんの退院前合同カンファレンスに学生が参加

学生が担当する患者さんは，なるべく実習中に退院前合同カンファレンスが予定されている方を選ぶようにしています．

当院では退院支援を要する患者さんが多く，退院前合同カンファレンスを月に30回くらいは開催しているため，学生が参加できるチャンスが多くあります．学生は，カンファレンスに参加することで，地域の支援スタッフと具体的にどのような話をしているのか，たとえば自室のどこにコップを置くかといった，細かいところまで話をつめる必要があることを知ることができます．

❸退院支援部門の退院支援看護師とMSWが役割を説明

MSWに依頼して，退院支援看護師とMSWが学生に各役割を説明する時間を設けています．

退院支援に関する学生実習の課題や今後の発展に向けて

学生は，退院支援看護師の立場で，退院支援における看護過程の展開を行いますが，病棟看護師など，関与する多職種の役割を理解しながら，退院支援計画を立てています．また，患者さんや家族とたくさん話をすることで，患者さんのことをよく知ることができており，個別性のある具体的な計画を立てることができます．3日間の実習を通して学生たちは多くのことを学べており，現在の実習方法でとくに問題はないと考えています．

最近当院では，患者さんと家族への主治医からの病状説明がすでに済んでおり，あとは退院に向けて地域の支援スタッフとの調整が必要なケースについては，家屋調査を兼ねて自宅で退院前合同カンファレンスを行うことが増えています．病院から，退院支援看護師，リハビリスタッフらが患者さんと自宅に行き，そこに地域の支援スタッフも来て，実際に家の状況をみながら，合同カンファレンスを実施しています．今後の実習では，教員と相談して差し支えがないようなら，学生も一緒に自宅での退院前合同カンファレンスに参加できるようになればと思っています．

3 臨床における退院支援に関するしくみと看護師の教育の実践例

九州大学病院：看護師としてのキャリアや役割に応じ，退院支援に関する教育体制を整備

執　筆　戸村ひかり
取材協力　岩谷友子（国立大学法人九州大学病院 副看護部長，看護キャリアセンター 副センター長，前・医療連携センター 副センター長/看護師長）
　　　　　村上弘子（国立大学法人九州大学病院 医療連携センター 副センター長/看護師長）

九州大学病院の概要

　九州大学病院は，福岡市内に位置し，病床数1,275床（一般病床1,182床，精神病床93床）（2017年3月31日現在）を有する国立大学法人立の特定機能病院です．看護職員数は約1,200名で，一般病床の入院基本料区分は7対1，平均在院日数は約16日です．

退院支援部門（医療連携センター）の概要

　当院は2003年に退院支援部門が設置され，退院支援看護師が配置されるようになりました．2008年には退院支援部門がセンター化して「医療連携センター」と称し，病院の中央診療施設の一部門として位置づけられるようになりました．センター長は医師で，副センター長は歯科医師と看護師長が務め，専従・専任スタッフとして看護師，医療ソーシャルワーカー（MSW），事務職員が配属されました．
　医療連携センターには，退院支援業務や外来患者の在宅療養指導管理などを担う「入退院支援部門」のほか，MSWが医療費や福祉制度などに関する相談に応じる「社会福祉相談窓口」と，事務職員が初診患者の予約受付など地域の病院や診療所からの紹介患者の連絡窓口となっている「地域連携部門」の3つの部門があります．また，医療連携センターに，がん相談支援センターや，外国人患者の診療支援を行う国際診療支援センターも併設して，連携・相談に関するさまざまな業務を担っています．
　病院の退院支援体制の充実に向け，2017年度からは，入退院支援加算1の施設基準を充たすよう，看護師を5名から8名に増やし，MSWも12名になりました．そのうち，退院支援職員として，看護師は，管理業務を担う看護師長以外の7名（以下，退院支援看護師とします）が，MSWは，社会福祉相談窓口の専従者1名を除く11名が退院支援業務に従事しています．

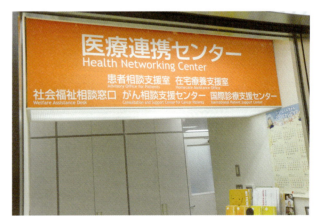

MSW：medical social worker，医療ソーシャルワーカー

病院の退院支援の体制

病棟担当の退院支援職員を配置し，個々の患者さんにきめ細かい退院支援を実施

退院支援職員として従事する退院支援看護師とMSWのうち，MSW1名は入退院支援部門で専従者として働いています．残りのスタッフは，病棟や救急部門など約30部署に，"病棟担当の退院支援職員"として配置されます．病棟担当の退院支援職員1名につき1～2病棟を担当し，毎日担当する病棟に足を運び，退院支援が必要な患者さんを特定したり，支援を進めたりしています．

なお，退院支援看護師が担当となった病棟においても，患者さんや家族への医療処置やケアの指導などは病棟看護師が行っており，退院支援看護師は訪問看護師など地域の支援スタッフとの連絡・調整などを担当しています．

また，退院支援看護師は，外来患者の在宅療養指導も交替しながら行っています．

❶入院患者のスクリーニングなどを確認し，退院支援が必要な患者さんを特定

当院では，患者さんが入院すると，病棟看護師が入院時情報を収集して電子カルテに入力します．入院時情報には「退院支援スクリーニング」の項目が含まれており，該当項目が入力された場合は，自動的にピックアップされるようになっています．退院支援職員は，毎日担当病棟の入院患者の情報を確認し，スクリーニング結果などを参考にしながら，退院支援が必要な患者さんを抽出します．

❷病棟多職種退院支援カンファレンスを毎日開催

病棟担当の退院支援職員を配置するようになってから，各病棟で平日は毎日"病棟多職種退院支援カンファレンス"を15分程度行っており，入院患者について退院支援の必要性を検討したり，支援中の患者さんのことなどを話し合ったりします．

病棟担当の退院支援看護師とMSW，病棟看護師は必ず毎回参加し，医師や薬剤師などは参加できる職種がその日によって異なりますが，複数の職種で話し合うようにしています．

もし関与する多職種全員で話し合いが必要な患者さんがいた場合は，日程を調整して，その患者さんのために臨時でカンファレンスを開催したりしています．

❸病棟担当の退院支援看護師とMSWによるチーム制を導入

病棟によって，退院支援職員として退院支援看護師が担当する場合と，MSWが担当する場合がありますが，退院支援看護師とMSWは教育背景が異なり，専門知識も異なります．そのため，病棟担当の退院支援看護師とMSWで1チームあたり4～5名の混合チームをつくり，自分が担当する病棟だけでなく，チームメンバーが担当する病棟の多職種カンファレンスにも参加しています．

両職種がそろうことで，患者さんの退院支援の内容が手厚くなりますし，お互いの知識やスキルの向上にもつながっています．また，チーム内に同職種が2名はいるため，そこでも相談することができます．

❹ベテランの退院支援看護師が，経験の浅い退院支援看護師を，複数の方法でサポート・育成

退院支援業務に従事している退院支援看護師7名のうち3名は，2017年に退院支援看護師として着任したとき，病棟看護師として退院支援業務の経験はありましたが，退院支援の専門家として従事するのは初めてでした．そこで，新人の退院支援看護師が着任してしばらくの期間は，ベテランの退院支援看護師が，新人の退院支援看護師が担当する病棟へ一緒に行って直接指導をしました．

その後も，退院支援職員のチームを，ベテランの退院支援看護師と経験の浅い退院支援看護師を混ぜたチームにして，日々の実践を通して専門職としての能力を向上できるようにしています．

たとえば，退院支援職員のチームメンバーで毎朝カンファレンスをしており，そこで経験の浅い退院支援看護師は，担当している患者さんの支援についてほかの退院支援職員から助言を受けたり，ほかの職員の支援方法を聞いたりする機会になっています．

❻病棟担当の退院支援職員を配置した効果

病棟担当の退院支援職員を配置して積極的に病棟に関与するようになり，さらに各病棟で多職種カンファレンスを毎日実施するようになったことで，個々の患者さんへの退院支援をきめ細かくできるようになり，支援の質が向上したと思います．

退院支援職員が毎日病棟に行って密にかかわることで，病棟看護師や医師たちと顔見知りになり，また退院支援職員の役割を理解してもらえるようになり，退院支援に関して相談を受けることが増えています．

病棟看護師の中から退院支援係を選出

❶退院支援係による所属病棟での取り組み

当院では，退院支援の教育マニュアルを作成して，"通常の看護業務を行いながら，係業務の1つとして，所属病棟の病棟看護師の中で退院支援に関してリーダー的な役割"を果たす「退院支援担当の病棟看護師（以下，退院支援係とします）」の育成を2009年より開始し，2011年から各病棟で退院支援係を導入しました．病棟担当の退院支援職員が配置された現在でも，引き続き退院支援係を選出しています．

退院支援係に選ばれるのは，クリニカルラダーレベルⅡ以上の看護師で，病棟によっては3～4年目の看護師が担当していることもあります．退院支援係の任期は1年で，毎年新年度になると新たに着任する人もいれば，再任する人もいます．

退院支援係は，退院支援職員が病棟看護師と連絡や連携がとりやすいよう窓口役になったり，ほかの病棟看護師が退院支援に関して理解を深められるように必要な情報を伝えたりしています．また，所属病棟で病棟看護師たちの協力を得て，独自に退院支援に関する取り組みを行っています．

たとえば，退院支援係が，ほかの病棟看護師と同様に夜勤も行い，24時間を通して患者さんの状態を把握することで，その情報を退院支援計画に生かすことができる一方で，夜勤のために退院支援係が日勤に不在になることがあります．そのため，退院支援係が不在のときは，過去に退院支援係を経験した看護師が代役になったり，退院支援の病棟内委員会をつくってそのメンバーが代役になるなど，退院支援に関する情報が途切れることがないよう工夫をしています．

❷退院支援係と退院支援看護師で定例会を開催し，退院支援係をサポート・育成

病院内の退院支援係と退院支援看護師で定例会を毎月開催しています．定例会では，退院支援係が専門知識を深めることができるよう，退院支援看護師が退院支援に関する診療報酬について情報を伝えたり，MSWより社会資源について教えてもらったりしています．退院支援係同士で悩みを相談したり，情報交換もしています．

また，年度初めの定例会で，各退院支援係は「所属病棟でどういうことを目指すか」年間目標をたて，年度末に目標の達成度を確認しています．

病院の看護師への退院支援に関する教育体制

病院の看護師に対する教育体制の概要

当院では，看護師教育に力を入れています．2016年には，看護師のキャリア開発や生涯学習を支援し，地域全体の看護の質向上に貢献することを目的に，「看護キャリアセンター」が病院組織上独立部門として設立され，病院内の看護師だけでなく，看護学生や地域の看護師も対象として看護実践教育を行っています[3]．

看護キャリアセンターは，センター長は看護部長が，副センター長2名のうち1名は教育担当の副看護部長（岩谷）が，もう1名は九州大学医学部保健学科の教授が務めており，病院の看護部と大学の保健学科が連携してセンターを運営し，教育プログラムの開発や教育体制の整備などを行っています．そのため，保健学科の教員が実習指導者研修などの講義をしに病院に来てくれたりしています．

病院内の看護師の教育としては，クリニカルラダーのレベルに沿って，キャリアアップのためのさまざまな教育プログラムを実施しており（p.175 図），ジェネラリストとしての看護実践能力，スペシャリストとしてのより専門性の高い能力，

看護管理者としての能力を段階的に習得できるようになっています[4]．

当院の看護師は全員クリニカルラダーレベルⅢ以上の取得を目指し，レベルⅠは入職後1～2年以内，レベルⅡは3～4年以内，レベルⅢは5～6年以内で取得しています．

なお，看護師としてのキャリアを発展させるための研修を多く設けていますが，主体的に学ぶことを大事にしているため，新人看護師研修以外の研修に参加するためには，自分で申請する必要があるようにしています．

■九州大学病院看護部キャリアパス

院内研修	クリニカルラダー					院外研修	
		スペシャリスト	看護管理者	看護教育者	地域での活動者		
●管理・指導力向上のための研修	レベルⅣ 質の高いジェネラリスト 医療チームにおいて看護の立場でリーダーシップが発揮できる	専門看護師 / 認定看護師 / 院内認定看護師	看護部長 / 副看護部長 / 看護師長 / 副看護師長	教授 / 准教授 / 講師 / 助教	地域病院 / 在宅 / 海外	●（日本看護協会）認定看護管理者教育課程 ●（千葉大学）看護管理者研修 ●病院間研修	自己研鑽・自己啓発
	（大学院）						
●看護専門能力向上のための研修 ●教育力・指導力向上のための研修 ●人間関係力向上のための研修	レベルⅢ 5年目以上	**高度で確実な看護実践能力を持つ看護職員** 看護実践の場でリーダーシップが発揮できる				●（日本看護協会）専門看護師・認定看護師 ●福岡看護実習指導者講習会 ●（福岡県看護協会）レベル別研修	
	実践指導者 プリセプター						
●看護実践力向上のための研修	レベルⅡ 3～4年目	**確実な看護実践能力を持つ看護職員** 日常の看護実践が自立してできる				●（福岡県看護協会）レベル別研修	
●部署間研修 ●シミュレーション研修 ●フォローアップ研修 ●看護実践研修 ●入職時研修	レベルⅠ 1～2年目	**新人看護職員** 教育指導を受けながら日常の看護実践ができる				●（福岡県看護協会）レベル別研修	
	看護学生						

新人看護師に対する退院支援に関する教育

　当院の看護師の離職率は毎年全体の9％程度で，その抜けた分，新人看護師を120〜130名程度採用しています．新人看護師のうち50名程度は九州大学の保健学科の卒業生ですが，九州だけでなくさまざまな地域から就職しています．

　当院は，経験が豊富な看護師が多く勤務しているため，新人看護師たちは，先輩看護師たちと一緒に働き，アドバイスや指導を受けたりすることで，一歩ずつ着実に看護師としてのキャリアを形成しています．

❶入職時の新人研修にて医療連携センターのオリエンテーションを実施

　入職時に新人看護師に対し，看護部による研修を約1週間行っており，そこで医療連携センターについても紹介しています．最近の新人看護師たちは，学生のときに授業で習っていて，入職した時点で「退院支援」という言葉は知っており，「当院では退院支援としてこんなことをしている」と説明すると，以前と比べて，すんなりと耳に入るようになったと感じます．

❷所属病棟での日々の実践を通した退院支援に関する知識やスキルの習得

　入職時の研修が終わると，新人看護師は，配属先で看護業務に従事するようになります．日々の看護業務を通して，病棟担当の退院支援職員が毎日病棟に来ることを認識したり，病棟多職種退院支援カンファレンスに参加して入院患者さんの退院支援について話し合ったりすることで，退院支援に関する知識やスキルを習得します．

　当院では，新人看護師の教育にはプリセプター制度を導入しており，さらに，看護方式としてパートナーシップ・ナーシングシステム（PNS）を用い，年間を通したパートナーに加え，日勤業務においても必ず誰かとペアとなり，2人1組で行動します．

　新人看護師は，プリセプターや，PNSでパートナーとなった先輩看護師から指導やサポートを受けながら，退院支援を含め仕事を学んでいきます．また，PNSでの年間を通したパートナーで，受け持ち患者について，交替勤務で不在のことはありますが，入院から退院まで担当します．新人看護師は，退院支援が必要な患者さんがいた場合は，担当の病棟看護師として退院支援計画を立てたり，支援を進めたりするなど責務を果たすことも学びます．

❸新人看護師が定期的に集う研修にて，退院支援に関する情報交換と看護観の発展

　入職後1年間は，毎月フォローアップ研修を開催して新人看護師全員で会えるようにしています．研修ではグループワークを行っており，新人看護師たちは，自分が抱える悩みを表出したり，日々の取り組みについて情報共有をしたりしています．

　その際に，担当患者さんの退院支援についても話が出てきており，話し合いを通して，新人看護師たちはそれぞれ看護観を育んでいきます．

入職後2年目以降の病院の看護師に対する退院支援に関する教育

　入職後2年目以降の病院の看護師への退院支援に関する教育として，クリニカルラダーのレベルごとに退院支援に関する到達目標を設けています．そのため，看護師たちは，ラダーのステップをふんでいくごとに，退院支援に関する実践能力をつけています．さらに，外部研修として，ラダーレベルⅡ以上の看護師から希望者を募り，地域の訪問看護ステーションで2日間研修を行っています．

　参加者からは「地域で実際に行っていることや，できることについて知ることができた」などの感想が聞かれ，退院支援係になることを希望する者が出るなど，効果を得ています．

看護管理者を対象とした退院支援に関する研修

　退院支援に関してスタッフ看護師が理解していても，看護管理者が理解していなければ，退院支援体制の整備はなかなか進みません．そのため，看護管理者に対しても，院内で職位ごとに実施している管理者研修において，退院支援に関する講義をしています．

❶リーダークラスの看護師を対象とした中間看護管理者育成研修の実施

　ラダーレベルⅡ以上を取得しており，副看護師長になる前の位で，リーダークラスの看護師を対象に，中間看護管理者

PNS：partnership nursing system，パートナーシップ・ナーシング・システム

の育成に向けた研修を実施しています．

　研修では，マネジメント能力を養うためさまざまな講義をしており，その1つとして，地域医療連携に必要なマネジメント能力を養成するために，MSWが講師になり退院支援や介護保険などの話をしています．

❷**看護師長，副看護師長を対象とした看護管理者研修の実施**

　副看護師長と看護師長それぞれを対象に看護管理研修を実施しており，いずれのコースにおいても，医療政策や診療報酬，病院経営などマネジメントにかかわる内容について専門家に講義をしてもらっています．

　今の時代，退院支援の話はマネジメントにおいて不可欠で，研修内容にも組み込まれています．看護師長や副看護師長は，研修を受けて，各自が普段取り組んでいる退院支援に関する業務がいかに大事なことかを理解・認識しています．

病院での退院支援に関する学生実習の受け入れ

　当院では，看護学生の実習については，3つの大学の実習を受け入れています．そのうち2校が退院支援に関する実習を行っており，ここでは，九州大学医学部保健学科の実習について紹介します．保健学科の1学年あたりの学生数は約60名で，3年次に全員が成人慢性期看護学実習を通して，退院支援についても深く学修しています．

　まず，実習が始まる前に医療連携センターの看護師長（村上）が大学に行き，実習オリエンテーションで病院の退院支援に関する取り組みについて講義を行います．

　その後，学生は，成人慢性期の実習において，実習病棟で毎日開催されている病棟多職種退院支援カンファレンスに参加して，病棟看護師がどのような情報を把握してカンファレンスで話をしているかや，患者さんが自宅に退院するためには具体的にどのような準備が必要かなど，退院支援の実際を知ります．受け持ち患者さんについて退院前合同カンファレンスを開催する場合は，学生も参加します．

　実習終了時には，学生は，患者さんが家から入院し，その後退院して家に帰ることがつながり，入院中の看護だけではなく入院前後のことをふまえて看護を考えられるようになっています．

　また，保健学科では，成人急性期看護学実習など，成人慢性期以外のさまざまな領域の実習も当院で行っているため，これらの実習でも，病棟多職種退院支援カンファレンスに参加するなど，退院支援に関して学ぶことができています．

　なお，3年次の各論実習では医療連携センターでの実習はしていませんが，4年次の総合実習において，外来化学療法室，褥瘡対策室といった当院の特殊部署の見学実習を行っており，その1つとして，医療連携センターでの実習も組まれています．医療連携センターを選択した学生は，2日間退院支援看護師に同行し，役割について学びます．

病院における退院支援に関するしくみや看護師教育の今後の発展に向けて

　当院では，これまで退院支援に関する取り組みを続け，退院支援に関与する看護師の役割に応じて教育体系を整備してきました．今後については，外来に通院している高齢患者さんや，化学療法を行っている患者さんの状態が徐々に低下するなどして，退院支援看護師やMSWに介護保険の申請や，在宅サービス導入の相談が来ることが増えているため，外来患者の在宅療養支援体制の強化が必要であると思っています．

　また，2018年4月の診療報酬改定では入院時支援加算が新設され，入院前から退院支援を始めることが病院に求められるようになりました．こうした，医療を取り巻く世の中の動きや，患者さんのニーズに応じて，病院の退院支援体制の改革や，人材の育成を行っていく必要があると考えています．

参考・引用文献

第1章

1) 厚生労働省：地域包括ケアシステム．
   http://www.mhlw.go.jp/stf/seisakunitsuite/bunya/hukushi_kaigo/kaigo_koureisha/chiiki-houkatsu/
2) 厚生労働省：平成18年度医療制度改革関連資料．
   http://www.mhlw.go.jp/bunya/shakaihosho/iryouseido01/
3) Volland P: Evolution of discharge planning. Discharge planning: An interdisciplinary approach to continuity of care（Volland PJ ed.）. National Health Publishing, p.3-18, 1988.
4) 永田智子，村嶋幸代：退院支援の現状と課題．保健の科学，44(2)：95～99，2002．
5) 手島陸久，退院計画研究会編：退院計画－病院と地域を結ぶ新しいシステム．中央法規，p.3～28，1996．
6) 宇都宮宏子監：退院支援ガイドブック「これまでの暮らし」「そしてこれから」をみすえてかかわる．学研メディカル秀潤社，p.12～20，2015．
7) Rorden JW, Taft ED: Discharge planning guide for nurses. W.B.Saunders Company, 1990.
8) Tomura H, Yamamoto-Mitani N, et al: Creating an agreed discharge: Discharge planning for clients with high care needs. Journal of Clinical Nursing, 20(3-4): 444-453, 2011.
9) 戸村ひかり，永田智子ほか：一般病棟から自宅退院する要介護高齢患者への退院支援に必要な要素の分析－追跡調査による評価から．日本地域看護学雑誌，12(1)：50～58，2009．
10) 戸村ひかり，永田智子ほか：退院支援看護師の個別支援における職務行動遂行能力評価尺度の開発．日本看護科学会誌，33(3)：3～13，2013．
11) 宇都宮宏子：看護ワンテーマBOOK 退院支援実践ナビ．医学書院，2011．
12) Zarle NC. Continuing care: The process and practice of discharge planning. An Aspen Publication, 1987.
13) 戸村ひかり：第3章 在宅療養の支援 B 療養の場の移行 ①患者・家族の意思決定支援と調整 ②退院支援・退院調整．系統看護学講座 統合分野 在宅看護論，第5版，医学書院，p.56～64，2017．
14) 戸村ひかり，永田智子ほか：退院支援の実践状況と退院支援に関するシステム整備の関連要因の明確化．日本在宅看護学会誌，5(2)：26～35，2017．
15) 医学通信社編：診療点数早見表2018年4月版[医科] 2018年4月現在の診療報酬点数表．医学通信社，2018．
16) 厚生労働省保険局医療課：平成30年度診療報酬改定の概要 医科Ⅰ 平成30年3月5日版．
   https://www.mhlw.go.jp/file/06-Seisakujouhou-12400000-Hokenkyoku/0000198532.pdf
17) 角田直枝，戸村ひかりほか：社会と医療のしくみがわかる！ やさしい診療報酬の話．Nursing canvas 6 (11)：53～78，2018．

第2章

1) 宇都宮宏子，三輪恭子編：これからの退院支援・退院調整．日本看護協会出版会，2011．

[事例1～4]

2) T.ヘザー・ハードマン，上鶴重美原書編：NANDA-I 看護診断 定義と分類2018-2020．原書第11版，医学書院，2018．
3) 山口瑞穂子，関口恵子監：疾患別看護過程の展開．第5版，学研メディカル秀潤社，2016．
4) 山田幸宏監，阿部三千代ほか著：疾患別看護過程セミナー．統合改訂版，医学芸術社，2006．

5) 新見明子編：根拠がわかる疾患別看護過程．改訂第2版，南江堂，2016．

6) 井上智子，佐藤千史編：病期・病態・重症度からみた疾患別看護過程＋病態関連図．第2版，医学書院，2012．

[事例2]

7) 日本循環器学会，日本心不全学会編：急性・慢性心不全診療ガイドライン（2017年改訂版）．

　　http://www.j-circ.or.jp/guideline/pdf/JCS2017_tsutsui_h.pdf

8) 日本心不全学会ガイドライン委員会編：心不全患者における栄養評価・管理に関するステートメント．

　　http://www.asas.or.jp/jhfs/pdf/statement20181012.pdf

[事例3]

9) 佐々木常雄編：がん化学療法ベスト・プラクティス．照林社，2008．

10) 長尾和宏．看護の現場ですぐに役立つ 緩和ケアのキホン．秀和システム，2018．

11) 日本がん看護学会監，渡邉眞理ほか編：がん看護実践ガイド がん患者へのシームレスな療養支援．医学書院，2015．

12) 日本産科婦人科学会・日本病理学会編：卵巣腫瘍・卵管癌・腹膜癌取扱い規約 病理編．第1版，p.8～9，金原出版，2016．

13) 大沢かおり：がんになった親が子どもにしてあげられること．ポプラ社，2018．

14) エア・ウォーター・メディカル：在宅中心静脈栄養法ご使用の手引き．

　　http://www.awmi.co.jp/images/upload/pdf/HPNご使用の手引き.pdf

15) 英裕雄監：在宅中心静脈栄養法（HPN）の手引きーエルネオパNF輸液，ネオパレン輸液を使用される患者さんとご家族へ．大塚製薬工場．

　　https://www.otsukakj.jp/healthcare/home_nutrition/hpn.pdf

[事例4]

16) 難病情報センター：パーキンソン病（指定難病6）．

　　http://www.nanbyou.or.jp/entry/314

17) 藤田君支編著：整形外科看護2004年秋季増刊 患者さんのQOLを高めるかかわり 整形外科 退院指導マニュアル．メディカ出版，2004．

18) 福岡整形外科病院看護部：パスの中の看護過程がひとめでわかる！ 整形外科病棟ケア 新配属ナースお助けガイド．メディカ出版，2015．

第3章

1) 清水準一編：第4章［報告］さまざまな"在宅看護"実習の現場 ⑤首都大学東京健康福祉学部看護学科．教員・訪問看護師・学生すべてが活用できる 在宅看護の実習ガイド 事例とSTEPで可視化・言語化する，日本看護協会出版会，p.91～95，2017．

2) 戸村ひかり：第3章 在宅療養の支援　B療養の場の移行 ①患者・家族の意思決定支援と調整，②退院支援・退院調整．系統看護学講座 統合分野 在宅看護論，第5版，医学書院，p.56～64，2017．

3) 九州大学病院 看護キャリアセンター．

　　http://nursing.career.center.med.kyushu-u.ac.jp

4) 九州大学病院 看護部，教育体制．

　　http://www.kango.hosp.kyushu-u.ac.jp/education.html

（ウェブサイトはすべて 2019年7月10日閲覧）

索引

欧文

ADL ································ 23, 69, 71, 145, 147
Discharge Planning ································ 7
Hoehn-Yahr重症度分類 ································ 117
HPN ································ 88, 97, 102
IADL ································ 23, 69, 71, 145, 147
MSW ································ 84, 120, 134, 163, 167, 172
NYHA分類 ································ 45
PNS ································ 176
wearing-off ································ 140
24時間対応体制加算 ································ 99

あ

アクティブラーニング ································ 154, 161
アセスメント ································ 14, 22
アドヒアランス ································ 50
意思決定支援 ································ 14, 34, 49, 87, 123, 127
医療連携センター ································ 172
イレウス ································ 78, 110, 112
胃ろう ································ 133, 145, 148
院外研修 ································ 175
院内研修 ································ 175
ウェアリングオフ ································ 140
宇都宮宏子氏による区分 ································ 14
栄養状態の悪化 ································ 68, 71
嚥下訓練 ································ 129
嚥下体操 ································ 133
お薬カレンダー ································ 42
オピオイド ································ 79
オリエンテーション ································ 10, 155, 161, 164, 169, 176, 177

か

介護 ································ 39, 69, 72, 146, 149
介護支援専門員 ································ 20
介護支援等連携指導料 ································ 20
介護保険 ································ 49, 74
介護保険の認定調査 ································ 74
外来部門での実習 ································ 159
家屋調査 ································ 41, 54, 96, 134
化学療法 ································ 79

癌 ································ 78
癌性疼痛 ································ 110, 112
癌性腹膜炎 ································ 78
看護過程 ································ 22, 156, 165
看護管理者研修 ································ 177
看護キャリアセンター ································ 174
看護師教育 ································ 174
患者支援センター ································ 163
肝性脳症 ································ 106
間接訓練 ································ 133
カンファレンス ······ 12, 32, 34, 58, 98, 107, 121, 128, 136, 173
管理栄養士 ································ 42, 48
キャリアパス ································ 175
記録用紙 ································ 23
緊急時訪問介護加算 ································ 64
緊急時訪問看護加算 ································ 64, 99
グリーフケア ································ 107
クリニカルラダー ································ 174
ケア方法の指導 ································ 132, 134
ケアマネジャー ································ 15, 49, 56, 60, 96, 134
経口摂取 ································ 129
ケースカンファレンス ································ 107
血圧コントロール不良 ································ 38, 40
言語聴覚士 ································ 42, 119, 123, 129
更衣 ································ 38
口腔ケア ································ 38
後方連携 ································ 9
誤嚥性肺炎 ································ 26, 38, 39
告知 ································ 80, 91

さ

サービス調整 ································ 14
最終実習カンファレンス ································ 156
在宅看護学(論) ································ 153, 160
在宅診療部 ································ 167
在宅中心静脈栄養法 ································ 88
在宅療養管理指導 ································ 165
作業療法士 ································ 38
支援計画 ································ 38, 68, 110, 144
実習スケジュール ································ 8, 166, 169

実習の受け入れ	177
実習の指導体制	164, 169
実習の全体目標	8, 44
実習目標	9, 31, 33, 44, 53, 58, 155
周産期サポート	165
受容支援	14
情報関連図	24, 28, 36, 50, 66, 108, 142
情報収集	23
食事	22, 38, 54
褥瘡	145, 147
自立支援	14
心筋梗塞	45
新人研修	176
身体障害者手帳	134
心不全	45
心房細動	45
診療報酬	16
スクリーニング	14, 173
スクリーニング票	10
生活機能障害度	117
清潔	38
精神的苦痛	111, 146, 148
セルフケア不足	38, 69, 71, 145, 147
全体目標	8
前方連携	9
相談支援専門員	20

た

退院計画	7
退院後に起こりうる問題	14, 24
退院後に起こりうる問題と支援の方向性	39, 70, 112, 146
退院後に起こりうる問題に対する支援計画	38, 68, 110, 144
退院後の支援体制	129
退院後のフォローアップ	14
退院後訪問指導料	20
退院困難な要因	11, 17
退院支援係	168, 174
退院支援加算	17
退院支援看護師	12, 163, 166, 173
退院支援計画	14, 18, 94, 132
退院支援計画書	11
退院支援実習	8
退院支援実習を経験した学生の感想	157
退院支援とは	7
退院支援に関する院内研修	77
退院支援に関する学修の全体像	153
退院支援に関する教育	172, 176
退院支援に関する実習	154, 161
退院支援に関する授業	154, 160
退院支援の院内研修	107
退院支援の体制	163, 173
退院支援のプロセス	14
退院支援の目標	39, 70, 112, 146
退院支援部門	9, 163, 165, 167, 172
退院支援部門での実習	152, 155, 159
退院支援をふまえた看護過程	22, 25
退院時共同指導料	19
退院準備	95
退院に向けた問題点の整理	24
退院前合同カンファレンス	42, 58, 98, 136, 171
退院前訪問指導料	20
多機関共同指導加算	19, 20
多職種カンファレンス	32, 86, 168
多職種の役割	167
多職種連携	7
脱水	26, 38, 39, 45, 68, 71
地域包括ケアシステム	6
地域包括支援センター	49
地域連携	7, 168
地域連携センター	9, 27, 49, 83, 84, 119
中間看護管理者育成研修	176
鎮痛薬	110, 112
低栄養	26, 38, 39, 45
定期多職種病棟カンファレンス	12, 32, 84, 97, 121, 165, 170
ディスチャージプランニング	7
転倒のリスク	38, 144, 146
統合実習	162
疼痛コントロール	110, 112

な

難病	117
入院サポートセンター	164, 165
入院時支援加算	16
入院時退院困難患者スクリーニング票	10
入退院支援加算	17, 18
入退院支援部門	18

は

- パーキンソン病 ……………………… 117, 138, 140, 145, 148
- パートナーシップ・ナーシングシステム ……………… 176
- 肺炎 ……………………………………………………… 26, 45
- 排泄 …………………………………………………………… 38
- 悲嘆 …………………………………………………… 111, 113
- 病-診連携 …………………………………………………… 9
- 病-病連携 …………………………………………………… 9
- 病室ラウンド ……………………………………………… 170
- 病棟多職種退院支援カンファレンス …………………… 173
- 病棟ラウンド ……………………………………………… 12
- 福祉用具貸与 ……………………………………………… 75
- 服薬アドヒアランス ……………………………………… 50
- 便秘 ………………………………………………… 110, 112
- 訪問看護師 ……………… 42, 61, 95, 99, 103, 107, 134, 138, 141
- 訪問看護同行加算 ………………………………………… 20
- 訪問指導 …………………………………………………… 20
- 訪問診療 ………………………………………… 98, 103, 136
- 訪問薬剤師 ………………………………………………… 100
- ホーエンヤール重症度分類 ……………………………… 117
- 保険点数 …………………………………………………… 16

ま

- 間取り図 …………………………………… 41, 57, 97, 135

麻

- 麻痺 ………………………………………………………… 26
- 麻薬性鎮痛薬 ……………………………………… 110, 112
- 問題 ………………………………………………… 14, 24
- 問題と支援の方向性 …………………… 39, 70, 112, 146
- 問題に対する支援計画 ………………… 24, 38, 68, 110, 144

や

- 薬剤師 ………………………………………………… 100, 138
- 薬剤師訪問サービス ………………………………… 100, 138
- 薬局の薬剤師 ……………………………………………… 138
- 輸液バッグ …………………………………………… 102, 104
- 腰椎圧迫骨折 ……………………………… 137, 144, 147
- 予期的悲嘆 ………………………………………… 111, 114

ら

- ラウンド …………………………………………… 12, 170
- 卵巣癌 ………………………………………………… 78, 114
- 理学療法士 ……………… 31, 34, 54, 63, 121, 127, 132
- リハビリテーション ……… 31, 34, 54, 121, 127, 133, 136
- 療養環境の準備 …………………………………………… 14
- レボドパ …………………………………………………… 140
- 老年看護学 ………………………………………………… 160

MEMO

よくわかる退院支援

2019年 9月 5日	初　版　第1刷発行
2020年 6月25日	初　版　第2刷発行

編　著	戸村　ひかり
発 行 人	影山　博之
編 集 人	小袋　朋子
発 行 所	株式会社 学研メディカル秀潤社
	〒141-8414　東京都品川区西五反田2-11-8
発 売 元	株式会社 学研プラス
	〒141-8415　東京都品川区西五反田2-11-8
印刷・製本所	凸版印刷株式会社

この本に関する各種お問い合わせ先
【電話の場合】
● 編集内容についてはTel 03-6431-1231（編集部）
● 在庫についてはTel 03-6431-1234（営業部）
● 不良品（落丁，乱丁）については Tel 0570-000577
学研業務センター
〒354-0045　埼玉県入間郡三芳町上富279-1
● 上記以外のお問い合わせは 学研グループ総合案内 0570-056-710（ナビダイヤル）
【文書の場合】
● 〒141-8418　東京都品川区西五反田2-11-8
　　学研お客様センター
　　『よくわかる退院支援』係

©H.Tomura 2019.　Printed in Japan
● ショメイ：ヨクワカルタイインシエン
本書の無断転載，複製，頒布，公衆送信，翻訳，翻案等を禁じます．
本書を代行業者等の第三者に依頼してスキャンやデジタル化することは，たとえ個人や家庭内の利用であっても，著作権法上，認められておりません．
本書に掲載する著作物の複製権・翻訳権・上映権・譲渡権・公衆送信権（送信可能化権を含む）は株式会社学研メディカル秀潤社が管理します．

JCOPY〈出版者著作権管理機構委託出版物〉
本書の無断複写は著作権法上での例外を除き禁じられています．複写される場合は，そのつど事前に，出版者著作権管理機構（電話 03-5244-5088，FAX 03-5244-5089，e-mail：info@jcopy.or.jp）の許可を得てください．

本書に記載されている内容は，出版時の最新情報に基づくとともに，臨床例をもとに正確かつ普遍化すべく，著者，編者，監修者，編集委員ならびに出版社それぞれが最善の努力をしております．しかし，本書の記載内容によりトラブルや損害，不測の事故等が生じた場合，著者，編者，監修者，編集委員ならびに出版社は，その責を負いかねます．
また，本書に記載されている医薬品や機器等の使用にあたっては，常に最新の各々の添付文書や取り扱い説明書を参照のうえ，適応や使用方法等をご確認ください．
株式会社 学研メディカル秀潤社